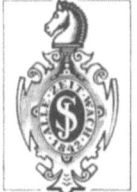

W. Stemmermann

Der Arzt und sein Team

Erfolgreiche Mitarbeiterführung in der Praxis

Springer-Verlag
Berlin Heidelberg New York
London Paris Tokyo
Hong Kong Barcelona
Budapest

Dr. med. Wilhelm Stemmermann
Am Meilwald 38
91054 Erlangen

ISBN-13: 978-3-540-57185-8   e-ISBN-13: 978-3-642-78479-8

DOI: 10.1007/978-3-642-78479-8

Die Deutsche Bibliothek – CIP-Einheitsaufnahme
Stemmermann, Wilhelm: Der Arzt und sein Team: Erfolgreiche Mitarbeiterführung in der Praxis; W. Stemmermann. – Berlin; Heidelberg; New York; London; Paris; Tokyo; Hong Kong; Barcelona; Budapest: Springer, 1993

Dieses Werk ist urheberrechtlich geschützt. Die dadurch begründeten Rechte, insbesondere die der Übersetzung, des Nachdrucks, des Vortrags, der Entnahme von Abbildungen und Tabellen, der Funksendung, der Mikroverfilmung oder der Vervielfältigung auf anderen Wegen und der Speicherung in Datenverarbeitungsanlagen, bleiben, auch bei nur auszugsweiser Verwertung, vorbehalten. Eine Vervielfältigung dieses Werkes oder von Teilen dieses Werkes ist auch im Einzelfall nur in den Grenzen der gesetzlichen Bestimmungen des Urheberrechtsgesetzes der Bundesrepublik Deutschland vom 9. September 1965 in der jeweils geltenden Fassung zulässig. Sie ist grundsätzlich vergütungspflichtig. Zuwiderhandlungen unterliegen den Strafbestimmungen des Urheberrechtsgesetzes.

© Springer-Verlag Berlin Heidelberg 1993

Datenkonvertierung und Satz: Ponz Design, Heidelberg
Umschlaggestaltung: Design Concept, E. Smejkal
19/3130 – 5 4 3 2 1 0 – Gedruckt auf säurefreiem Papier

Meiner Frau gewidmet
in Dankbarkeit
für Mitarbeit und Hilfe

Vorwort

Dieses Buch wendet sich an jeden Arzt, der mit angestelltem Personal zu tun hat. Insbesondere sind hier alle Ärzte gemeint, die eine Praxis führen, eine Niederlassung planen oder in eine Praxisgemeinschaft eintreten wollen. Es werden keine fachspezifischen oder „ärztlichen" Probleme angesprochen. Gegenstand ist vielmehr das vom Management der ärztlichen Praxis her allen Praxen Gemeinsame: der Bereich der Personalführung.

Da weitaus die meisten Hilfskräfte in einer Praxis Frauen sind, wird allgemein die Bezeichnung „Helferin" verwendet, ungeachtet dessen, daß auch Mitarbeiterinnen mit anderer Ausbildung zum Einsatz kommen und daß auch Männer diesen Beruf ausüben können. Bei beliebigen Zusammenschlüssen von Ärzten wird vereinfachend grundsätzlich von „Gemeinschaftspraxis" gesprochen.

Die Personalführung spielt eine zunehmend bedeutende Rolle in der Führung eines ärztlichen Betriebs. Das hat eine Reihe von Gründen:

Zum einen kann ein Arzt in einer auch nur einigermaßen funktionsfähigen Praxis nicht alle erforderlichen Leistungen selbst erbringen. Er braucht also Hilfskräfte, Helferinnen. Eine moderne Praxis – gleich welcher Fachrichtung – hat sich immer mehr in Richtung eines kleinen Betriebes erweitert. Man findet in den meisten Fällen ein Nebeneinander der verschiedensten Vorgänge und Untersuchungen, so daß bereits für die Koordinierung organisatorisches Geschick nötig ist, wobei auch die Helferinnen gefordert sind. Auf der anderen Seite sind aber auch die Anforderungen an die einzelnen Mitarbeiterinnen rasch gewachsen. Mag früher ein Arzt aus Kostengründen für die einfache Tätigkeit in seiner Praxis gern eine unausgebildete Kraft eingesetzt haben, so hat sich das entscheidend geändert. Man ist gut beraten, wenn man bereit ist, zwar ein höheres, aber der Qualifikation angemessenes Gehalt für eine Mitarbeiterin zu bezahlen. Sparsamkeit um jeden Preis im Personalbereich ist noch keine gute Betriebsführung. Dafür kann man inzwischen auch manche Einzeltätigkeit, die früher vom Arzt erbracht werden mußte, an eine Helferin delegieren. Die selbständige Durchführung von Untersuchungen und Behandlungen an modernen Geräten verlangt auch von der Helferin zunehmend Führungsfähigkeit gegenüber dem Patienten. Die Entwicklung gerade dieser Führungsfähigkeit muß ein Anliegen des Arztes sein und von ihm durch Schulung gefördert werden. Leitung des Personals durch den Arzt ist also erforderlich, aber wo immer es möglich ist, sollten die Mitarbeiterinnen auch selbständig arbeiten können.

Die fachliche Qualität des Arztes oder der Ärzte prägt entscheidend den Ruf einer Praxis; deren Atmosphäre hingegen wird weitgehend durch das Verhalten der Helferinnen bestimmt. Der Umgangston, die Art und Weise, wie mit dem Patienten – schon am Telefon – gesprochen wird, vermitteln diesem wesentliche Eindrücke, bevor er überhaupt mit seinem Arzt Kontakt bekommen hat.

Die Bedeutung des Helferinnenumfelds einer Praxis führt ganz von selbst dazu, allem, was mit der Einstellung und der Auswahl einer neuen Arbeitskraft zu tun hat, einen hohen Stellenwert zuzuweisen.

Dabei spielt allerdings der Arbeitsmarkt eine erhebliche Rolle. Aber auch in einer diesbezüglich schwierigen Ausgangslage hat eine gut geführte Praxis, und vor allem ein ärztlicher Betrieb mit einem von den Helferinnen als angenehm empfundenen Klima die besten Karten. Der Vorgang der Personaleinstellung erfordert bewußte und auch anstrengende Arbeitsleistung von seiten des Arztes; es bedarf eines guten Vorstellungsvermögens, sich nicht nur ein Bild von der sich bewerbenden Helferin zu machen – von ihrer Leistung und ihrem Verhalten –, sondern auch davon, wie diese Kraft sich in das Team der Helferinnern einfügen könnte.

Fehler, die bei der Einstellung gemacht werden, wiegen doppelt schwer, denn die nachträgliche Korrektur einer Fehleinstellung ist keine leichte Aufgabe. Hier sollten – auch juristische – Grundkenntnisse eines Anstellungsverhältnisses bestehen und gerade aus dieser Kenntnis heraus die Bereitschaft vorhanden sein, sich gegebenenfalls (und dann rechtzeitig!) beraten zu lassen. Die Sorgfalt am Anfang, also die richtigen Überlegungen schon bei Vertragsschluß anzustellen, ist dabei die beste Vorgehensweise. Und dies nicht nur, um Schaden zu verhüten, sondern vor allem, um eine gute, reibungslose Zusammenarbeit mit den Helferinnen zu ermöglichen.

Es ist viel leichter und besser, in einem Klima offener Kooperation mit seinen Mitarbeiterinnen umzugehen als im versteckten oder offenen Gegeneinander. Das verlangt aber auch einiges vom Arzt, z. B. die Bereitschaft, eigene Fehler zu erkennen und sie gegebenenfalls zu korrigieren. Erwarten wir von unseren Mitarbeiterinnen, daß sie lernen können, dann müssen auch wir fähig sein zu lernen, auch im Bereich des Personalwesens, zumal wir hier von der Ausbildung her Defizite haben. Der erste Schritt dabei ist, daß wir unsere Helferinnen als echte Mitarbeiterinnen anerkennen und ihr Selbstbewußtsein aufbauen. Wo Kritik erforderlich ist – und diese läßt sich gar nicht vermeiden –, sollte sie nach vorn gerichtet, lösungsorientiert und aufbauend sein. Es sind dies die gleichen Prinzipien der Führung und Zusammenarbeit, wie sie auch im Bereich der Wirtschaft erarbeitet wurden. Im Gegensatz zur Wirtschaft hat aber die ärztliche Praxis den Vorteil, daß die Zielsetzung, anderen Menschen zu helfen, nicht nur nicht in Frage gestellt wird, sondern die Mitarbeiterinnen von vornherein motiviert.

Das vorliegende Buch behandelt den personellen Sektor der Betriebsführung. Es erhebt keinerlei Anspruch auf Vollständigkeit, aber es ist aus der Praxis heraus entstanden und gleichermaßen zum Lesen wie für kurzes Nachschlagen geeignet. Beispiele sollen dazu anregen, ähnliche Zusammenhänge in der eigenen Praxis zu erkennen. Zu beachten ist, daß sich Vorschriften – insbesondere in den neuen Bundesländern – rasch ändern können.

Eine auch betrieblich und vor allem personell gut geführte Praxis wird es dem Arzt sehr erleichtern, sich seiner Hauptaufgabe, der Untersuchung und Behandlung der Patienten, zu widmen.

Erlangen, im August 1993   *W. Stemmermann*

Inhaltsverzeichnis

1	**Voraussetzungen**	1
1.1	Unterschiede zur Klinik	1
1.2	Die Arzthelferin	2
1.2.1	Das Arbeitsfeld der Helferin	3
2	**Personalsuche und Einstellung**	6
2.1	Formen der Personalsuche	6
2.2	Arbeitsmarkt	10
2.3	Leiharbeit	11
2.4	Die Bewerbung	13
2.4.1	Vor dem Vorstellungsgespräch	13
2.4.2	Das Vorstellungsgespräch	16
2.4.2.1	Zuerst der Betrieb	16
2.4.2.2	Die Bewerberin	17
2.4.2.3	Fragen an die Bewerberin	17
2.4.2.4	Die Bewerberin, die gar nicht angestellt werden will	19
2.4.3	Grundleistungen einer Helferin	20
2.5	Auskunft bei Bewerbungen	21
2.6	Die Entscheidung	22
2.6.1	Zeitpunkt des Arbeitsantritts	23
2.6.2	Ablehnung	23
2.6.3	Annahme	24
3	**Die Auszubildende in der Praxis**	25
3.1	Die Auszubildende	25
3.2	Das Arbeitsverhältnis der Auszubildenden	27
3.3	Pflichten des Praxisinhabers	30
3.4	Führung von Auszubildenden	31
4	**Arbeitsformen**	36
4.1	Die Vollzeitkraft	36
4.2	Teilzeitarbeit	36
4.3	Geringfügige Beschäftigung	37

5	**Gehalt**	39
5.1	Das eigentliche Gehalt	39
5.2	Definition der Einstufungsgrundsätze	40
5.3	Besondere Zahlungsformen	43
5.4	Lohnabzüge	44
5.4.1	Überzahlung	45
5.4.2	Rückzahlungsklauseln	45
5.5	Verjährung von Gehaltsforderungen	45
5.6	Betriebliche Übung	45
5.7	Gleichbehandlungsgrundsatz	46
5.8	Übertarifliche Gehaltszahlungen	46
5.9	Geringfügige Beschäftigung (versicherungsrechtlich)	47
5.10	Weitere steuerliche Gesichtspunkte	47
5.11	Steuerfreie Zahlungen	48
5.12	Das Arbeitsverhältnis mit privatem Partner	49
5.13	Tarifverträge	50
5.13.1	Der Manteltarifvertrag	51
5.13.2	Der Gehaltstarifvertrag	53
6	**Die Personalstruktur der Praxis**	55
6.1	Personalumfang	55
6.1.1	Die Altersstruktur des Personals	56
6.2	Die Mitarbeiterinnen bei den verschiedenen Praxisformen	57
6.2.1	Einzelpraxis	57
6.2.2	DiePraxis mit mehreren Ärzten	59
6.2.3	Das Verhalten des einzelnen Arztes gegenüber dem Personal in einer Gemeinschaftspraxis	60
6.2.4	Das Verhalten des Personals gegenüber Ärzten in einer Gemeinschaftspraxis	61
6.3	Die leitende Helferin	61
6.4	Arzt und Helferin im Praxisbetrieb	62
6.5	Das Team der Helferinnen	63
6.6	Die Reinigungskraft	64
7	**Tätigkeiten der Helferinnen**	66
7.1	Die Helferin in der Praxisarbeit	66
7.2	Das Telefongespräch	66
7.3.	Der Umgang mit den Wartezeiten	70

7.3.1	Der Zuspätkommer	72
7.4	Verhalten im Empfangsbereich	72
7.5	Datenverarbeitung	74
8	**Betriebliche Vorgänge**	76
8.1	Die Regelung der Arbeitszeit	76
8.2	Der Dienstplan	77
8.3	Ferienterminplanung	80
8.4	Helferinnenschulung – Rollenspiel	81
8.5	Andere Schulung	84
8.6	Rückfragen der Helferin	84
8.7	Die Dienstbesprechung	85
8.8	Im laufenden Betrieb	86
8.9	Krankheit des Arztes	89
8.10	Dauernde Arbeitsunfähigkeit und Tod des Arztes	91
8.11	Ersatzteilverwaltung	92
8.12	Hygiene in der Praxis	92
8.13	Einrichtungen für die Helferinnen	93
8.14	Die Übergabe der Praxis	94
8.15	Die Helferin als Kostenfaktor	95
8.16	Die Schweigepflicht	96
9	**Die Person der Helferin**	
	Sondersituationen einzelner Helferinnen	101
9.1	Die Wiedereinsteigerin	101
9.2	Die Überqualifizierte	102
9.3	Die gekündigte Helferin – die Helferin, die gekündigt hat	102
9.4	Die uninteressierte Helferin	103
9.5	Die tadellose Helferin	104
9.6	Häufige Erkrankungen	105
9.7	Mangelnde Motivation aller Helferinnen	106
10	**Das Arbeitsverhältnis und seine rechtlichen Funktionen**	107
10.1	Allgemeines zum Recht in der Praxis	107
10.2	Der Rechtsanwalt	108
10.3	Die Grundlage – der Arbeitsvertrag	109
10.3.1	Vertragsform	109
10.3.2	Unter allen Umständen: schriftliche Form	110
10.3.3	Mindestinhalt eines Anstellungsvertrags	111
10.4	Der Manteltarifvertrag	112

10.5	Arbeitsverhältnis auf Probe, Probezeit	112
10.6	Das befristete Arbeitsverhältnis	114
10.6.1	Stillschweigende Verlängerung	116
10.7	Arbeitspapiere	116
10.8	Arbeitserlaubnis	117
10.9	Anfechtung des Arbeitsvertrags	117
10.10	Auszubildende – Berufsbildungsgesetz	117
10.11	Arbeitnehmer in der Praxis ohne Anstellung (Arbeitnehmerüberlassung – Leiharbeit)	118
11	**Beendigung des Arbeitsverhältnisses**	120
11.1	Vorbemerkung	120
11.2	Die Abmahnung	121
11.3	Der Aufhebungsvertrag	125
11.4	Der Tod der Arbeitnehmerin	126
11.5	Die Kündigung	126
11.5.1	Formen der Kündigung	128
11.5.2	Die ordentliche Kündigung	128
11.5.2.1	Art und Weise der Kündigung	129
11.5.2.2	Fristen bei Kündigung durch die Arbeitnehmerin	129
11.5.2.3	Fristen bei Kündigung durch den Arbeitgeber	130
11.5.2.4	Regelung der Fristen durch Einzelvertrag	130
11.5.2.5	Die Kündigung vor Dienstantritt	131
11.5.2.6	Die Kündigung durch die Arbeitnehmerin	132
11.5.2.7	Die Kündigung durch den Arbeitgeber	132
11.5.2.8	Besondere Kündigungsformen	134
11.5.3	Die Umdeutung einer Kündigung	134
11.5.4	Die außerordentliche Kündigung	135
11.5.4.1	Art und Weise der Kündigung	135
11.5.4.2	Fristen der außerordentlichen Kündigung	135
11.5.4.3	Voraussetzungen für eine außerordentliche Kündigung	135
11.5.4.4	Kündigung und Kündigungsschutz bei Auszubildenden	138
11.5.4.5	Außerordentliche Kündigung durch die Arbeitnehmerin	140
11.6	Rücknahme einer Kündigung	140
11.7	Die Kündigungsschutzklage	141
11.7.1	Grundlagen	141
11.7.2	Struktur der Arbeitsgerichte	142
11.8	Der Gütetermin	142

11.9	Nach dem Kündigungsschutzprozeß	143
11.9.1	Die Abfindung	144
11.9.1.1	Steuer- und sozialversicherungsrechtliche Gesichtspunkte	145
11.10	Der Annahmeverzug	145
11.11	Der Betriebsrat	146
11.12	Die Lohnabtretung	147
11.13	Die Lohnpfändung	148
11.14	Die Aufrechnung	149
11.15	Zurückbehaltungsrecht	149
12	**Urlaub** (Vorschriften bei Jugendlichen – Der Teilurlaub	150
12.1	Urlaubsgrundlagen	150
12.2	Anrechnung von Erkrankung	153
12.3	Unentgeltlicher Urlaub	153
12.4	Arbeitsverbot	153
12.5.	Abgeltung des Urlaubs	154
13	**Mutterschutz – Jugendschutz**	155
13.1	Mutterschutz und Schwangerschaft	155
13.2	Besonderheiten der Beschäftigung	157
13.3	Beschäftigungsverbot	157
13.4	Finanzielle Regelungen während des Mutterschutzes	158
13.5	Erziehungsurlaub und Erziehungsgeld	158
13.6	Jugendarbeitsschutzgesetz	159
14	**Das Zeugnis**	161
14.1	Rechtliche Voraussetzungen	161
14.2	Zeugnisarten	163
14.3	Formale Bedingungen	163
14.4	Einfaches Zeugnis	163
14.5	Qualifiziertes Zeugnis	164
14.6.	Zwischenzeugnis	166
14.7	Einzelelemente eines Zeugnisses – Textbausteine	167
14.8	Kontroversen über den Zeugnisinhalt	168
14.9	Die Funktion des Zeugnisses	169
14.10	Der Leser eines Zeugnisses	170
14.11	Zeugnisbeispiele	171
14.12	Probleme der Beurteilung	174

| 14.12.1 | Beispiele für Formulierungen und deren Interpretation | 175 |

Anhang

Anhang A	Berufsbildungsgesetz (BBiG)	183
Anhang B	Manteltarifvertrag für Arzthelferinnen	186
Anhang C	Gehaltstarifvertrag für Arzthelferinnen	201
Anhang D	Gesetzestexte zur Schweigepflicht und zum Zeugnisverweigerungsrecht	209
Anhang E	Bestimmungen des Bürgerlichen Gesetzbuches (BGB) (auszugsweise)	212
Anhang F	Musterarbeitsvertrag der Bundesärztekammer	216
Anhang G	Wichtige Fristen aus dem Arbeitsrecht	223
Anhang H	Bundesurlaubsgesetz (BUrlG) (auszugsweise)	225
Anhang I	Gesetz zum Schutz der erwerbstätigen Mutter (Mutterschutzgesetz - MuSchG) (auszugsweise)	228
Anhang K	Gesetz über die Gewährung von Erziehungsgeld und Erziehungsurlaub Bundeserziehungsgeldgesetz – (BErzGG) (auszugsweise)	232
Anhang L	Kündigungsschutzgesetz (KSchG) (auszugsweise)	236

Literaturverzeichnis 239

Stichwortverzeichnis 241

1 Voraussetzungen

Es ist ein Irrtum zu glauben, der Erfolg einer Praxis hänge allein von der Qualität des Arztes, allein von seinem persönlichen Können ab. Den Ausschlag für den Erfolg gibt vielmehr die Kombination von Arzt und Mitarbeitern, von Lage, Einrichtung und Ausrüstung. Unter Berücksichtigung dieser Faktoren kann man das personelle Umfeld der Praxis in seiner Bedeutung kaum überschätzen. Es ist falsch, zu glauben, das regle sich so nebenher, diese Annahme kann sehr gefährlich sein. Schon die Überlegung, wieviel Zeit der Patient in direktem Kontakt mit den Helferinnen ohne gleichzeitige Anwesenheit des Arztes verbringt, zeigt die große Bedeutung dieses Patienten-Helferinnen-Kontaktes. Beim Management der ärztlichen Praxis zählen daher die Führung und Betreuung, Anstellung und Entlassung des Personals zu den Hauptaufgaben.

1.1 Unterschiede zur Klinik

In der klinischen Ausbildung werden die Probleme der Mitarbeiterführung nur teilweise berücksichtigt. Eine eigentliche Ausbildung in Personalführung findet nicht statt. Der Umgang mit Personal steht in einem Krankenhaus unter ganz anderen Rahmengesichtspunkten als in einer freien Praxis.

In einer Klinik ist das personelle Umfeld etwas für den einzelnen Arzt von außen Vorgegebenes. Im Gegensatz zur ärztlichen Praxis sind Personaleinstellung und -entlassung nicht die Angelegenheit eines Assistenzarztes und meist auch nicht eines Oberarztes. Damit entstehen auch keine Erfahrungen auf diesem Sektor, wie sie z.B. bei der Führung eines Anstellungsgespräches und der Abfassung eines Anstellungsvertrags, bei einer Verhandlung um Gehaltserhöhung oder bei der Kündigung durch den Mitarbeiter oder durch den

Arbeitgeber gewonnen werden. Der ärztliche Partner des Mitarbeiters ist zwar dienstlicher Vorgesetzter, ist weisungsbefugt, aber er ist eben nicht Dienstherr. Auch ist die Zahl der Bezugspartner in der Klinik viel größer – nach Art eines Netzwerkes –, die Verbindlichkeit des Einzelkontakts ist viel geringer. Mitarbeiterführung ist also weitgehend Neuland für den Praxisgründer, aber auch für den, der in eine bereits bestehende Praxisgemeinschaft eintritt oder sie übernimmt. Über die Gesamtzahl der in den Praxen niedergelassener Ärzte tätigen Hilfskräfte gibt es nur Schätzungen. Auch die Zahl der ausgebildeten Helferinnen ist nicht genau bekannt. Exaktere Unterlagen existieren über die Zahl der Auszubildenden: am 31.12.1991 waren es insgesamt 47 075. Diese beiden Gruppen – fertig ausgebildete Helferinnen und Auszubildende – stellen knapp 75 % des ärztlichen Hilfspersonals in einer Praxis. Die restlichen 25 % verteilen sich etwa zu gleichen Teilen auf medizinisch-technische Angestellte (MTAs), Krankenschwestern und andere Arbeitskräfte.

Durchschnittlich arbeiten in einer Praxis etwa 4 Arbeitskräfte. Die Tendenz ist allerdings steigend, und die zunehmende Anzahl der Teilzeitbeschäftigten spielt dabei eine nicht unwesentliche Rolle.

Meist handelt es sich also bei Arztpraxen wirtschaftlich gesehen um sogenannte Kleinbetriebe.

Arbeitsrechtlich gilt bei 4 Beschäftigten das Kündigungsschutzgesetz noch nicht.

Vieles läßt sich schon aus dieser Größenordnung ableiten, so vor allem die Individualität der Beziehung zwischen Helferinnen und Arzt/Ärztin oder Ärzten. Anderes ist aber auch auf den besonderen Charakter einer Praxis und ihren spezifischen Auftrag (Diagnose und Behandlung von Patienten) zurückzuführen.

1.2 Die Arzthelferin

„Arzthelferin" ist ein Ausbildungsberuf mit einer 3jährigen Ausbildungszeit im dualen Berufsbildungssystem mit einem Nebeneinander von Berufsschulunterricht und praktischer Lehre in der Praxis.

Bei weitem die meisten der in einer Arztpraxis tätigen Hilfskräfte sind in dieser Form ausgebildet. Daneben gibt es noch die medizinisch-technische Assistentin (MTA) mit einem anderen Berufsausbildungsweg und die Krankenschwester. Im folgenden werden vereinfachend alle Hilfskräfte als Helferinnen bezeichnet.

Im Altersspektrum überwiegen bei weitem jüngere Helferinnen. Das ist einmal bedingt durch das Ausscheiden von Mitarbeiterinnen, die sich nach der Heirat ganz der Betreuung ihrer Kinder widmen wollen. Auf der anderen Seite ist später auch die Abwanderung in andere Berufe nicht unerheblich, meist in Berufe, bei denen die Fähigkeit, mit Menschen umzugehen, wichtig ist. Dadurch sind die mittleren Altersklassen weniger und die höheren noch weniger vertreten.

Aber auch die Wiedereinsteigerin, also die Helferin, die nach einer längeren Berufspause erneut ins Berufsleben zurückkehren möchte, versucht diesen Einstieg dann oft auch außerhalb des medizinischen Bereichs.

1.2.1 Das Arbeitsfeld der Helferin

Die Tätigkeit einer Helferin teilt sich in 3 verschiedene Arbeitsbereiche auf, die allerdings auch vielfach miteinander verbunden sind.

1) Die rein medizinische Tätigkeit mit Bedienung medizinischer Geräte und ihrer einfachen Wartung und Pflege. Dazu gehören weiterhin die Assistenz für den Arzt und die eigenständige Durchführung von Untersuchungen bzw. von Helferinnen ausführbare therapeutische Anwendungen; ebenso die Aufgaben der Hygiene in der Praxis.
2) Die Arbeit im betrieblichen Feld: die Abrechnung der gesetzlichen Krankenkassen und der Privatpatienten, der Schriftverkehr – insbesondere Arztbriefe – und betriebliche Verwaltungsaufgaben wie das Führen von Listen, Vorbereitung der steuerlichen Dokumentation und die Verwaltung von Ersatzteilen. Alle diese Arbeiten erfordern ausreichende Kenntnisse im Anwendungsbereich der Datenverarbeitung.

3) Der Patientenkontakt mit Gesprächen am Telefon, im Anmeldungsbereich und im Wartezimmer. Überall, wo Patienten sind, kommt es zu dieser Begegnung mit der Helferin, selbstverständlich auch bei der Anwendung medizinischer Geräte und bei Untersuchungen durch die Mitarbeiterin.[1]

Nach dem Gesagten läßt sich ein Anforderungsprofil für eine Angestellte in einer Arztpraxis ableiten:

Eine Helferin sollte technisches Verständnis haben. Dieses muß nicht unbedingt bis zum Begreifen physikalischer Theorien reichen, aber es muß die Fähigkeit vorhanden sein, nach entsprechender Anleitung die Geräte sicher und richtig zu handhaben und dabei auch eventuelle Sicherheitsbestimmungen einzuhalten. Für die Arbeit im betrieblichen Bereich sind Kenntisse im Maschinenschreiben, sichere Beherrschung der Rechtschreibung und zunehmend Fertigkeiten im Umgang mit der Datenverarbeitung erforderlich. Auch organisatorisches Geschick ist gefragt.

Der Kontakt mit Patienten erfordert die Fähigkeit, sich in Menschen einzufühlen und mit ihnen umzugehen. Von einer guten Mitarbeiterin wird auf diesem Gebiet viel verlangt, gleichzeitig ist es auch für sie ein dankbares Berufsfeld. Hier prägt sie entscheidend das Bild und das Klima der Praxis, wie es der Patient wahrnimmt. Gute Kontaktfähigkeit wird von der Helferin auch im Umgang mit ihren Arbeitskolleginnen erwartet.

Eine Helferin mit Leitungsfunktionen muß außerdem in der Lage sein, das eigene Wissen an Mitarbeiterinnen und Auszubildende zu vermitteln. Dazu ist auch organisatorisches Geschick notwendig. Bei einer langjährigen Helferin wird man Kenntnisse über die Persönlichkeit des Patienten und dessen persönliches Umfeld erwarten können, ein Wissen, das für einen reibungslosen Praxisablauf oft sehr wesentlich ist.

Weitere Voraussetzungen sollten von der Berufsschulausbildung her erfüllt sein. Ganz wesentlich sind anatomische Grundkenntnisse und das Verständnis funktioneller Abläufe im Körper.

---

[1] Die Begegnung zwischen der Helferinnen und den Patienten findet auch außerhalb der Praxis statt, im persönlichen Umfeld, im Ortsteil und in Vereinen. Die Helferinnen sind im Umfeld Multiplikatoren für das Bild der Praxis.

Eine gute Helferin wird dann, aufbauend auf diese Ausbildung, in ihrem besonderen Arbeitsbereich die notwendigen Spezialkenntnisse in Anatomie und Physiologie erwerben.

Am Anfang unseres Umgangs mit Mitarbeiterinnen stehen die Personalsuche und -einstellung.

2 Personalsuche und Einstellung

2.1 Formen der Personalsuche

Tageszeitung
Die gebräuchlichste Form der Personalsuche ist eine Anzeige in der örtlichen Tageszeitung. Dabei muß man auf das Verbreitungsgebiet achten. Bei größeren Tageszeitungen gibt es unter Umständen mehrere Ausgaben mit verschiedenen Ausbreitungsgebieten. Von der Anzeige sollten die wegemäßig in Frage kommenden Gebiete abgedeckt sein. Am besten ist es, sich vorher Muster früherer Anzeigen bei der Zeitung vorlegen zu lassen.

Die günstigste Ausgabe einer Tageszeitung ist in der Regel die vom Samstag. Das ist auch dem angesprochenenn Personenkreis der Helferinnen bekannt. Dabei wird immer wieder einmal eine Anzeige zufällig gelesen und hierdurch der Wunsch geweckt, in einer Praxis tätig oder wieder tätig zu werden.

Zwei Möglichkeiten der Kontaktnahme bestehen:

a) Einmal mit der Angabe des vollen Namens, der Adresse und der Telefonnummer (öfter werden jedoch nur noch Name und Telefonnummer angegeben). Darauf werden viele Anrufe kommen – meist während der Praxiszeit. Diese Form des Stellenangebots ist vor allem bei dringendem Personalbedarf richtig. Das eigene Personal weiß über die Annonce Bescheid. Jetzt ist es gut, auf einen Telefonanruf mitten während des Sprechstundenbetriebs vorbereitet zu sein: wir sind ja mit etwas ganz anderem beschäftigt, mit der Untersuchung und Behandlung von Patienten. Man sollte sich also mögliche Vorstellungstermine vorher überlegen. Kurze Fragen sind darauf gerichtet, Bewerbungen, die von vornherein nicht in Frage kommen, auszusondern. Die Frage nach Adresse und Telefonnummer sowie die Aufforderung, beim Vorstellungsgespräch alle Zeugnisse mitzubringen bzw. sie besser vorher zu übersenden, bilden den Abschluß des Gesprächs. Nicht vergessen sollte man allerdings, daß auch die Bewerberin bei diesem Telefongespräch einen ersten und wesentlichen Eindruck von Arzt und Praxis bekommt.

Als Vorschlag zur Entlastung des Arztes ist ein Muster einer Frageliste für das Telefongespräch mit Bewerberinnen beigegeben (s. Übersicht). Dieses Beispiel sollte auch dazu anregen, bei solchen Gesprächen schriftliche Notizen zu machen.

b) Die andere Form ist die Anzeige unter Chiffre. Hier ist die Anonymität gewahrt, und wir können zunächst alle Antworten vergleichen. Meist bekommt man sofort vollständige Bewerbungen mit Lichtbild, Lebenslauf und Zeugnissen.

Die Chiffreanzeige wird in der Literatur verschiedentlich als ungebräuchlich bezeichnet, aber sie kann für die Bedürfnisse einer ärztlichen Praxis durchaus zweckmäßig sein (Abb. 1 a-d). Innerhalb von 10 Tagen sind meist alle Antworten auf die Anzeige eingegangen, der größere Teil oft schon nach 5-6 Tagen. Schon die Aufmachung der Bewerbung ist aufschlußreich. Die Anonymität erleichtert den Ausschluß unerwünschter Bewerbungen.

Beispiel:
Wir suchen eine Helferin. Eine frühere Helferin sucht ihrerseits wieder eine Stelle, und das ist uns bekannt. Sie hat sich aber früher als „ungünstiger Faktor im Team" erwiesen. Wir wollen die ablehnende Beurteilung auch unser eigenes Team nicht wissen lassen. Diese Bewerbung wird durch Chiffre „unterlaufen". Über eine solche Chiffreanzeige kann man auch problemlos am Arbeitsmarkt sondieren und sich informieren. Überrascht werden wir sein, wenn sich eine noch für uns arbeitende Helferin meldet.

Fachzeitschrift, Arbeitsamt, persönliche Mitteilungen
Eine Annonce in den Fachzeitschriften kommt vor allem dann in Frage, wenn man höher qualifizierte Fachkräfte sucht, z. B. MTAs der Fachrichtung Labor oder Röntgen, Logopädinnen, Orthoptistinnen u.a.

Frageliste für telefonischen Erstkontakt bei Bewerbungen

Gespräch beginnen mit der Mitteilung, daß die Stelle noch nicht besetzt ist.

Die erste Frage: Sie sind fertige Arzthelferin? Daraus ergibt sich die eventuell notwendige Fortsetzung – Oder was haben Sie sonst für eine Ausbildung?

Sind Sie gegenwärtig in einem Arbeitsverhältnis? Und ab wann könnten Sie zur Verfügung stehen? Ist Ihre Stellung ungekündigt?

In welchem Fachgebiet ist Ihre gegenwärtige Stellung oder war Ihre letzte Stellung?

Wie alt sind Sie?

Suchen Sie eine Ganztagsstelle oder eine Teilzeitbeschäftigung?

Damit haben Sie die erste Fragengruppe erledigt. Sie ermöglicht eine grobe Vorsortierung. **Alter und Vorbildung** sind hier als Unterscheidungsmerkmal geeignet. Bei völlig ungeeignetem Angebot wird hier das Gespräch freundlich beendet.

Dann fragen wir nach Name, Vorname, Adresse und Telefonnummer.

Wir müssen nun darauf vorbereitet sein, daß die Helferin sich bei uns nach einigen Gegebenheiten erkundigt: Lage der Praxis, Arbeitszeiten, bei einer Halbtagsstelle nach dem Zeitrahmen. Inzwischen haben wir Gelegenheit gehabt, Stimme und Verhaltensweise am Telefon zu beurteilen.

Nun müssen Sie entscheiden, ob Sie zu einer **Vorstellung** einladen wollen. Die notwendigen **Termine** sollten Sie sich bereits überlegt haben, wenn die Suche nach einer Helferin von Ihnen ausging.

Bei einer Bewerbung von außerhalb können eventuell erhebliche Fahrkosten anfallen.

Haben wir noch keine schriftliche Bewerbung bekommen, dann fordern wir dazu auf, Zeugnisse und sonstige Unterlagen mitzubringen oder noch besser vorher zuzuschicken.

a

> **Arzthelferin**
> halbtags/ganztags für gynäkologische Praxis im Zentrum von ... gesucht. Off.-Nr. ...

b

> Freundliche
> **Zahnarzthelferin**
> gesucht. Voll- oder Teilzeit, auch Wiedereinsteigerin angenehm. Dr. N.N., Ort/Straße/Telefon

c

> Wir suchen eine **Arzthelferin** (gern auch im 1. Berufsjahr) und einen **AZUBI**
> (auch wenn er den Arbeitsplatz wechseln möchte oder muß).
> Sie sind jung, freundlich, aufgeschlossen? Dann haben wir für Sie die richtige Stelle.
> Wir bieten: junges, sehr nettes Team, 36-Stunden-Woche, übertarifliche Bezahlung, 30 Tage Urlaub, ggf. VWL-AG-Zulage, evtl. Fahrtkostenzuschuß, sehr gute Verkehrsanbindung.
> Drs. N.N. und A.B.,
> Ort/Straße/Telefon

d

> *Wir bauen eine neue Praxis auf:*
> **Dr. Jutta F. und Dr. Helga B.**
> Neurologinnen
> Gesucht: **Helferinnen, AZUBI**
> Melden Sie sich, wir sprechen miteinander, Tel. ... ...

Abb. 1 a-d. Anzeigenbeispiele.
a: Nüchterne Anzeige, Hinweis auf die zentrale Lage, die oft als besonders günstig empfunden wird. Chiffreanzeige;
b: Verweis auf Beginn nach Unterbrechung. Adresse angegeben;
c: Die Bewerberin sieht den Schwerpunkt in „jung/freundlich"; die Qualifikation kann auch schwächer sein; Helferinnen ab/um die 35 Jahre werden sich kaum angesprochen fühlen;
d: Die Bewerberin hat eine klare Vorstellung vom Arbeitsplatz, auch wenn die Lage der Praxisräume noch nicht feststeht

Des weiteren besteht die Möglichkeit eines Suchauftrages beim Arbeitsamt. Die Arbeitsämter sind aber zu Zeiten hoher allgemeiner Arbeitslosigkeit vielfach überfordert, vor allem, was das Eingehen auf die speziellen Voraussetzungen für die Stelle betrifft; örtlich wird das verschieden sein.

Schließlich lassen sich neue Helferinnen auch über die Mitteilung durch eigene Helferinnen finden. Besonders am Ende der Ausbildungszeit für Auszubildende ist dies möglich. Der Vorteil liegt darin, daß über die Helferin bereits eine Vorbeurteilung vorliegt. Neben den Berufsschulen kann man die allgemeinen Schulen (wegen Auszubildender) ansprechen; am leichtesten geht dies in kleineren Orten. Darüber hinaus gibt es immer wieder spontane Bewerbungen.

2.2 Arbeitsmarkt

Schon bei der Planung einer Niederlassung beginnt man zu überlegen: Wie steht es mit den notwendigen Mitarbeitern? Dies hängt nun sehr von der aktuellen Lage auf dem Arbeitsmarkt ab: Sind Arbeitskräfte knapp? Besteht ein etwa ausgewogenes Gleichgewicht zwischen Angebot und Nachfrage oder liegt ein Überangebot vor? Die Bandbreite der Antworten auf beispielsweise eine Zeitungsanzeige kann schwanken zwischen gar keiner Antwort in Zeiten starken Personalmangels und bis zu 100 Antworten, wie etwa bei der Lehrstellenknappheit Ende der 80er Jahre; dabei gab es allerdings eine ganze Reihe von Doppel- und Dreifachbewerbungen, gerade von guten Bewerberinnen.

In Zeiten der Personalknappheit wird die Personalfrage ein entscheidendes Gewicht haben bei der Überlegung, ob die Übernahme oder die Neugründung einer Praxis anzustreben ist. Hier kann die Möglichkeit, erfahrenes Personal zu übernehmen, auch einmal entscheidend für den gewählten Weg sein.

Arzthelferinnen sind häufig sehr ortsgebunden, zumindest auf ihre Region fixiert. Daher muß man örtliche Gesichtspunkte berücksichtigen. In einer Universitätsstadt mit medizinischer Fakultät wird es wegen der zahlreichen hier angebotenen Stellen leicht zur Verknappung von medizinischem Personal kommen. Zudem übernehmen auch Universitätsinstitute nach fertiger Ausbildung gern Personal von niedergelassenen Ärzten. Günstigere Arbeitszeiten in der Klinik können hier für die Helferinnen ein Anziehungspunkt sein, ebenso die zu erreichende praktische Unkündbarkeit und die vermeintlichen oder wirklich besseren Versorgungsleistungen im Alter. Dagegen ist es gerade in Großstädten und an Universitätsorten leichter, nicht speziell Angelernte zu finden, die man im Praxisbüro einsetzen kann. Studentinnen finden eine Büroarbeit in einer Arztpraxis ausgesprochen interessant, und nicht selten sind sie leicht anzuleiten, auch weitere Aufgaben durchzuführen. Nach eigener Erfahrung war die Wartezeit bis sich eine geeignete Hilfe vorstellte, sehr kurz, und aus den Bewerberinnen wurden meist gute bis sehr gute Arbeitskräfte.

2.3 Leiharbeit

Eine Möglichkeit, bei einem plötzlich auftretenden personellen Engpaß zu reagieren, ist der Rückgriff auf sogenannte Leiharbeitsverhältnisse. Hierbei entleiht ein Institut, das sich hierauf spezialisiert hat, Arbeitskräfte an die verschiedensten Betriebe, wohl immer aus dem gleichen Grund: weil Engpässe bei den Mitarbeitern auszugleichen sind (bei Erkrankungen oder Schwangerschaften, unerwarteten Kündigungen) oder weil der Betrieb stoßweisen Anforderungen ausgesetzt ist. Kunden können Großbetriebe, aber auch Kleinbetriebe wie eine ärztliche Praxis sein.
  Eine ausgebildete Arzthelferin zu finden, wenn gerade solche Arbeitskräfte rar sind, dürfte sehr schwer sein und nur in Ausnahmefällen gelingen. Aber dort, wo Büro- und verwaltunsmäßige Grundkenntnisse ausreichen, sind solche Kräfte sehr wohl einsetzbar. Die Qualität der Arbeitsleistung ist hier sehr unterschiedlich; sie kann unzureichend, aber auch ausgezeichnet sein. Die Institute, die Leiharbeitskräfte vermitteln, firmieren meist unter der Bezeichnung „Zeitarbeit". Da das eigentliche Arbeitsgebiet dieser Firmen die Bewältigung personeller Engpässe ist, sind sie auch auf kurzfristige Anforderungen eingestellt. Gewerkschaften und ge-

setzgebende Körperschaften sehen diese Form des Arbeitsmarktes nicht besonders gern, aber hier besteht einfach ein sehr großer Bedarf, und diese Institute setzen sich langsam durch.

Besonderheiten der Leiharbeit.
Ungenügende Arbeitsleistung kann man bei der Leiharbeit sofort reklamieren, mit dem entleihenden Institut Rücksprache nehmen und dann Austausch oder sofortige Beendigung des Auftrags verlangen. Bei diesen Arbeitsverhältnissen ist der Arzt nicht der Arbeitgeber, vielmehr wird die Angestellte des Zeitarbeitsinstituts via Dienstleistung an den anfordernden Betrieb deligiert. Außer der Anmeldung zur Krankenkasse und der Abmeldung sind keine Verwaltungsleistungen zu erbringen. Die Bezahlung ist sehr einfach, denn die vom Institut geforderte Rechnungssumme enthält wirklich alle Nebenkosten! Sie zahlen also weder Weihnachtsgeld noch Urlaubsgeld. Auch die Mutterschutzbestimmungen treffen nur den Verleiher, nicht den Kunden, der eine Arbeitskraft entleiht. Die Gesamtkosten liegen allerdings merklich höher als bei einem normalen Arbeitsverhältnis.

Eine solche Zeitarbeit darf nicht länger als ein halbes Jahr dauern. Aber das läßt sich im Notfall in Rücksprache mit der Verleiherfirma regeln, indem man den Arbeitsplatz entweder mit einer anderen Vertragsangestellten der Verleiherfirma besetzt, oder man hat inzwischen eine andere Lösung gefunden. Nach angemessener Zeit, wenn die erste Arbeitskraft sehr gut war, kann man ja versuchen, sie neuerlich bei sich einzusetzen. Das sind aber nur Überbrückungsmaßnahmen, und auf die Dauer wird jeder Arzt für seine Praxis wieder eine festangestellte Arbeitskraft anstreben.

Vorteile eines Leiharbeitsverhältnisses sind: sofortige Verfügbarkeit der künftigen Mitarbeiterin, möglicher Austausch einer nicht passenden Arbeitskraft, unkomplizierte Zahlung, unkomplizierte Beendigung des Leiharbeitsverhältnisses.

Nachteile: Wohl selten ist eine für den Arbeitsplatz „maßgeschneiderte" Arbeitskraft verfügbar, insbesondere für spezielle Tätigkeiten (z. B. Röntgen). Eine Einarbeitung ist notwendig (und erfordert auch ihrerseits wieder personelle Leistungen), und der finanzielle Aufwand ist höher.

2.4 Die Bewerbung

Die Bearbeitung einer Bewerbung für eine geplante Mitarbeiterin in der Praxis ist für den Arzt durchaus arbeitsintensiv. Eine *Ausscheidung von Bewerbungen*, die von vornherein nicht geeignet erscheinen, geschieht also auch zur Arbeitsentlastung. Bei einer eventuell erforderlichen Anreise ist zudem der Kostenaufwand zu beachten. Für eine sofortige Ablehnung kann schon eine völlig ungenügende Form der schriftlichen Bewerbung bestimmend sein (auf Zetteln oder mit zahlreichen orthografischen Fehlern). Auch genannte Rahmenbedingungen für das Arbeitsverhältnis können eine Bewerberin ausschließen, am häufigsten für den Fall, daß Zeiten der Kinderbetreuung eine Arbeitszeit in der Praxis zu sehr einschränken würden.

Immer wieder kommen wir in Zweifel, wie wir uns verhalten sollen, wenn sehr ungewöhnliche und orginelle Bewerbungen eingehen. Auf der einen Seite sind hier die Kreativität und die interessante Persönlichkeit der Bewerberin nicht zu verkennen, auf der anderen Seite ist eine Arztpraxis kein Kunstbetrieb, und gerade die Anpassung an einen durch die Zielsetzung der Patientenbetreuung vorgegebenen Rahmen ist unverzichtbar.

2.4.1 Vor dem Vorstellungsgespräch

Wenn wir eine Bewerberin zu einem Vorstellungsgespräch einladen, sollten wir wissen, was dabei zu erreichen ist und was nicht bei einer Vorstellung beurteilt werden kann. Erste Anhaltspunkte haben wir bereits im Vorfeld gewonnen (vgl. Übersicht). Da ist das Bewerbungsschreiben, das als erste Visitenkarte der Helferin gelten kann. Wir dürfen nicht vergessen, daß eine Bewerbung ja in der Absicht geschrieben ist, einen positiven Eindruck zu machen. Ein Schreibfehler wird keinen besonderen negativen Eindruck hinterlassen, eine schlampige Aufmachung aber schon. Zeugnisse und Lebenslauf sind ihrem Hintergrund gemäß zu interpretieren und zu würdigen. Ein Lichtbild wird üblicherweise den Unterlagen beigefügt.

Bei vielen Bewerbungen sind es diese Unterlagen, die uns zur Aufforderung zu einem Vorstellungsgespräch veranlassen. Meist wird ein Vorstellungstermin durch einen Anruf verabredet und dadurch erhält man schon einen ersten Eindruck von der Bewerberin und ihrem Verhalten am Telefon. 90 % aller Bewerberinnen um eine Stelle kommen pünktlich zur Vorstellung, jede zweite davon sogar bis zu einer Viertelstunde zu früh. Bei längerer Anreise hat das „Pünktlichkeitskriterium" allerdings keine große Bedeutung.

Was können wir bei einer Vorstellung beurteilen und was nicht? Die medizinischen Fähigkeiten und praktische Kenntnisse sind vorab nicht beurteilbar. Hierüber würde nur eine ein- oder mehrtägige Probearbeit Auskunft geben. Bei höher dotierten Spezialkräften kann ein solches Vorgehen durchaus in Frage kommen und für beide Teile nützlich sein.

Im Bürobereich kann über ein Probeschreiben auf der Maschine und über gezielte Fragen schon eher ein Bild gewonnen werden. Auch kurzes Arbeiten am Computer läßt schnell den Vertrautheitsgrad mit der Datenverarbeitung erkennen. Die Beurteilung ist aber trotzdem noch sehr unsicher; die Zeugnisse spielen hierfür eine wesentliche Rolle. Hinweise auf persönliche Eigenschaften kann man aus Zeugnissen nur gewinnen, wenn sie dort besonders hervorgehoben sind. Aber beim Gang durch die Praxis und bei einer Besprechung der verschiedenen Vorgänge kann man doch einen Eindruck bekommen (der allerdings mit viel Unsicherheit belastet ist). Der Arzt muß solche Einstellungsgespräche sehr ernst nehmen; er sollte sie nicht in ermüdetem Zustand direkt am Ende des Sprechstundenbetriebs durchführen. Besser ist es, eine Pause zu machen, nochmals die Unterlagen durchzulesen und sich dann der Bewerberin zuzuwenden oder auch einen Termin ganz außerhalb der Betriebszeiten zu legen.

Anhaltspunkte für die Personaleinstellung

Medizinische Fähigkeiten

Kaum zu prüfen
Zeugnisse früherer Arbeitgeber
Zeugnis der Berufsschule

Büroorientierte Eigenschaften

Zeugnisse der Berufsschule
über Maschinenschreiben (recht zuverlässig)

Im ärztlichen Zeugnis selten differenzierte Aussagen

Schulzeugnisse interessant, wenn ausschließlich positiv bewertet wird

Man kann bei der Vorstellung einen Text schreiben lassen

Menschliche Eigenschaften

Zeugnis eines früheren Arbeitgebers wichtig

Wenn man sich bei einer Vorstellung genügend Zeit nimmt, läßt sich hier manches erkennen

Auch Kleidung und Sauberkeit spielen eine Rolle

Umstände

Paßt die Bewerberin in das Team?
Paßt der mögliche Arbeitsbeginn?
Sind die Gehaltsvorstellungen übereinstimmend?

> **Beispiel:**
> Praxisende um 19.00 Uhr zu erwarten. Die Putzfrau bitten, das Besprechungszimmer zu lüften und sofort zu reinigen, denn ein unordentliches Sprechzimmer ist auch eine schlechte Visitenkarte. Pause mit einer Tasse Kaffee, nochmaliges Durchlesen der Unterlagen, um sie frisch im Gedächtnis zu haben (wichtig, besonders wenn mehrere Vorstellungen nacheinander geplant sind). Dann Vorstellung um 19.45 Uhr. Kommen mehrere Bewerberinnen, dann gemäß den Erfahrungen mit vorangegangenen Gesprächen, die Zeitabstände so festlegen, daß keine Bewerberin warten muß.

2.4.2 Das Vorstellungsgespräch

Es sind ausreichend Bewerbungen eingegangen, und wir haben eine Vorauslese getroffen. Aber wir sind immer – mehr oder weniger – unsicher, ob die Auswahl richtig war. Jetzt sollten wir uns nochmals bemühen, uns die schwierige Arbeit der Personalsuche leichter zu machen. Am besten stellt man eine Frageliste auf, um allen Bewerberinnen bei Beginn des Gesprächs die gleichen Fragen zu stellen und nichts zu vergessen. Wir sind dann selbst entspannter. Man sollte auch für geeignete Umgebungsumstände sorgen: ein Getränk bereithalten, den geeigneten Sitzplatz wählen, am besten im rechten Winkel zum eigenen Platz angeordnet, so daß ein Wechsel zwischen aktiver Zuwendung und Pausen möglich ist und es zu einem ungezwungeneren Verhalten als beim direkten Gegenüber kommt.

Für den Ablauf der Vorstellung kann man sich durchaus an das übliche Vorgehen bei solchen Gesprächen in der Privatwirtschaft halten. Dagegen sind die in der Wirtschaft häufig verwendeten Testverfahren in der ärztlichen Praxis nicht üblich.

2.4.2.1 Zuerst der Betrieb

Zuerst stellt sich der Betrieb vor. Am zwanglosesten ist dies mit einer Begehung der Praxis durchzuführen, wobei gleichzeitig die Funktion der Räume, die Bedeutung einzelner Geräte u. ä. erklärt werden. Erstens lockert das die Bewerberin auf (die Ihnen in ihr fremder Umgebung erstmals gegenübersteht). Zum zweiten kann sie auch eigene Fragen, die später eventuell notwendig sind, besser formulieren. Die Bewerberin soll durchaus fragen, man sollte sie ausdrücklich dazu ermutigen. Das hilft, Mißverständnisse bei der Vorstellung und Einstellung zu vermeiden. Übrigens können Sie dabei Redeweise und Verhaltensweise wesentlich leichter beobachten und beurteilen, als wenn Ihnen jemand nur wortlos gegenübersitzt. Bei diesem Rundgang können sie auch die notwendigen Informationen geben über die Art der künftigen Anforderungen.

Ein Wort zu den Mehrfachbewerbungen (eine Helferin bewirbt sich gleichzeitig bei mehreren Ärzten), die relativ häufig vorkommen. Je besser eine Bewerberin ist, desto größer die Möglichkeit einer Doppelbewerbung und die Wahrscheinlichkeit, daß sie eine andere Stelle annimmt, wenn sie auf Ihre Entscheidung zu lange warten muß.

2.4.2.2 Die Bewerberin

Nachdem der Betrieb sich vorgestellt hat, ist die Helferin daran, sich vorzustellen und auf die Fragen des Stellenanbieters zu antworten.

> **Beispiel:**
> Nachdem die Praxis im Rundgang gezeigt wurde, setzen sich jetzt beide Gesprächspartner. Zuerst wird man die Personalien zur Bestätigung abfragen. Dies ist auch der Zeitpunkt, um Zeugnisse der Bewerberin zu besprechen und sich Besonderheiten erklären zu lassen. Am besten hat man die Unterlagen vorher durchgearbeitet und sich Unklarheiten notiert.

2.4.2.3 Fragen an die Bewerberin

Natürlich ist ganz allgemein die Fragetechnik von Bedeutung. Der Arzt mag bedenken, daß das Vorstellungsgespräch nicht der Anlaß ist, eigene Anschauungen vorzutragen. Man soll vor allem die Bewerberin selbst zum Reden auffordern und sie dann auch wirklich reden lassen. Öfter kommen die wichtigen Gedanken der Helferin erst nach einer Pause und nachdem vorher einige konventionelle Sätze ohne wesentlichen Inhalt gesprochen wurden. Man muß also für die Beantwortung der Fragen ausreichend Zeit geben.

Anhand des Lebenslaufs kann man fragen, warum z. B. häufig der Arbeitgeber gewechselt wurde. Größere Lücken im Lebenslauf sind auffällig und bedürfen der Interpretation. Mit den weiteren Fragen wird man nun differenzierend auf die Person der Bewerberin eingehen.

Bei der jungen Arzthelferin wird man sich erkundigen, was ihr bei ihrer vorigen Stelle besonders gut gefallen hat und was ihr eventuell weniger zusagte. Wollten Sie schon immer Arzthelferin werden? Auf die Frage nach dem Grund des Stellenwechsels kann die Antwort: „Ich wollte halt einmal wechseln" durchaus ein Zeichen einer wachen und aufgeschlossenen Kraft sein, die in jungen Jahren nicht einfach schon alles vorgeplant haben will. Dann kann man sich nach der Gehaltsvorstellung erkundigen. Dabei wird oft das bisherige Gehalt angegeben. Immer ist bei einem solchen Gespräch zu beachten, daß die Auskünfte der Bewerberin die gegenseitige Abstimmung erleichtern.

Bei der etwas älteren Helferin steht die Frage nach dem Grund des beabsichtigten Stellenwechsels an erster Stelle: ob es ihr an ihrem vorigen Arbeitsplatz zu anstrengend war und ob ihr die Fachrichtung nicht gefallen hat.

Bei einer Helferin mit einem oder mehreren Kindern ist das entscheidende Problem die Versorgung dieser Kinder. Wenn Sie erfahren, daß eine Großmutter in der Nähe oder gar im Haus wohnt, dann ist das günstig. Besteht bereits ein Arbeitsverhältnis, dann mußte die Kinderbetreuungsfrage ja schon geklärt sein, und man erkundigt sich, wie das bisher gegangen ist.

Häufig wollen Frauen nach Perioden der Kindererziehung wieder in den Beruf einsteigen. Zunächst einmal ist für das Gelingen dieses Vorhabens die Intensität des Wunsches und die Energie, mit der er angestrebt wird, entscheidend. Wenn eine Bewerberin Ihnen erklärt, daß sie um 8.30 Uhr ihr Kind in den Kindergarten bringen müsse und es um 12.30 Uhr wieder abholen wolle, dann ist dieser Wunsch verständlich, aber für ein Arbeitsverhältnis in der Arztpraxis wäre er nicht akzeptabel.

Wenn sie den Eindruck haben, daß sich die Bewerberin die „Betreuungsproblematik" noch gar nicht richtig überlegt hat, dann fordern Sie sie auf, dieses Problem vorab zu lösen.

Überraschend ist immer wieder die Ehrlichkeit der Antworten im Bewerbungsgespräch. Viele Helferinnen werden sich zunächst vornehmen, bei der Vorstellung nur so zu reden, wie sie glauben, daß es gut ankommt. Aber bei geschickter Fragestellung und Gesprächsführung ist es verblüffend, wie schnell dann doch „echte" Antworten gegeben werden.

Welche Fragen des einstellenden Arztes muß die Bewerberin richtig beantworten und welche nicht?

Sie muß den Tatsachen gemäß antworten auf Fragen ihrer Qualifikationen und ihres beruflichen Werdegangs. Dagegen braucht sie nicht richtig zu antworten auf die – allerdings erlaubte – Frage nach einer Schwangerschaft. Nicht gefragt werden darf nach der Religionszugehörigkeit oder der Mitgliedschaft in einer Gewerkschaft. Nach der Anstellung ist das anders: die Lohnsteuerkarte gibt über die Religionszugehörigkeit Auskunft (und in seltenen Fällen werden auch Gewerkschaftsbeiträge durch den Arbeitgeber direkt vom Lohn abgeführt).

2.4.2.4 Die Bewerberin, die gar nicht angestellt werden will

Wenn man über das Arbeitsamt Stellenbewerberinnen vermittelt bekommt, dann erlebt man auch folgendes: Eine Bewerberin stellt sich vor. Die ganze Verhaltensweise ist abwehrend, mürrisch. Keinerlei spontane Initiative. Aus dem ganzen Verhalten gewinnt man den Eindruck, daß diese Bewerberin gar nicht eingestellt werden will. Und genau das trifft zu. Diese Bewerberin will lediglich eine Unterschrift, mit der sie nachweist, daß sie sich vorgestellt hat und für diese Stelle nicht in Frage komme. Sie braucht die Unterschrift nur (und sagt dies auch manchmal), damit ihre Arbeitslosenbezüge weiterlaufen. Die Einordnung eines solchen Verhaltens steht hier nicht zur Debatte. Selbstverständlich ist eine Helferin mit dieser Motivation keine geeignete Kraft.

2.4.3 Grundleistungen einer Helferin

Als Grundleistungen sind wohl in jedem Fall – gleichgültig in welchem Fachgebiet – die sprachliche und sachliche Gewandheit und Liebenswürdigkeit am Telefon und im Empfang sowie die Fertigkeit im Schreibmaschinenschreiben anzusehen. Das Maschinenschreiben wird, wenn neuere Schulzeugnisse vorliegen, meist recht zuverlässig durch diese beurteilt (vorbehaltlich gewisser Abzüge vom heute allgemein üblichen euphorischen Notenniveau). Die Buchstabentastatur eines Computers ist zwar identisch mit der einer Schreibmaschine, aber der Umgang mit Datenverarbeitung bleibt doch eine weitere Grundforderung. Selbstverständlich kann man bei der Vorstellung einen kurzen Text als Test schreiben lassen.

Während der Gespräche im Rahmen der Vorstellung haben wir ausreichend Gelegenheit, Stimme und Aussprache zu beurteilen. Auch das Äußere ist zu beachten: Sauberkeit der Kleidung, die Art, sich zurecht zu machen. Im Falle eines Arbeitsverhältnisses sind Aufmachung und Auftreten der Helferin eine Visitenkarte für Ihre Praxis. Bei Auszubildenden kommen manchmal die Eltern mit, bei anderen Bewerberinnen, wenn auch selten, der Ehemann.

Mit der Zunahme von Personal aus dem Kreise nicht muttersprachlich Deutscher spielt auch die Beurteilung ausreichender Deutschkenntnisse eine zunehmende Rolle. Einwandfreie Verständlichkeit der Sprache am Telefon, glattes Verstehen der Sprache und ausreichende Rechtschreibung ist eine anzustrebende Bedingung. Vor allem im letzteren Bereich können durchaus Hindernisse für eine Anstellung liegen. Eine Dissimulation kann passieren, wenn nicht muttersprachlich Deutsche unbedingt eine Stelle haben wollen: sie sind arbeitswillig, freundlich und sagen Ja zu allem, solange bis man erkennt, daß sie die ärztlichen Anweisungen überhaupt nicht verstanden haben. Daraus kann ein Sicherheitsrisiko entstehen.

2.5 Auskunft bei Bewerbungen

Bei der Bewerbung entstehen auch immer wieder rechtliche Fragen im Rahmen des Auskunftsproblems. Der künftige Arbeitgeber hat ein verständliches Interesse an einer Auskunft über die Arbeitsleistung der Bewerberin. Eine Auskunftspflicht besteht gegenüber dem neuen Arbeitgeber nicht. Dagegen kann die sogenannte nachsorgende Fürsorgepflicht bedeuten, daß auf Wunsch der Arbeitnehmerin über sie an den neuen Arbeitgeber berichtet wird. Dabei können Schadenersatzansprüche bei falschen negativen Auskünften entstehen. Die Beweislast liegt allerdings bei der Angestellten. Manchmal wird daher empfohlen, nur schriftliche Auskünfte zu geben. In der Praxis läuft es allerdings meist anders. Der Kollege, bei dem sich Ihre frühere Helferin beworben hat, wird Sie anrufen.

> **Beispiel:**
> Der Chef einer großen Klinik ruft Sie an und erkundigt sich nach einer ihrer früheren Mitarbeiterinnen. Wenn Sie ihn dann, statt zu antworten, bitten, auf die schriftliche Antwort zu warten, wird dies sofort einen negativen Eindruck machen, gleichgültig wie gut die Auskunft ausfallen würde. Die wahrscheinliche Reaktion wäre: „Nein danke, vielen Dank, ich brauche wirklich keine weitere Auskunft". Der Anrufer wird die Helferin nicht einstellen.

Von einer schriftlichen Antwort kann der Arbeitnehmer einen Durchschlag verlangen.

Ein besonderer Fall ist die Erkundigung über eine Bewerberin bei einem noch bestehenden Arbeitsverhältnis. Man kann die Betroffene fragen, ob eine Auskunft eingeholt werden kann. In vielen Fällen wird das zu Recht auf Bedenken der Arbeitnehmerin stoßen, da diese Auskunft das bestehende Arbeitsverhältnis gefährden kann und ein neues ja noch nicht eingegangen ist. Wird die Auskunft gegen den Willen der Betroffenen eingeholt, kann das zu Schadensersatzforderungen führen, wenn es dadurch zum Arbeitsplatzverlust kommt. Eventuell können auch falsche positive Auskünfte über eine Helferin Schadensersatzansprüche durch den nachfolgenden Arbeitgeber nach sich ziehen.

2.6 Die Entscheidung

Die Entscheidung ist selten leicht, am leichtesten natürlich bei einem Überhang an qualifizierten Arbeitskräften, am schwersten bei Engpässen am Arbeitsmarkt. Wie sollen wir uns verhalten?

> **Beispiel:**
> **Situation a):** Es haben sich 5 Bewerberinnen gemeldet und davon erscheint die erste ausreichend geeignet, aber überwältigend ist der Eindruck auch nicht gerade. Das Angebot am Arbeitsmarkt ist knapp. Regel: Je enger der Arbeitsmarkt, desto schneller müssen wir uns entschließen. Wird die Praxissituation bedrohlich, wenn wir unter den Bewerberinnen keine geeignete Mitarbeiterin finden, dann ist schon bei der Vorstellung eine Zusage angebracht.
>
> **Situation b):** Bei allgemein knappem Arbeitsmarkt besteht am am eigenen Wohnort eher ein Überangebot – sogar an qualifizierten Kräften. Auch dies kommt vor, denn regionale Gegebenheiten sind oft sehr unterschiedlich. Zum Beispiel in Touristengebieten ist es öfter so: am Ort gibt es keine Industrie, es besteht ein großer Wunsch, ortsansässig zu bleiben, und die Alternative hier ist nur die wenig beliebte Arbeit im Bereich der Gastronomie und des Hotelgewerbes (anstrengender, nicht besser bezahlt, schlechtere Arbeitszeiten – vor allem zum Wochenende), wobei das Sozialprestige geringer ist als das einer Arzthelferin. Zurück zur Situation b): Hier keine Sofortentscheidung, sondern alle Bewerberinnen anschauen. Die Entscheidung kann man hinauszögern, am besten, indem man offen erklärt, daß man mehrere Bewerbungen bekommen hat.
>
> **Situation c):** Unaufgefordert meldet sich eine Arbeitskraft bei Ihnen, brieflich oder telefonisch. Meist ist die Begründung der bevorstehende Umzug von einem anderen Ort wegen eines Arbeitsplatzwechsels des Ehepartners. Sie sind auf diese Situation nicht vorbereitet und der erste Impuls ist: „Ich brauche niemanden".
>
> Aber man sollte bedenken: Solche Arbeitskräfte sind oft überdurchschnittlich gut. Dafür spricht schon, daß sie vorausschauend die Initiative ergreifen. Bei ausreichendem Angebot an Arbeitskräften kann man ins Auge fassen, eine schwächere Arbeitskraft durch einen Wechsel zu ersetzen. Dabei ist aber das gesamte Team in die Entscheidung einzubeziehen. Am ehesten wird man sich dazu entschließen, wenn auch die anderen Helferinnen die ungenügende Arbeitsleistung der Kollegin als Belastung empfinden.

Übrigens: Die Kosten einer Vorstellung, zu der Sie aufgefordert haben, müssen Sie tragen (Fahrt-, Übernachtungs- und Verpflegungskosten, aber kein Ersatz eines Verdienstausfalls). Für eine Fahrt mit dem Auto sind im Zweifelsfall die steuerlichen Kilometerpauschalen anzusetzen. Dies gilt auch, wenn die Bewerberin nicht angenommen wird.

2.6.1 Der Zeitpunkt des Arbeitsantritts

Etwa 10-12 Wochen vor Ende des Quartals ist der günstigste Moment für die Suche nach einer neuen Mitarbeiterin. Da die Kündigungsfrist in der Regel 6 Wochen beträgt, ist hier noch ein ausreichender Spielraum für Bewerbung, Vorstellung und den Entscheidungsprozeß beider Seiten. Wenn man Spezialkräfte sucht, kann man bis zum Arbeitsantritt auch einmal wesentlich länger warten müssen; ebenso bei Mitarbeiterinnen, die von einem anderen Ort zuziehen wollen.

2.6.2 Ablehnung

Wie antworte ich auf eine Bewerbung, die ich nicht annehmen will? In jedem Fall freundlich, um die Empfindlichkeit zu respektieren, die bei jeder Ablehnung geweckt wird. Wo es schwierig ist, kann man immer sagen, es habe sich jemand mit einer besonderen Qualifikation gerade für diese Stelle gemeldet. Eine Ablehnung ist immer ein kleines Trauma für die Bewerberin, auch wenn sie diese Stelle gar nicht so sehr gewollt hat. Man sollte es ihr so leicht wie möglich machen.

Normalerweise wird einer Bewerberin die Ablehnung telefonisch oder mündlich mitgeteilt. Sofern es in schriftlicher Form erforderlich ist, werden wir in freundlichen Worten mitteilen, daß eine Vereinbarung leider nicht zustande kommen werde. Man sollte es vermeiden, eine nähere Begründung zu geben, die sich auf die Person der Bewerberin bezieht. Dazu besteht keine Notwendigkeit und es ist so problemloser.

Wenn die Bewerbung der Helferin nicht zum Arbeitsverhältnis führte, kann sie die Rücksendung aller Unterlagen verlangen. Der Anspruch auf Rücksendung oder Vernichtung dieser vom Arbeitgeber erstellten oder geforderten Bewerbungsunterlagen folgt schon aus dem allgemeinen Persönlichkeitsrecht des Bewerbers (Schaub, 1991).

2.6.3 Annahme

Die Annahme einer Bewerbung darf nicht nur in einem Ja bestehen, sondern muß sofort konkrete Inhalte haben und sollte auch unverzüglich schriftlich fixiert werden (s. Arbeitsvertrag, Anhang F). Nur ein schriftlicher Vertrag ist im Verständnis der meisten Helferinnen bindend, gleichgültig wie es rechtlich aufzufassen ist (s. hierzu S. 109). Das bedeutet, daß damit auch gleich das Gehalt festgelegt wird.

Diese rasche Folge von Vorgängen bei der Annahme einer Bewerbung setzt voraus, daß Sie über das Gehalt schon vorher genaue Überlegungen angestellt haben.

Was sind aber letztendlich sichere Kriterien zur Beurteilung einer Helferin? Was garantiert mir, bei der Auswahl richtig gehandelt zu haben?

Klare Antwort: Eine Sicherheit gibt es hier nicht. Es gibt ebenso Blender bei der Vorstellung wie auch Menschen, die sich nicht günstig darstellen und dann im Arbeitsverhältnis gut, ja sogar erstklassig sein können. Trotzdem wird dem ersten Eindruck eine wesentliche Rolle in der Bewertung zufallen. Man kann üblicherweise eine Probezeit ausmachen, in der unter erleichterten Bedingungen gekündigt werden kann.

Normalerweise sollte man Verabredungen, Gespräche und Vorstellungen zu einem neuen Arbeitsverhältnis in eine Zeit außerhalb des Praxisbetriebes legen, weil es dann keine Ablenkungen gibt und man sich besser auf diese wichtige Sache konzentrieren kann. Besteht aber in der Praxis ein ausgesprochener Personalengpaß, demzufolge die Helferinnen trotz Zulagen nur noch mühevoll mithalten (und mithalten können), dann kann es sehr vernünftig sein, die Bemühungen um eine weitere Hilfskraft offen – während der Betriebszeit – ablaufen zu lassen.

3 Die Auszubildende in der Praxis

3.1 Die Auszubildende

(Das wichtige *Berufsbildungsgesetz* wird auszugsweise in Anhang A wiedergegeben)

Zahlenmäßig bilden die Auszubildenden einen erheblichen Anteil der in einer Praxis Beschäftigten. Nach dem Stand vom 31.12.1991 verteilten sie sich die Auszubildenden auf die einzelnen Ausbildungsjahre wie folgt:

- im 1. Ausbildungsjahr 17523,
- im 2. Ausbildungsjahr 15137,
- im 3. Ausbildungsjahr 13994,
- im 4. Ausbildungsjahr   106.

Beim 4. Ausbildungsjahr handelt es sich nur um Auszubildende mit nachzuholenden Prüfungen (s. § 14 Abs. 3 BBiG, Anhang A).

Die Berechtigung zur Ausbildung gilt für Ärzte durch die Approbation und Zulassung als nachgewiesen.

Die Anstellung einer Auszubildenden erfordert vielleicht noch mehr Sorgfalt als die einer ausgebildeten Helferin. Man legt sich hier auf lange Zeit fest, und die Ausbildung geschieht vor allem auch im Blick auf die Zukunft jenseits des Lehrvertrags. Bei Auszubildenden bestehen noch weitere Besonderheiten. Im Februar werden in den Schulen die Zwischenzeugnisse ausgegeben, bei Gymnasien, Realschulen und Hauptschulen gleichermaßen. Das ist der Moment, zu dem sich die meisten Schülerinnen entscheiden, wie sich ihre Zukunft und weitere Ausbildung gestalten soll. Daher kommen um diese Zeit die meisten Bewerbungen und gleichzeitig finden Anzeigen von Ärzten, die eine Auszubildende suchen, am meisten Aufmerksamkeit. Die Ausbildung wird aber erst im September beginnen! Trotzdem sind bis Ende März die meisten Ausbildungsverträge schon geschlossen. Für diese Zwischenbeurteilung der Schule strengen sich viele Bewerberinnen besonders an, weil sie schon wissen, daß dieses Zeugnis bei einer Bewerbung vorgelegt wird. Eine gewisse Unsicherheit in der Ausbildungswahl ist aber bei den Bewerberinnen häufig noch vorhanden. Die ersten Entschlüsse der Berufswahl sind oft von Zufälligkeiten beeinflußt. Manche Bewerberin bemerkt erst in der praktischen Ausführung der Bewerbung oder kurz nach Vertragsschluß, was sie eigentlich will. Bewerberinnen, die sich wesentlich später melden, muß man nach dem Grund der Verspätung fragen, denn die Möglichkeit einer negativen Auslese ist hier gegeben. Wenn sie aber die Ausbildungssparte wechseln, spricht das nicht gegen sie.

Es liegt im Interesse von Arzt und Bewerberin, vor dem Antritt eines Ausbildungsverhältnisses zu versuchen, die Motivation für diesen Beruf zu prüfen. In einer Frageliste an die Auszubildende steht dies ganz an erster Stelle. Wenn Eltern anwesend sind, muß man darauf achten, daß die Auszubildende selbst antwortet.

„Weshalb wollen sie Arzthelferin werden?" Die Antwort und die Art, wie sie gegeben wird, ist sehr aufschlußreich. Gute Antworten sind: „Ich habe gerne mit Menschen zu tun." Oder: „Helfen erscheint mir sehr sinnvoll." Oder: „Ich hatte schon immer Interesse an körperlichen Vorgängen oder an Biologie." Je stärker die Motivation, desto geringer die Unstetigkeit. Wenn Sie im Frühjahr den Vertrag für eine Ausbildung abschließen, die erst im September beginnt, dann liegt ja auch ein Risiko für Sie darin, daß die künftige Helferin es sich plötzlich anders überlegt und den Ausbildungsvertrag aufhebt. Bis zum Ende der Probezeit ist das jederzeit möglich. Sie hatten vielleicht später noch eine weitere interessante Bewerberin, die Sie nur abgelehnt haben, weil die Lehrstelle ja schon besetzt war. Wenn Sie dann vom Rücktritt der Bewerberin erfahren, ist es vielleicht schon sehr spät, um eine andere Auszubildende zu bekommen. Sorgfalt bei der Auswahl der Bewerberinnen vermag solche Risiken zu vermindern, vermeiden kann man sie nicht. Die nächste Frage bei einer Vorstellung kann übrigens sein: „Haben sie sich schon einmal woanders beworben, in einem anderen Beruf?" Eine Verpflichtung zur richtigen Antwort besteht hier natürlich nicht.

Der Wohnort spielt eine Rolle. Einfach von der Sache her ist eine größere Entfernung der Arbeitsstelle vom Wohnort ein Risiko für die Vertragserfüllung. Immer wieder werden Sie junge Bewerberinnen finden, die aus ländlichen Gebieten von weither kommen. Die Verkehrsverbindungen sind hier länger und seltener. Dieser Umstand muß genau überlegt werden. Wann ist die letzte Verbindung? Frequenz der Verkehrsmittel? Fahrzeit? Gegebenenfalls sollte man sich am besten selbst darüber informieren.

Ist die Fahrzeit zu lang, wird die Bewerberin vielfach auch nach Vertragsabschluß weiter nach einem nähergelegenen Arbeits- und Ausbildungsplatz suchen. In die Rechnung einzubeziehen sind noch die Verkehrsverbindungen an den Berufsschultagen. Auch von dieser Seite kann während der Ausbildung eine ungebührliche Belastung entstehen. In größeren Städten ist allerdings meist eine Berufsschule mit einer oder mehreren Klassen für Arzthelferinnen vorhanden. Immer wieder kommt es vor, daß ein junges Mädchen aus weniger verkehrserschlossenen Bereichen versucht, über die Stelle in einer Arztpraxis in den Bereich eines ihrem Bildungsniveau angemessenen, gehobenen Sozialprestiges zu kommen und dann nicht die Konsequenz des Wohnungswechsels zieht oder ziehen kann. Dann wird das Arbeitsverhältnis problematisch.

3.2 Das Arbeitsverhältnis der Auszubildenden

Das Arbeitsverhältnis mit einer Auszubildenden hat gegenüber allen anderen Beschäftigten einen Sonderstatus (s. auch S. 117).

Im Gegensatz zu den übrigen Mitarbeiterinnen muß die Auszubildende neben ihrer Praxiszeit auch noch die Berufsschule besuchen.

Berufsschulen sind Schulen für Berufsschulpflichtige/ Berufsschulberechtigte, die sich in beruflicher Erstausbildung befinden oder in einem Arbeitsverhältnis stehen. Sie haben die Aufgabe, dem Schüler allgemeine und fachliche Lerninhalte unter besonderer Berücksichtigung der Anforderungen der Berufsausbildung zu vermitteln. Der Unterricht erfolgt in Teilzeitform an einem oder mehreren Wochentagen oder in zusammenhängenden Teilabschnitten (Blockunterricht); er steht in enger Beziehung zur Ausbildung in Betrieben einschließlich überbetrieblicher Ausbildungsstätten. Im Rahmen einer in Grund- und Fachstufe gegliederten Berufsausbildung kann die Grundstufe als Berufsbildungsjahr mit ganzjährigem Vollzeitunterricht oder im dualen System in kooperativer Form geführt werden. Bei der Ausbildung der Arzthelferinnen wird das duale Prinzip angewandt.

Die Berufsschulpflicht endet mit dem 18. vollendeten Lebensjahr. Das bedeutet, daß eine Mitarbeiterin in einer ärztlichen Praxis, wenn sie noch nicht 18 Jahre alt ist, in jedem Fall berufsschulpflichtig ist; also auch dann, wenn sie keine Ausbildung mit staatlichem Abschluß anstrebt.

Wenn wir uns klar sind, daß, auf längere Sicht gesehen, die wichtigste Maßnahme für die Erhaltung und Pflege des Personalbestands die Gewinnung und Ausbildung geeigneter jugendlicher Auszubildender ist, dann verdient der Partner bei der Ausbildung, die Berufsschule, besondere Beachtung. Im Gegensatz zu den allgemeinen Schulen haben hier die einzelnen Lehrer die Schülerinnen immer nur eine relativ kürzere Zeit im Unterricht. Die gegenüber einer Allgemeinschule stark verkürzte Zeit des wöchentlichen Zusammenseins erschwert auch die Bildung eines Klassenzusammenhalts; auch das Freizeitverhalten ist natürlich wesentlich anders. Vor allem im ersten Vierteljahr der Gewöhnung strengt der Wechsel zwischen Schule und Praxis die Auszubildenden neben all den neuen Eindrücken aus der Praxis zusätzlich an.

Den Lehrplänen liegen die Rahmenlehrpläne für die Ausbildungsberufe Arzthelfer/Arzthelferin zu Grunde.

Die Ausbildungsdauer beträgt 3 Jahre.

Der Unterricht strebt folgende übergeordnete Lernziele an:

Die Schüler sollen
- Grundsätze und Maßnahmen der Unfallverhütung und des Arbeitsschutzes zur Vermeidung von Gesundheitsschäden und zur Vorbeugung gegen Berufskrankheiten kennen und beachten lernen;
- mit der Berufsausübung verbundene Umweltbelastungen erkennen und Maßnahmen zu ihrer Vermeidung bzw. Verminderung treffen;

- Grundsätze und Maßnahmen für einen rationellen Einsatz von Energie kennen lernen;
- Kenntnisse der Anatomie, der Physiologie und der Pathologie erwerben;
- sich um Gewissenhaftigkeit im Umgang mit der deutschen Sprache in Wort und Schrift und um Sicherheit in der Anwendung der Fachsprache bemühen;
- sich der Verantwortung bei der Durchführung von Hygienemaßnahmen und beim Umgang mit Medikamenten und Geräten bewußt werden;
- die Bedeutung der verwaltenden Tätigkeiten erkennen und die dafür erforderlichen Kenntnisse und Fertigkeiten anwenden lernen
- Verantwortungsbewußtsein bei der Erfassung, Verarbeitung und Weitergabe von Informationen und Daten entwickeln;
- moderne Technologien in praxisnahen Funktions- und Handlungszusammenhängen anwenden lernen;
- die Fähigkeiten entwickeln, mit Menschen verständnisvoll umzugehen und bei ihrer Betreuung sachkundige Hilfe zu leisten;
- bereit werden, den beruflichen Aufgaben- und Verantwortungsbereich zu beachten;
- Einsicht in die Bedeutung des Gesundheitswesens für den einzelnen und die Gesellschaft gewinnen und die Bereitschaft entwickeln, die im Beruf erworbenen Fähigkeiten verantwortungsbewußt einzusetzen.

Der Unterricht wird in den einzelnen Schulen durch gegenseitige Absprache der Lehrkräfte für möglichst viele Gebiete aufeinander abgestimmt. Ein Sachverhalt soll unter möglichst vielen Gesichtspunkten behandelt werden. Die medizinische Fachkunde übernimmt dabei die Leitfunktion.

Die Lehrpläne orientieren sich an den Tätigkeiten in einer ärztlichen Allgemeinpraxis; die dort zu vermittelnden Fertigkeiten und Kenntnisse sind in den jeweiligen Ausbildungsrahmenplänen festgehalten.

Die betriebliche Seite der Ausbildung wird durch das Berufsbildungsgesetz geregelt (s. Anhang A).

Die Beschäftigung einer Auszubildenden in der Praxis setzt in der Regel eine voll ausgebildete weitere Helferin voraus. Man kann nicht einfach nur mit einer oder gar mehreren Auszubildenden allein arbeiten.

3.3 Pflichten des Praxisinhabers

Die Auszubildende muß vom Arbeitgeber rechtzeitig zur Berufsschule angemeldet werden. „Rechtzeitig" heißt, daß Fristen am Beginn eingehalten werden, da sonst die Möglichkeit besteht, daß sich die Zulassung zur Abschlußprüfung verzögern wird. Die Gebühren für Zwischen- und Abschlußprüfung sind übrigens von der ausbildenden Praxis zu tragen.

„Rechtzeitig" hat aber auch eine rein betriebsbezogene Bedeutung, und zwar wegen der Termine der Berufsschule. Wenn die Praxistermine Montag, Dienstag und Donnerstag vormittags und nachmittags liegen und am Mittwoch und Freitag nur vormittags Sprechstunde ist, dann bedeutet Berufsschule am Montag und Donnerstag eine erhebliche Reduzierung der Einarbeitungszeit in der Praxis. Genauso ist es bei einer Einteilung Montag, Dienstag, Freitag volle Sprechstunde und Mittwoch und Donnerstag halbtags; wenn hier die Auszubildende Montag und Freitag in die Schule geht, ist die Ausbildungszeit in der Praxis deutlich vermindert. Hier kann man sich an die Berufsschule wenden, um bei mehreren Klassen die Schulzeiten zu koordinieren. Eine formelle terminliche Zusage wird zwar nie gegeben, aber normalerweise richten sich die Schulen, wenn irgend möglich, nach den Wünschen der Betriebe.

Die Verfügbarkeit einer Auszubildenden für die Praxis schwankt erheblich. Während der Schulzeit fehlt sie in der Praxis an den Schultagen (beachte: Ausschlußzeiten für Praxisweiterbeschäftigung). In den Schulferien, die sich an den Ferien der Allgemeinschulen orientieren, steht die Auszubildende voll der Praxis zur Verfügung. Sie fällt an Tagen der Zwischenprüfung und der schriftlichen und mündlichen Abschlußprüfung und bei sonstigen Pflichtveranstaltungen der Schule aus. Vernünftigerweise wird man ihr kurz vor der Abschlußprüfung durch freie Tage oder eine freie Woche die Gelegenheit zu zusätzlicher Vorbereitung geben.

Sie zeigen dadurch auch, daß sie das Lernen und die Prüfung ernst nehmen. Da inzwischen viele Praxen kein eigenes Labor mehr haben, kann man für eine Auszubildende eine Laborwoche vermitteln (z.B. bei Kollegen mit Labor, bei Pharmafirmen oder in Kursen).

Manchmal findet an einem Berufsschultag in Wirklichkeit kein Unterricht statt, ohne daß Sie es wissen können. Wenn dann die Auszubildende in der Praxis zum Dienst erscheint, sollte man ihr korrektes Verhalten anerkennen.

Vorschlag: Geben Sie der Auszubildenden an diesem Tag eine Stunde früher frei.

Das normale Ziel eines Ausbildungsverhältnisses wird im Anschluß an die Abschlußprüfung eine Fortsetzung des Arbeitsverhältnisses sein. Die Ausgebildete sollte also in das Praxisteam übernommen werden. Dies ist nicht nur im Interesse der Ausgebildeten, sondern ebenso im wohlverstandenen Interesse des Ausbilders. Besteht hier doch die Möglichkeit, eine Kraft zu übernehmen, die ganz von Anfang an in die Praxis hineingewachsen ist.

3.4 Führung von Auszubildenden

Die Führung von Auszubildenden ist eine wichtige Aufgabe. Wie schon angeführt, haben sie in keinem anderen Fall die Chance, eine Arbeitnehmerin so auf die besondere Form ihrer Praxis hin auszubilden. Aber Sie müssen auch wirklich ausbilden. Die Idee einer „billigen" Arbeitskraft ist sehr vordergründig und auch falsch. Zunächst einmal wäre diese Auffassung verantwortungslos, denn immerhin sind sie am oft sehr entscheidenden Beginn des Berufsweges eines jungen Menschen wesentlich beteiligt. Wenn Sie aber diese Verantwortung fühlen, dann spürt dies auch die Auszubildende, und das schafft Vertrauen. Viele Auszubildende sind im ersten Vierteljahr der Ausbildung sehr unsicher, zurückhaltend und farblos. (Manchmal ist dies ein Problem für den Arzt, denn immerhin muß er sich wegen des Probevierteljahres genau in diesem Zeitraum endgültig für die nächsten 2 1/2 Jahre entscheiden.)

Später können aus anfangs „farblosen" jedoch ausgezeichnete Helferinnen werden. Die besonderen Umstände des Ausbildungsbeginns sind zu beachten. Die Auszubildende kommt aus der Schule bzw. aus den Ferien. Sie hatte bisher meist nur vormittags Unterricht, nachmittags frei. Sie konnte also über wesentliche Teile ihrer Zeit frei verfügen. Auch wenn sie vielleicht nicht gern zur Schule gegangen ist, so wird sie doch diese Freiheit geschätzt haben. Und nun steht sie mit einem Mal im Erwerbsleben. Auf der einen Seite hat sie plötzlich doch wieder Schule – Berufsschule (wobei die Eingewöhnung viel schwieriger ist als in einer Schule mit Fünftagewoche); auf der anderen Seite kommt die Praxisarbeit mit den ungewohnten Arbeitszeiten. Das erfordert erhebliche Umstellung.

Empfehlung: Gerade in dieser Zeit braucht die Auszubildende regelmäßige Ansprache.

Wo in einer größeren Praxis noch eine oder mehrere Auszubildende in einem höheren Berufsschuljahr sind, ist es vorteilhaft, wenn hier die Schulerfahrungen weitergegeben werden. Wenn das nicht von selbst klappt, muß man beide Partner darauf hinweisen. Ideal ist es, wenn die Betreuungshelferin von ihren Erfahrungen in den Prüfungen spricht und so ihre Kollegin auf deren künftige Aufgaben in der Schule und auf die Art, wie die Aufgaben gestellt werden, vorbereitet. Die Neue wird froh sein, hier eine Ansprechpartnerin zu haben, und die andere Helferin wird „ihre Erfahrungen" vielleicht gern weitergeben.

Zeugnisse der Schule muß man anschauen, vor allem auch das Resultat der Zwischenprüfung. Diese Zwischenprüfung und ihr Ergebnis ist für die Auszubildende außerordentlich wichtig, und man sollte sich die Zeit nehmen, die Ergebnisse gründlich zu analysieren und dann mit der Helferin ausführlich zu besprechen. Der zeitliche Abstand zur Abschlußprüfung ist groß genug, um Schwachstellen zu beheben.

Der Ausbilder sollte sich informieren lassen über die Termine für die Abschlußprüfung und die Zwischenprüfung. Das kann durchaus über die Auszubildende gehen. Dann ist es eine Hilfe für die Auszubildende, wenn der Arzt sie rechtzeitig auf die notwendige Vorbereitung aufmerksam macht; auch sollte man der Helferin sagen, daß man ihr bei Unklarheiten gern hilft.

Das Verhalten von Auszubildenden läßt sich auch zur Kontrolle eigener Führungsleistungen verwenden. Sie kontrollieren damit zunächst die eigene Fähigkeit, sich anläßlich der Vorstellung ein brauchbares Bild von Menschen zu machen. Und es ist befriedigend für Sie, wenn sie am Ende der Ausbildung feststellen, daß die Ausgebildete bei Ihnen bleiben möchte und daß es Ihnen gelungen ist, eine Ausbildung durchzuführen, die Ihren eigenen Anforderungen an eine Vollkraft auch genügt.

Die Ausbildung kann der Arzt nicht allein durchführen. Er braucht dazu die Mithilfe der Helferinnen. Gut ist es, wenn die Neue für ihre Ausbildung eine besondere Bezugsperson unter den Mitarbeiterinnen hat. Am besten ist dies die älteste Helferin, die Führungskraft der Helferinnen. Sie hat die meiste Erfahrung und Routine, sie kennt sich am besten aus und hat meist auch im Alter den größten Abstand von der Auszubildenden. Ein gewisser Altersunterschied zwischen Belehrendem und Belehrtem ist gut.

Man kann einen Ausbildungsplan aufstellen. Das einfachste ist, ihn mit der betreuenden Helferin zu erarbeiten. Das lohnt sich, denn die Ausbildung einer Kraft gehört zu den sich wiederholenden Aufgaben.

Günstig ist es, mit der ausbildungsbegleitenden Helferin die Aufgabenstellungen und das Vorgehen bei der Schulung der Auszubildenden zu besprechen, bevor diese überhaupt ihre Praxiszeit begonnen hat. Das hat den Vorteil, daß eventuelle Vorschriften für das Vorgehen und Verhaltenskorrekturen bei der Ausbildungshelferin nicht als persönliche Kritik aufgefaßt werden.

Der Arzt selbst sollte die Gelegenheit einer unbedingt erforderlichen eindringlichen Belehrung über die Schweigepflicht nutzen, um einen ersten betreuenden Kontakt zur Auszubildenden zu gewinnen.

Beachten Sie den Unterschied: Die Auszubildende, die zu diesem Zeitpunkt oft noch vielfach zu Hause wohnt, erzählt von ihrem ersten oder zweiten Arbeitstag. Im einen Fall erzählt sie allerlei Allgemeines, im anderen Fall wird sie sagen: „Und dann hat mich Dr. N.N. zu sich geholt und hat mir eindringlich erklärt, daß ich nun mit der Schweigepflicht zu tun habe, daß ich nicht einfach alles weitererzählen kann."

In den folgenden Wochen müssen Sie den „Lehrling" immer wieder besonders beobachten. Wie verhält er sich? Die Körpersprache ist wichtig: gedrückt, mürrisch oder gelöst und mitarbeitsbereit? Wenigstens einmal am Tag sollten Sie ihn persönlich ansprechen, wöchentlich die Bezugshelferin nach der Zusammenarbeit befragen. Haben Sie den Eindruck, daß von der Ausbildungshelferin Fehler gemacht werden, versuchen Sie zu korrigieren. Das erfordert aber manchmal viel Fingerspitzengefühl, eine ungeschickte Kritik kann die Beziehung zwischen der Auszubildenden und ihrer Ausbilderin erheblich stören.

Was kann der Arzt noch tun, um den so wichtigen Beginn des Ausbildungsverhältnisses günstig zu gestalten?

Er muß sich die Ausgangslage überlegen. Eine Auszubildende beendet die Schule, weil meist ihre Schwerpunkte nicht im Bereich des rein Theoretischen liegen, weil sie oft darunter gelitten hat, daß das Schulwissen für sie keine greifbaren Bezugspunkte zum wirklichen Leben hatte. Also müssen Sie versuchen, an diesem Punkt einzugreifen und möglichst reale Eindrücke aus dem medizinischen Bereich zu schaffen. Bei Patienten, die auch für die Helferin erkennbare Symptome bieten, kann man kurze Erklärungen geben, die langsam helfen, ein anatomisches und medizinisches Grundwissen aufzubauen. Dabei unbedingt verständlich bleiben! Einer Auszubildenden kurz zu sagen: „Das war eine Periarthritis humeroscapularis", hilft nichts und entmutigt allenfalls. Die Erklärung muß verständlich sein, also hier: „eine entzündliche Reaktion des Schulterbereichs mit erheblichen Schmerzen." Dann kann noch folgen: „Medizinisch nennt man das Periarthritis humeroscapularis; ein schwieriges Wort, aber Sie brauchen sich das jetzt nicht zu merken."

Nach 2 Wochen wissen Sie selbst einiges wesentlich besser als zu Beginn der Anstellung. Sie können das Verhalten am Telefon beurteilen und nach Einweisung in die Bestelltechniken sollte die Auszubildende möglichst rasch hierfür eingesetzt werden. Man darf nicht vergessen, daß viele junge Leute – gerade die, die sich entschlossen haben mit mittlerer Reife in einen Beruf zu gehen – Schwierigkeiten hatten mit dem mangelnden Realitätsbezug in der Schule, mit dem ewigen Arbeiten über Theorien. Unbedingt sollte man daher dem Drang zur praktischen Arbeit auch tatsächlichen Spielraum geben. In einer Praxis ist das allerdings gar nicht so ganz einfach am Beginn eines Lehrverhältnisses. Denn sehr viele Tätigkeiten unterliegen sicherheitsbedingten Vorbehalten, damit bei den Patienten kein Schaden auftreten kann. Hier muß also ein

Kompromiß geschlossen werden. Aber sachgerechtes telefonieren, das Herein- und Hinausführen von betreuungsbedürftigen Patienten, die Kommunikation mit dem Wartezimmer und reine Springerinnenleistungen sind sehr schnell zu erlernen.

4 Arbeitsformen

Die Art der in einer Praxis von einer Helferin geleisteten Arbeit ergibt sich einmal aus der Qualifikation der Helferin, die bestimmt, zu welchen Tätigkeiten sie herangezogen werden kann, und zum anderen durch die Arbeitszeit. So unterscheidet man zwischen Vollarbeitskraft und den verschiedenen Formen der Teilzeitarbeit bis hinunter zum stundenweisen Aushelfen.

4.1 Die Vollzeitkraft

Die Vollzeitkraft ist in einer Praxis mit Vor- und Nachmittagssprechstunden über die ganze Woche natürlich die für den Praxisinhaber interessanteste und wichtigste Form der Mitarbeit. Der Vorteil liegt unter anderem darin, daß die Helferin gleichmäßig informiert ist und keine Informationslücken durch Abwesenheit entstehen. Bei anderen Formen der Sprechzeiten, z. B. nur Vormittagssprechzeiten, läßt sich diese Informiertheit auch mit Teilzeitkräften erreichen. Die Sprechzeiten sind nicht zuletzt auch fachspezifisch. Ein Beispiel hierfür ist der praktische Arzt mit ausgedehnter Besuchstätigkeit, die sich natürlich auch in reduzierten Sprechzeiten niederschlägt. Eine Vollzeitkraft kann weiterhin sehr wichtig sein, wenn es außer dieser nur Teilzeitarbeitskräfte gibt.

4.2 Teilzeitarbeit

Die Teilzeitarbeit wird von den Helferinnen zunehmend gesucht. Immer mehr Mitarbeiterinnen wollen einen freien Tag oder wenigstens einen zusätzlichen freien Nachmittag für ihre persönlichen

Angelegenheiten. Das ist nicht nur eine Frage des Geldes. Viele lehnen die Vollzeitarbeit ab, auch dann, wenn sie dabei wesentlich besser bezahlt würden.

Recht gern wird die 30-Stunden-Woche von den Helferinnen angenommen. Dieser Wunsch nach reduzierter Arbeitszeit kommt auch von erstklassig ausgebildeten und hervorragenden Mitarbeiterinnen. Höhere, ja wesentlich höhere Gehaltsangebote vermögen da manchmal nichts. Es wäre schade, auf diese Kräfte zu verzichten. Wenn eine Helferin überfordert erscheint, sollte man ihr sogar die Teilzeitarbeit selbst vorschlagen oder in jedem Fall auf ihren Wunsch nach zeitlicher Arbeitsbeschränkung eingehen. Und wenn dann mit reduzierter Arbeitszeit die Arbeitsleistung und Arbeitsfreude sich deutlich verbessern, dann war die Belastung durch Arbeit und häusliche Belange einfach zu groß. Die Organisation eines Dienstplanes mit mehreren Teilzeitarbeitsverhältnissen ist allerdings erheblich komplizierter. Eine ganze Reihe von nicht notfallmäßigen Leistungen lassen sich aber z. B. auf bestimmte Tage konzentrieren. Die Teilzeit kann sich reduzieren bis zu tageweisem und sogar stundenweisem Einsatz. Hier ist allerdings eine Einarbeitung oder gar Ausbildung fast unmöglich. Es muß sich also um Arbeitskräfte handeln, die früher schon einmal in der Praxis oder wenigstens im Fachgebiet gearbeitet haben und die nun wieder zu zeitlich beschränktem Einsatz kommen wollen. Wenn damit die Übereinkunft gekoppelt ist, bei Erkrankungen im Helferinnenbereich kurzzeitig auch häufiger einzuspringen, dann kann das außerordentlich praktisch sein.

Der Vertrag für eine Teilzeitbeschäftigung kann wie jeder andere Arbeitsvertrag geschlossen werden, also befristet, unbefristet, mit oder ohne Probezeit. Diese Beschäftigten haben die gleichen Rechte und Pflichten wie Vollkräfte, nur eben eine kürzere Arbeitszeit.

4.3 Geringfügige Beschäftigung

Eine besondere Stellung im Rahmen der Teilzeitarbeit nimmt die sogenannte geringfügige Beschäftigung ein. Hier ist meist die Reinigungskraft einzuordnen. Aber auch im Helferinnenbereich gibt es Arbeitskräfte, die auf diese Form der Anstellung Wert legen. Versicherungsrechtliche Bestimmungen sind es, die für diese Art des Arbeitsverhältnisses entscheidend sind (vgl. S. 47).

5 Gehalt

5.1 Das eigentliche Gehalt

Zu den wesentlichen Pflichten des Arbeitgebers gemäß Arbeitsvertrag gehört die Zahlung des Gehalts. Das Gehalt stellt das Entgelt für die Arbeitsleistung der Mitarbeiterin dar. Daraus ergibt sich die zentrale Bedeutung des Gehalts in der Beziehung zwischen Praxisinhaber und Angestellten. Die Entlohnung hat in Geld zu erfolgen. Die Höhe der Arbeitsvergütung wird entscheidend beeinflußt durch den Wert, den die Arbeitsleistung für den Arbeitgeber darstellt. Die Gehaltsforderung wird hauptsächlich begründet werden durch die Lebenshaltungskosten, die eigene Einschätzung der Arbeitsleistung und durch den Vergleich mit den Gehältern anderer Arbeitnehmerinnen in der gleichen Situation. Die Höhe der Vergütung spielt auch eine Rolle in der Beziehung der privaten Partnerschaften. Hier findet eine gewisse Konkurrenz statt. Eine Teilzeitarbeit erschwert dabei die Vergleichbarkeit. Ganz überwiegend ist der Lohn einer Mitarbeiterin in einer Praxis ein Zeitlohn, d. h. für einen bestimmten Zeitraum wird ein vereinbartes Entgelt bezahlt. Wo Prämien an die Mitarbeiter bezahlt werden, die vom Arbeitsumfang abhängen, wie z.B. bei einer Prämie für jeden Krankenschein über einer bestimmten Grenze, da treten zusätzlich Elemente des Leistungslohns auf.

Auf keinen Fall sollte man eine Gehaltsangabe als Nettogehalt ausweisen. Die Folge wäre eine überhaupt nicht exakt definierbare Gehaltsleistung. Sehr häufig haben sich Verheiratete in eine ungünstige Steuerklasse einstufen lassen, da der Partner wegen eines höheren Gehaltes die günstigere Klasse beansprucht hat. Die Festsetzung eines Nettoentgelts könnte eine nicht unerhebliche Zusatzzahlung bedeuten.

Als Grundlage für alle Gehaltsfestsetzungen gilt der Gehaltstarifvertrag (GTV) zwischen der Arbeitsgemeinschaft zur Regelung der Arbeitsbedingungen der Arzthelferinnen und dem Berufsverband der Arzt-, Zahnarzt- und Tierarzthelferinnen e.V., der Deutschen Angestelltengewerkschaft (DAG), dem Verband der weiblichen Angestellten sowie der Gewerkschaft Öffentliche Dienste, Transport und Verkehr (ÖTV). Ergänzend hierzu besteht ein Manteltarifvertrag (MTV) zwischen den gleichen Partnern.

Wenn auch kaum ein Arzt der oben genannten Arbeitsgemeinschaft zur Regelung der Arbeitsbedingungen angehört, so haben die Gehaltsfestsetzungen und der Manteltarifvertrag praktisch erhebliche Bedeutung.

Die Gehaltsfindung wird hier nach zwei Gesichtspunkten vorgenommen,
a) nach den Berufsjahren und
b) nach der Einstufung in die Beschäftigungskategorien. Dabei wird für die Kategorie III ein Zuschlag von rund 10%, für die Kategorie IV ein Zuschlag von rund 20% vorgesehen (s. 5.2).

Wenn Sie Wert auf qualifiziertes Personal legen, werden Sie in den meisten Fällen eine übertarifliche Vergütung zahlen müssen.

Das Interesse der Helferin am wirtschaftlichen Erfolg der Praxis läßt sich durch Zahlung einer Prämie steigern. Relativ einfach ist als Bezugsgröße die Koppelung an die Fallzahlen. Man sollte aber eine solche Abmachung nicht in den Arbeitsvertrag aufnehmen und unbedingt die stete Widerrufbarkeit klarstellen.

5.2 Die Definition der Einstufungsgrundsätze

Wir folgen hier zunächst den Einstufungsgrundsätzen des Gehaltstarifvertrags (Anhang C). Hier wird in 4 Gruppen unterteilt, mit steigender Qualifikation von I bis IV.

Gruppe I:
Arbeit nach detaillierten Anweisungen. Zu fordern: Fachkenntnisse, abgeschlossene Berufsausbildung.

Gruppe II:
Arbeit nach allgemeinen Anweisungen und mehr selbständig. Zu fordern: verstärkte Fachkenntnisse, abgeschlossene Berufsausbildung und mindestens 3 Jahre Berufserfahrung.

Gruppe III:
Arbeit weitgehend selbständig. Zu fordern: gründliche Fachkenntnisse, mehrjährige – mindestens 6jährige – Berufserfahrung, Fortbildungsnachweise oder zusätzliche Kenntnisse auf einem besonderen Gebiet.

Gruppe IV:
Diese Gruppe betrifft Helferinnen, die ihre Arbeit vorwiegend selbstständig ausführen, besondere Erfahrung haben, und ein besonderes fachliches Können vorweisen und in der Praxis Leitungsfunktionen übernehmen können.

Das Gehalt – v. a. wenn man es mit allen seinen Nebenleistungen wie verlängerte Urlaubszeiten und höheres Urlaubsgeld betrachtet – folgt 3 Kriterien für eine steigende Vergütung:

1) der Qualifikation,
2) dem Lebensalter,
3) der Dauer der Praxiszugehörigkeit.

Eine Gruppe wird hier allerdings nicht berücksichtigt: junge, aktive und hervorragend motivierte Helferinnen mit hohem Ausbildungsstand. Man sollte dies unverzüglich honorieren mit außerordentlichen Zulagen für die Mitarbeiterin und nicht warten, bis höhere Gehaltleistungen wegen des fortschreitenden Dienstalters fällig werden und die Betroffene inzwischen ihre Motivation verloren hat. Dabei sind außerordentliche Zulagen ohne Schwierigkeiten als jederzeit widerrufbar zu kennzeichnen, so daß bei unerwarteten Belastungen – wie z. B. Unfall oder langer Krankheit des Arztes – diese Zusatzzahlungen entfallen können.

Vom Standpunkt des Arztes sind die Kriterien zur Gehaltshöhe andere. Unter Einbeziehung aller Umstände (z.B. Kenntnisse über Patienten bei der langjährigen Mitarbeiterin) ist die Frage zu stellen: Was leistet die Helferin für die Praxis? Man muß auch in diesem Zusammenhang auf überraschende Situationen vorbereitet sein.

> **Beispiel:**
> Eine Helferin erhält ein Stellenangebot eines anderen Kollegen oder sie hat auf eine Annonce geantwortet. Am Ende der Sprechstunde sagt sie Ihnen, daß sie ein Angebot habe. Sie merken am zögernden Verhalten, daß dieser Entschluß nicht feststeht, daß die Helferin ein Gespräch sucht über die Konditionen ihrer Anstellung.
>
> Auf solche Gespräche müssen Sie vorbereitet sein. Einer sehr guten Helferin sollten sie sofort eine Gehaltserhöhung anbieten. Je spontaner Sie dies tun, desto weniger wird die Helferin ihre Idee eines Stellenwechsels weiterverfolgen. Schon wenn Sie einen Tag warten, geht viel von der ursprünglichen Wirkung des Angebots verloren.
>
> Je nach der Situation und den vermuteten Wünschen der Mitarbeiterin kann die Gehaltserhöhung auch in anderen geldwertvergleichbaren Leistungen bestehen (Arbeitszeitverkürzung, Urlaubsverlängerung). Ihre Antwort auf die Frage der Helferin wird variieren, entsprechend Ihrer Einschätzung der Leistung der Helferin und auch der Situation auf dem Arbeitsmarkt.

Von seiten des Arztes sollten Unterlagen über die Höhe des Gehalts und die steuerlichen Daten anderen Helferinnen nicht zugänglich sein. Das gebietet schon der Datenschutz. Daher sind die Unterlagen immer im geschlossenen Umschlag abzugeben. Sofern die Daten bei Ihnen gespeichert werden, ist die Abspeicherung auf Diskette zu empfehlen, die einfach unter Verschluß gehalten werden kann. Wenn eine Helferin ihrer Kollegin ihre Unterlagen zeigt, ist das ihre persönliche Entscheidung.

Verhandlungen über Gehalt sollten von anderen Personen – optisch und akustisch – abgeschirmt durchgeführt werden. Das Gehalt ist eine individuelle Größe und unterliegt der Einzelverhandlung. Das Gleichheitsprinzip gilt nicht für das Gehalt, sondern nur für Prämien und Zusatzleistungen.

Das Gehalt ist grundsätzlich in Geld auszuzahlen. Normalerweise wird das durch Überweisung von Konto zu Konto stattfinden. Wie bei allen Praxisangelegenheiten ist es vorzuziehen, dies von einem eigenen Praxiskonto vorzunehmen. Entstehende Schuldzinsen auf diesem Konto sind dann unproblematisch steuerlich abzugsfähig. Eine Bargeldzahlung ist natürlich im Prinzip auch möglich, aber unpraktischer, da durch den Kontoauszug die Gehaltszahlung dokumentiert ist und wir andernfalls die Zahlungsquittungen sorgfältig aufbewahren müssen. Schecks braucht eine Helferin nicht anzunehmen, und diese Zahlungsform ist auch nicht üblich.

Die Vergütung ist fällig nach erbrachter Arbeitsleistung (§ 614, Abs. 2 BGB). Dabei wird üblicherweise in Monatsabschnitte unterteilt. Andere Auszahlungstermine können vereinbart werden.

Das Gehalt ist an die Arbeitnehmerin auszuzahlen. Bei Minderjährigen ist formell zunächst der gesetzliche Vertreter der Zahlungsempfänger, aber tatsächlich wird fast immer an den Minderjährigen ausbezahlt. Durch Vollmacht kann auch die Auszahlung an einen Dritten verlangt werden. Grundsätzlich ist eine Auszahlung an den Ehepartner nicht zulässig.

Eine Besonderheit: Das Weihnachtsgeld sollte unbedingt möglichst früh, auf jeden Fall im November ausgezahlt werden.

5.3 Besondere Zahlungsformen

Abschlagszahlung

Abschlagszahlungen sind Geldzahlungen auf einen durch Arbeitsleistung bereits verdienten, aber noch nicht abgerechneten Lohn.

> **Beispiel:**
> Eine Helferin hat Mitte des Monats ihre Arbeit angetreten. Sie hat 10 Tage gebraucht, bis sie die Lohnsteuerkarte beigebracht hat. Die Termine der Buchungsstelle, die die Buchführung und Zahlungen im Lohnbereich vornimmt, sind verstrichen, und erst am Ende des nächsten Monats kommt die Abrechnung und die Zahlung durch die verbuchende Stelle.
> Hier kann man eine Abschlagszahlung geben, die man aber der lohnabführenden Stelle mitteilen muß.

Vorschuß

Dies ist eine Zahlung für noch nicht geleistete Arbeit. Ein Anspruch auf einen Vorschuß besteht für die Mitarbeiterin nicht. Insbesondere bei einem bereits länger bestehenden Arbeitsverhältnis sollte man nach dem Grund für den Wunsch nach Vorschuß fragen.

Darlehen
Auch auf ein Darlehen hat die Mitarbeiterin keinen Anspruch. Es werden immer ganz besondere Situationen sein, in denen so etwas in Frage kommt; so zum Beispiel, wenn eine gesuchte Arbeitskraft nur zu gewinnen ist, wenn ihr ein Darlehen für den Umzug gewährt wird. Bei Beendigung des Arbeitsverhältnisses kann – v. a. bei einem größeren Darlehen – nicht ohne weiteres die Rückzahlung des Gesamtbetrags verlangt werden (s. auch Aufrechnung).

5.4 Lohnabzüge

Der Arzt als Arbeitgeber ist zu einer Reihe von Lohnabzügen verpflichtet und hat die entsprechenden Beträge abzuführen.

Auf gesetzlichen Vorschriften beruhen:
1) Der Lohnsteuerabzug,
2) Der Kirchensteuerabzug,
3) Der Abzug der Sozialverischerungsbeiträge.

Als Grundlage für den Lohnsteuerabzug ist die Vorlage der Lohnsteuerkarte erforderlich. Als Berechnungsgrundlage ist der Eintrag der Lohnsteuergruppe auf der Karte entscheidend, auch dann, wenn der Eintrag nicht den wirklichen Verhältnissen entspricht. Es empfiehlt sich, für jeden Arbeitnehmer ein gesondertes Lohnkonto zu führen. Von Zeit zu Zeit wird eine Lohnsteuerprüfung durchgeführt, bei der die Lohnkonten kontrolliert werden. Auch die richtige Abführung der Sozialversicherungsbeiträge wird immer wieder durch die betreffenden Krankenkassen geprüft.

Die Führung der Gehaltskonten ist eine sehr aufwendige Aufgabe, die zudem durch laufende Änderungen der einzelnen Bestimmungen belastet ist. Es ist sehr zu empfehlen, dies durch Spezialisten (z.B. Steuerberater) erledigen zu lassen. Die oben genannten Prüfungen werden dann dort vorgenommen.

Bei Beginn der Beschäftigung ist zu beachten: Liegt eine Lohnsteuerkarte nicht vor, dann muß die Lohnsteuer nach der ungünstigen Steuerklasse VI berechnet werden (ESTG § 39c).

5.4.1 Überzahlung

Wird – zum Beispiel durch falsche Berechnung der Lohnabzüge – ein zu hoher Gehaltsbetrag ausbezahlt, so ist der Arbeitnehmer zur Rückzahlung verpflichtet (§ 812 ff BGB). Wird die Überzahlung vom Empfänger nicht bemerkt, dann wird in den unteren Gehaltsgruppen eine Überzahlung bis zu etwa 10 % meistens als nicht rückzahlungspflichtig angesehen.

5.4.2 Rückzahlungsklauseln

Unter bestimmten Voraussetzungen kann eine Rückzahlung von Leistungen verlangt werden. Es muß sich dabei um freiwillige Sonderleistungen handeln. Zulagen zum Gehalt fallen nicht hierunter. Das bekannteste Beispiel ist die Weihnachtsgratifikation. Für die Rückforderung ist entscheidend, daß die Rückzahlungsklausel auch vertraglich festgelegt ist. Meist wird die Rückzahlungsforderung bei vorzeitiger Kündigung durch die Arbeitnehmerin angewandt (z. B. Kündigung zum Januar – Rückzahlung des Weihnachtsgeldes).

5.5 Verjährung von Gehaltsforderungen

Die Verjährungsfrist für Lohnforderungen beträgt 2 Jahre. Dabei beginnt die Frist mit dem Ende des Jahres, in dem die Forderung fällig wäre. Die Verjährungsfrist hat für die praktischen Anwendung in der Praxis keine nennenswerte Bedeutung; sie wird in einer Praxis praktisch nur eine Rolle spielen, wenn eine frühere Helferin nach langer Zeit behauptet, nicht bezahlt worden zu sein und eine Nachforderung anmeldet.

5.6 Betriebliche Übung

Diese hat besonders im Bereich von Zusatzleistungen eine gewisse Bedeutung. So kann eine mehrmalige Zahlung eines Weihnachtsgeldes ohne Vorbehalt der Rückzahlung oder eines Urlaubsgeldes zu der berechtigten Annahme führen, daß dies regelmäßig geschehen würde. Gegenüber einer neu eingestellten Kraft kann jedoch diese betriebliche Übung jederzeit ausgesetzt werden. Auch für die ausgeübte Arbeit kann das zum Tragen kommen, wenn z.b. eine Mitarbeiterin nur logopädisch beschäftigt wird und daher nicht bereit ist, sich an der Allgemeinsprechstunde zu beteiligen.

> **Beispiel:**
> Bei der Weihnachtsgeldzahlung wurde kein Vorbehalt der Rückzahlung gemacht. Dies schon dreimal. Bei einer nun erfolgenden Kündigung durch die Mitarbeiterin zum 1. Januar kann man das Weihnachtsgeld nicht zurückverlangen.

5.7 Gleichbehandlungsgrundsatz

Die wichtigste Folge dieses Grundsatzes ist, daß Teilzeitbeschäftigte wegen der Tatsache der Teilzeitarbeit nicht schlechter gestellt werden dürfen als Vollbeschäftigte (§ 2, Abs. 1 BeschFG). Anders ist es, wenn sachliche Gründe dies rechtfertigen.

Auf die Gehaltszahlung hat dies wenig Einfluß. Eine unterschiedliche Gehaltszahlung ist erlaubt. Dagegen kann der Gleichbehandlungsgrundsatz bei Sonderzuwendungen eine Rolle spielen. Der Arzt muß sich dann überlegen, welche Kriterien er für die Zuwendung – z.B. Zahlungen zu einer Zusatzversorgungskasse – aufstellt. Als Kriterium kann beispielsweise die Dauer der Betriebszugehörigkeit gelten. Problematisch wird es, wenn er einer Helferin nach 6 Jahren Praxiszugehörigkeit eine solche Zuwendung gibt und einer anderen nicht.

5.8 Übertarifliche Gehaltszahlungen

Die Zahlung eines Gehalts „über Tarif" ist bei guten Mitarbeiterinnen üblich. Wo der höhere Betrag als „übertarifliche Zulage" bezeichnet wird, ist meist der Vorbehalt der steten Widerrufbarkeit gemacht, und bei Erhöhung des Tariflohns kann die Zulage auf diesen angerechnet werden. Normalerweise unterbleibt die Anrechnung, aber in Krisensituationen kann sie durchaus zur Kostenreduktion eingesetzt werden (z. B. bei Erkrankung oder anderen Betriebsunterbrechungen).

5.9 Geringfügige Beschäftigung (versicherungsrechtlich)

Definition: Eine Beschäftigung ist dann geringfügig, wenn sie entweder geringfügig entlohnt wird oder nur kurzfristig ist.

Geringfügig entlohnt:
Regelmäßig weniger als 15 Stunden pro Woche und nicht über 530 DM Verdienst pro Monat.

Kurzfristig:
Höchstens 2 Monate oder 50 Arbeitstage. Für die Arbeitslosenversicherung ist die Grenze 18 Wochenstunden. Bei Zutreffen dieser Voraussetzungen ist der Verdienst frei von Sozialversicherungsabgaben. – Wichtig: Arbeit bei mehreren Arbeitgebern muß zusammengerechnet werden (Ausnahme Arbeitslosenversicherung). Das Weihnachtsgeld wird in die Entlohnung einbezogen.

Monatliche Entgeltgrenzen:
Versicherungsfreiheit: 530 DM in den alten Bundesländern, 390 DM in den neuen Bundesländern.

Alleinige Beitragspflicht des Arbeitgebers:
610 DM in den alten Bundesländern, 370 DM in den neuen Bundesländern.

5.10 Weitere steuerliche Gesichtspunkte

Unproblematisch ist es, wenn die Helferin unverheiratet ist und ihre Steuern als Einzelperson abrechnet. Wenn sich ihre Lohnsumme erhöht, dann muß sie mit einer entsprechend höheren Steuerlast rechnen und einem zugehörigen erhöhten Anteil an Sozialabgaben. Schwieriger wird es, wenn die Arbeitnehmerin verheiratet ist. In den meisten Fällen wird ja der Ehepartner ebenfalls im Berufsleben stehen. Bei der Lohnsteuerkarte wird man bei dem Partner, der den höheren Verdienst hat, die günstigere Steuergruppe eintragen. Dementsprechend wird die Helferin, wenn bei ihr die ungünstigere Steuergruppe zur Anwendung kommt, überproportional an Steuer- und Sozialabgaben beteiligt. Zwar kann im Jahresausgleich manches zurückkommen, und zudem ist es klar, daß bei einer ungünstigen Steuergruppe ein Teil der Steuern des Ehepartners bezahlt werden. Aber psychologisch entscheidend ist zunächst, was nach einer Erhöhung des Gehalts auf dem Abrechnungszettel herauskommt. Man kann diesen Mechanismus der Helferin einfach durch den Steuerberater erklären lassen.

Empfehlung: Durch den Steuerberater das Ergebnis bei günstiger Steuergruppe berechnen lassen und zum Vergleich schriftlich vorlegen.

5.11 Steuerfreie Zahlungen

Wichtig sind (aus obengenannten Gründen) Zahlungen, die steuerfrei bleiben können. Anlässe können sein:

1) *Dienstjubiläen:*
   Hier sind frei nach Tätigkeit im gleichen Betrieb
   - nach 10 jähriger Tätigkeit   600 DM,
   - nach 25 jähriger Tätigkeit 1200 DM,
   - nach 40 jähriger Tätigkeit 2400 DM.

Bei den Freibeträgen gibt es noch eine Zusatzbestimmung. Zuwendungen, die Jubiläen zum Anlaß haben werden, da sie ja die Tätigkeit mehrerer Jahre honorieren, außerhalb der Freibeträge auch günstiger versteuert. Dieser Teil der Zuwendung wird nur zu einem Drittel angesetzt und die daraus resultierende Steuer dann verdreifacht. Jubiläumszuwendungen müssen sich terminlich an den Anlaß halten (3 Monate vor oder nach dem Jubiläum; wird eine Jubiläumsfeier des Betriebes veranstaltet, dann bis zu 1 Jahr danach).

2) *Bei Heirat:*
 Beihilfe bis zu 700 DM steuerfrei.
3) *Bei Geburt eines Kindes:*
 bis zu 700 DM steuerfrei.
4) *Beim Jubiläum des eigenen Betriebes (25, 50, 75 Jahre):*
 Es sind jeweils bis zu 1200 DM steuerfrei.

Für die Steuerfreiheit ist nicht hinderlich, wenn Geschenke an Stelle der sonst gebräuchlichen Weihnachtsgratifikation bezahlt werden (BFH vom 17.08.78, BStBl 79 II, S. 60).

Bei Zahlungen anstelle einer Weihnachtsgratifikation sollte man diese andere Zahlungsart in einer schriftlichen Vereinbarung fixieren, um nicht letzten Endes zu beiden Zahlungen verpflichtet zu sein. Voraussetzung für die Steuerfreiheit ist allerdings, daß die Zuwendung gleichmäßig allen Arbeitnehmern gewährt wird.

5.12 Das Arbeitsverhältnis mit privatem Partner

Im Rahmen einer freien Partnerschaft ist ein eventuelles Arbeitsverhältnis wegen der bestehenden rechtlichen Trennung ohne besondere Probleme.

Anders ist das sogenannte Ehegattenarbeitsverhältnis, das nicht ohne weiteres anerkannt wird. Man kann die einfache Regel aufstellen: Je klarer diese Arbeitsbeziehung wie ein anderes Arbeitsverhältnis aufgebaut ist, desto weniger Probleme gibt es. Nachdem es lange Zeit immer wieder grundsätzliche Bedenken von seiten der Steuerbehörde und den Sozialversicherungen gegeben hatte, ist dies jetzt nicht mehr so. Die Behandlung dieses Anstellungsverhältnisses wie bei anderen Helferinnen beinhaltet vor allem: regelmäßige Zahlung auf ein Konto wie bei allen anderen. Das Konto darf keine Zugriffberechtigung für den Überweisenden haben. Lohn- und Sozialversicherungskonten sind ebenso zu führen und unterliegen den gleichen Kontrollen wie bei den anderen Angestellten.

Die Zahl der üblichen Arbeitsstunden muß definiert sein, und am besten sollte ein regelrechter Arbeitsvertrag vorliegen. Dabei kann ausdrücklich die so wichtige Rufbereitschaft am Telefon – v. a. außerhalb der Sprechzeiten – als Dienstleistung bezeichnet werden. Bei diesen Pflichten können dann natürlich umgekehrt alle Rechte des Arbeitnehmers wahrgenommen werden, insbesondere auch steuerliche.

Es kommt relativ häufig vor, daß die Ehefrau des Arztes in der Praxis mitarbeitet (ggf. auch umgekehrt: der Ehemann der Ärztin). Bei einem regelrechtem Einsatz im Helferinnenbereich ist die Stellung nicht ohne Problematik. Es entsteht eine Zwischenstellung durch die Zugehörigkeit zu zwei Gruppen: zur privaten Partnerschaft einerseits und zum Helferinnenteam andererseits. Das erfordert viel Einfühlungsvermögen, vor allem dann, wenn es zu Differenzen zwischen den Helferinnen und dem Arzt kommt. Ist aber die Stellung des Ehepartners als Mitarbeiterin im Team gut eingeführt, dann kann es gerade hier zu einer günstigen Zusammenarbeit kommen. Die Helferinnen werden manche Wünsche und Anregungen gern auf diesem Wege mitteilen. Vielleicht hätten sie sonst ihre Wünsche und Anregungen gar nicht so ohne weiteres geäußert. Auch können die Probleme der Helferinnen besser interpretiert werden, wenn die Probleme von der Arztfrau selbst erlebt werden. Voraussetzung in einer solchen Funktion ist in bestimmten Bereichen eine erkennbare und richtig verstandene Loyalität zu den Mithelferinnen; das bedeutet, daß nicht unbedingt alles an den ärztlichen Partner weitergegeben werden muß. Ein besonderer Fall wäre die Tätigkeit eines Ehepartners als Helferin in einer Gemeinschaftspraxis mit anderen ärztlichen Partnern. Diese Konstellation ist vielleicht am schwierigsten, aber im Einzelfall durchaus möglich.

5.13 Tarifverträge

Man kann nicht über das Gehalt von Arzthelferinnen sprechen, ohne die bestehenden Tarifverträge mit einzubeziehen (s. auch 5.1).

Es gibt zwei vertragliche Regelungen über Gehalt und Arbeitsbedingungen von Mitarbeitern einer ärztlichen Praxis: den Gehaltstarifvertrag und den sogenannten Manteltarifvertrag.

Die Verträge werden geschlossen zwischen der Arbeitsgemeinschaft zur Regelung der Arbeitsbedingungen der Arzthelferinnen auf der einen Seite und dem Berufsverband der Arzt-, Zahnarzt-

und Tierarzthelferinnen e.v., der Deutschen Angestellten Gewerkschaft, dem Verband der weiblichen Arbeitnehmer, und der Gewerkschaft Öffentliche Dienste, Transport und Verkehr auf der anderen Seite. Dabei wurde die Arbeitsgemeinschaft zur Regelung der Arbeitsbedingungen nur geschaffen, um eine tariffähige Vereinbarung schließen zu können.

Anders als in der Industrie gehören Ärzte nicht einem Dachverband an, der ihre Interessen als Arbeitgeber repräsentiert. Die kassenärztlichen Vereinigungen sind keine tariffähigen Körperschaften. Daher haben diese Tarifvereinbarungen für Ärzte, die der Arbeitsgemeinschaft zur Regelung der Arbeitsbedingungen nicht angehören, keinen bindenden Charakter. Und dieser Arbeitsgemeinschaft gehören nur sehr wenige Ärzte an. Aber de facto haben die tariflichen Regelungen große Bedeutung, sie sind zu allseitig anerkannten Richtlinien geworden. Viele Helferinnen sehen in ihnen, auch wenn dies sachlich nicht zutrifft, eine zwingende Vorschrift. – Vom Bundesarbeitsministerium wird eine Liste der Tarifverträge mit Allgemeinverbindlichkeit veröffentlicht. Hierin ist der besprochene Tarifvertrag nicht aufgeführt.

Die Verpflichtung zur Anwendung des Tarifvertrages entsteht aber, wenn im Anstellungsvertrag ausdrücklich auf ihn Bezug genommen wird. Will man einzelne Teile aussparen, ist das der Vertragsgestaltung vorbehalten. Man sollte den Wortlaut der Tarifverträge jeweils sehr genau lesen und vorsichtig bei der gewohnheitsmäßigen Anwendung sein wenn man die Folgen dieser gewohnheitsmäßigen Anwendung nicht tragen will.

5.13.1 Der Manteltarifvertrag

Der Manteltarifvertrag (MTV) regelt die Arbeitsbedingungen der Helferinnen, wobei aber auch einige zusätzliche finanzielle Regelungen eingeflochten sind: das Urlaubsgeld, vermögenswirksame Leistungen und das Weihnachtsgeld, das zum 13. Monatsgehalt geworden ist. Der gegenwärtige Manteltarifvertrag ist gültig vom 1. November 1992 bis zum 31.12.1994. Es empfiehlt sich, den MTV sorgfältig durchzulesen (s. Anhang B; hier werden nur wichtige Einzelheiten besprochen).

In § 1 Abs. 2 werden Sprechstundenschwestern und Sprechstundenhelferinnen sowie staatlich geprüfte Kranken- und Kinderkrankenschwestern den Arzthelferinnen gleichgestellt, sofern sie die Tätigkeit einer Arzthelferin ausführen.

In § 2 Abs 1 und 2 sind die Grundvoraussetzungen eines Arbeitsvertrags angeführt: Schriftform, Regelung der täglichen Arbeitszeit, Zusammensetzung des Gehalts aus tariflicher Eingruppierung und übertariflichen Zulagen, ferner die Zahl der Urlaubstage.

Der MTV will die ersten 3 Monate der Tätigkeit als Probezeit aufgefaßt sehen. Eine Ausnahme soll das Arbeitsverhältnis im Anschluß an eine Ausbildungszeit im gleichen Betrieb bilden.

In § 4 wird ausdrücklich auf die Schweigepflicht hingewiesen (s. auch 8.16).

In § 6 wird die regelmäßige Arbeitszeit mit 38,5 Stunden wöchentlich angesetzt, in den neuen Bundesländern (Beitrittsgebiet) mit 39 Stunden wöchentlich.

§ 6 Abs. 4 birgt Probleme für eine Reihe von Praxen. Danach soll die wöchentliche Arbeitszeit so verteilt werden, daß jede Woche entweder ein ganzer Tag oder 2 Nachmittage frei bleiben.

> **Wenn auch der Manteltarifvertrag nicht verbindlich ist, so erkennen wir hieran jedoch, in welche Richtung künftige Forderungen der Mitarbeiterinnen gehen werden.**

§ 6 Abs. 5 erläutert das Recht, die Arzthelferin an Tagen, an denen der Praxisinhaber pflichtmäßig zum Notdienst eingeteilt ist, außerhalb der regelmäßigen wöchentlichen Arbeitszeit zu beschäftigen.

§ 7 regelt Vergütung der Überstunden, Samstags-, Sonntags-, Feiertags- und Nachtarbeit.

§ 10 schafft die Verbindung zum Gehaltstarifvertrag mit dem Satz: „Abs. 1: Die Arzthelferin erhält ein Gehalt nach Maßgabe des jeweils geltenden Gehaltstarifvertrags."

Als Zahlungszeitpunkt wird für das Gehalt der 15. des jeweiligen Monats angegeben (§ 10 Abs. 3), für das 13. Monatsgehalt (üblicherweise als Weihnachtsgeld bezeichnet) ist Zahlung spätestens zum 1. Dezember vorgesehen. Es folgen Regelungen für das 13. Monatsgehalt bei nicht durchgehender Jahresbeschäftigung.

In § 10 Abs. 7 sind neue Bestimmungen ab 1993 für ein Urlaubsgeld mit Zahlung am 1. Juli beschrieben, wobei die Beträge nach Praxiszugehörigkeit gestaffelt sind:
- nach   6 Monaten Praxiszugehörigkeit 200 DM (0,5 Jahre),
- nach 30 Monaten Praxiszugehörigkeit 250 DM (2,5 Jahre),
- nach 54 Monaten Praxiszugehörigkeit 300 DM (4,5 Jahre),
- nach 78 Monaten Praxiszugehörigkeit 350 DM (6,5 Jahre),
- nach 102 Monaten Praxiszugehörigkeit 400 DM (8,5 Jahre),
- nach 126 Monaten Praxiszugehörigkeit 450 DM 10,5 Jahre).

In § 11 wird für Teilzeitarbeit ein Schlüssel von 1/167 für jede Arbeitsstunde festgelegt, in den neuen Bundesländern 1993 1/169.

§ 14 betrifft den Urlaub. Hierbei wird festgelegt, daß der volle Urlaubsanspruch nach 6monatiger Beschäftigung in derselben Praxis erworben wird. Jährlich beträgt im MTV der Urlaubsanspruch 26 Werktage, mit dem 30. Lebensjahr 28 Tage und mit Erreichen des 40. Lebensjahres 30 Arbeitstage.

§ 14 Abs. 6 besagt, daß zwei Wochen des zustehenden Erholungsurlaubs nach Absprache mit Arbeitgeber und Mitarbeiterinnen nach eigenen zeitlichen Wünschen zu gewähren sind.

§ 15 führt Gründe und Dauer von Arbeitsbefreiuungen auf.

§ 16 regelt die Kündigungsfristen. Abs. 1 legt eine Kündigungsfrist von 6 Wochen zum Schluß eines Kalendervierteljahres fest. Abs. 2 bestimmt während der Probezeit eine Kündigung bis zum 15. des Monats zum Monatsende.

Zum Manteltarifvertrag und zum Gehaltstarifvertrag muß man anführen, daß zu ihrer Anwendung als Arbeitgeber nur Mitglieder der tarifschließenden Organe verpflichtet sind.

5.13.2 Der Gehaltstarifvertrag

Die vertragsschließenden Parteien sind dieselben wie beim Manteltarifvertrag. Ebenso ist die Definition der Arbeitnehmerin identisch.

Das wesentlichste ist die Gehaltstabelle für vollbeschäftigte Arzthelferinnen (gültig ab 01.11.1992).

Gehaltstabelle

Berufsjahre	Tätigkeitsgruppe			
	I	II	III	IV
1.- 3.	2170			
4.- 6.	2370	2483		
7.-10.	2570	2693	2815	3060
11.-16.	2720	2850	2980	3240
17.-22.	2895	3034	3173	3450
ab 23.	3070	3218	3365	3660

In § 4 sind die Vergütungen für Auszubildende aufgeführt (ab 01.11.1992):
– im 1. Jahr monatlich 800 DM
– im 2. Jahr monatlich 880 DM
– im 3. Jahr monatlich 960 DM

6 Die Personalstruktur der Praxis

6.1 Personalumfang

Die richtige Zahl der Mitarbeiter zu planen, ist schwierig. Es gibt zu viele unbekannte Größen. Einmal sind es Erkrankungen, die, wenn gleichzeitig mehrere Helferinnen ausfallen, zu einer Personalknappheit führen. Mit Erkrankungen muß man aber immer rechnen. Das spricht also dafür, immer eine gewisse Personalreserve einzuplanen.

Es ist günstig, wenn jemand kurzfristig einspringen kann. Auf der anderen Seite ist eine zu hohe Zahl an Mitarbeiterinnen zu teuer. Angst vor einem zu hohen Personalstand besteht am ehesten in der Anlaufphase eine Praxis, wenn man Umfang und Erfordernisse aller Tätigkeiten noch gar nicht abschätzen kann und wenn außerdem eine hohe Fremdmittelaufnahme zu finanzieller Belastung führt. Ein zu hoher Personalstand ist wohl v. a. in einer gut etablierten Praxis anzutreffen, einfach weil sich niemand darum kümmert bzw. der Arzt sich wegen zu hoher Arbeitsbelastung nicht darum kümmern kann; er konzentriert sich dann weitgehend auf das medizinische Feld. Das ist natürlich kostenträchtig. Wenn bei zu hohem Personalstand manche Helferinnen einfach herumstehen, weil für sie nichts zu tun ist, leidet darunter überdies das personelle Klima und das Klima in der Praxis überhaupt.

Schwangerschaft, Unfälle, Umzug wegen Versetzung des Lebenspartners sind weitere Umstände, die zu unerwarteten Bewegungen im Personalstand führen können. Bei sehr häufigem Personalwechsel ohne nachvollziehbare Gründe muß sich der Arzt auch fragen, ob er selbst etwas falsch macht, ob eigene Führungsfehler oder zu geringe Bezahlung zu dem häufigen Wechsel der Mitarbeiterinnen führen.

Was ist nun der *richtige* Personalstand? Wie sollen wir ihn abschätzen? Ein paar Anhaltspunkte gibt es schon. Wollen wir Patientenzahlen und Untersuchungsfrequenz steigern, dann muß die Personalausstattung großzügig geplant werden. Dabei ist – auf lange Sicht – v. a. an Auszubildende zu denken, je nach Größe der Praxis an eine oder mehrere.

Auch der Plan, Partner aufzunehmen, wird zu solchen Überlegungen führen. So früh wie möglich sollte man dann allerdings auch mit dem künftigen Kollegen die Personalsituation besprechen. Wenn wir aufmerksam sind, werden wir bei den Mitarbeiterinnen oft frühzeitig Anzeichen für einen beabsichtigten Stellenwechsel (z. B. durchs Ortswechsel) finden und können uns darauf einrichten.

Die Verkleinerung des Praxisumfangs läßt sich meist leichter durchführen. Hier kann man Helferinnen z. B. den Übergang zur Teilzeitarbeit anbieten. Bei größeren Praxen kann die Anpassung an verminderten Personalbedarf erschwert sein, wenn die Helferinnen, die länger als 6 Monate beschäftigt sind, dem Kündigungsschutzgesetz unterliegen. Ein wichtiger Punkt ist, daß bei der Übergabe einer Praxis an einen Nachfolger das Personal zu übernehmen ist; damit entstehen hier zunächst keine Probleme – auch nicht bei Ausbildungsverhältnissen. Wenn der Übernehmende allerdings mit der Personalzusammensetzung nicht zufrieden ist, muß er beachten, daß eine Praxisübernahme allein kein Kündigungsgrund ist.

Die oben erwähnten plötzlichen Ereignisse (Krankheit, Unfall, Schwangerschaft) sind ein latentes Risiko und zwar ein um so größeres, je kleiner der Betrieb ist.

6.1.1 Die Altersstruktur des Personals

Fast alle nichtärztlichen Mitarbeiter einer Praxis sind Frauen. Allerdings gibt es einzelne männliche Arzthelfer. Im Bereich der technischen Hilfskräfte sind eher Männer zu finden (z. B. Röntgentechniker).

Von der Gesamtheit aller in Arztpraxen Beschäftigten ausgehend kann man sagen, daß es sich vielfach um jüngere Mitarbeiterinnen handelt. Durch Heirat und Schwangerschaft findet dann eine deutliche Zäsur statt. Beim zweiten Kind wird in der Regel die Berufstätigkeit eingestellt oder allenfalls auf eine deutlich reduzierte Teilzeitbeschäftigung ausgewichen. In den mittleren Altersbereichen treten wieder Helferinnen in den alten Beruf ein, nachdem die Kinder größer geworden sind. Bei diesen Wiedereinsteigerinnen wechselt allerdings ein Teil auf andere Berufe über, wo vor allem die Fähigkeit im Umgang mit Menschen geschätzt wird, die sie bei ihrer früheren Helferinnentätigkeit erworben hat.

Einzelne Mitarbeiterinnen werden ihren Beruf kontinuierlich ausüben. Allgemein kann man sagen, daß mit steigendem Lebensalter der Wunsch nach Teilzeitarbeit in irgendeiner Form zunimmt.

Die Bereitschaft, sich zu verändern, und damit die Häufigkeit des Stellenwechsels ist in jungen Jahren sicher am größten. Gründe für einen Stellenwechsel können sein: Probleme mit dem Arbeitgeber, die Aufgabe der Praxis, der Wunsch nach einem höheren Gehalt oder einer günstigeren Lage der Praxis mit kürzeren Wegen zur Arbeitsstätte, der Wunsch nach anderer Arbeitszeit, der in der vorangehenden Stelle nicht erfüllt werden konnte, und schließlich einfach der Wunsch zu wechseln, dabei auch ganz bewußt das Fachgebiet zu wechseln, um flexibel zu bleiben.

6.2 Die Mitarbeiterinnen bei den verschiedenen Praxisformen

6.2.1 Einzelpraxis

Vom Strukturansatz ist eine Einzelpraxis in ihrer Beziehung zu den Mitarbeiterinnen unkompliziert. Es gibt nur eine einzige weisungsberechtigte Person, die Abläufe sind eindeutig. Erleichternd ist dabei, wenn eine besonders erfahrene Kraft die Rolle einer vorgeschalteten Bezugsperson einnimmt. Das kann für den Arzt sehr entlastend sein.

Bei der Einstellung muß sich die künftige Mitarbeiterin personell nur überlegen, ob sie mit diesem Arbeitgeber einverstanden ist. Der Arzt seinerseits braucht nur zu beurteilen, ob diese Hilfe mit ihm und seinem Team harmonieren wird (Abb. 2).

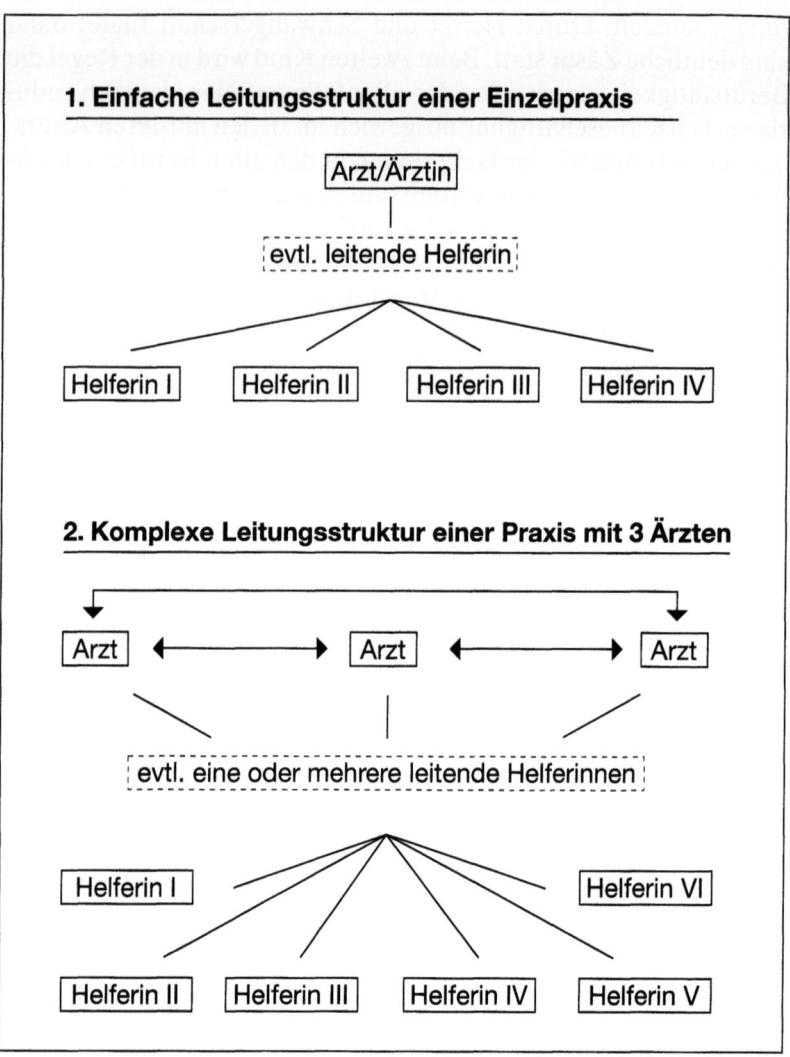

Abb. 2. Unterschiedliche Leitungsstrukturen zwischen Arzt und Helferinnen

6.2.2 Die Praxis mit mehreren Ärzten

An dem in Abb. 2 skizzierten Beispiel von 3 Ärzten in einer Gemeinschaftspraxis wird sofort die deutlich kompliziertere Führungsstruktur einer solchen Praxis erkennbar. Schon bei der Frage der Einstellung kann es zu erheblich differierenden Ansichten kommen, z. B. wenn bei verschiedenen Bewerbungen verschiedene Bewerberinnen als die geeigneten angesehen werden.

Für das Personal gibt es im Bereich von Mehrfachpraxen je nach der Ärztestruktur große Unterschiede.

1) Die Praxis mit einem Nachfolger und einem älteren Arzt (Übergabepraxis): Hier muß der vormalige alleinige Praxisinhaber lernen, nicht mehr allein zu leiten. Der Nachfolger muß vermeiden, vorschnell alles in seine Hand zu nehmen.
   Empfehlung: Im Personalbereich sollte der ältere Teilhaber zunächst mehr das Sagen haben, während der jüngere Kollege sein Hauptaugenmerk auf die künftige Entwicklung (Struktur, Ausrüstung) richten sollte. Bei Neueinstellungen – also einer ebenfalls in die Zukunft weisenden Maßnahme – sollte der jüngere Teilhaber voll mitbeteiligt sein.
2) Das Entstehen einer Gemeinschaftspraxis durch Zusammenschluß mit einem oder mehreren anderen Ärzten etwa gleichen Alters bringt vielleicht mehr Probleme mit sich als die sogenannte Übergabepraxis. Während die grobe Linie im letzteren Falle vorgezeichnet ist im Sinne eines „weichen Berufsausstiegs", so stehen sich in der neuen Gemeinschaftspraxis gleichrangige Partner gegenüber, und hier wird am Anfang viel Selbstdisziplin erforderlich sein, um zu ausreichenden Gemeinsamkeiten zu kommen. Die Personalpolitik kann zu einem wichtigen Prüfstein werden.
3) Die gewachsene Gemeinschaftspraxis: sie gruppiert sich um einen Primärkern von meist 2 Ärzten. Wenn diese Praxis dann sehr gut geht, schließen sich andere an. Hier werden zunächst die beiden ersten Ärzte eine Führungsfunktion haben und damit die Personalpolitik bestimmen. Die anderen Kollegen wachsen in das Team hinein und gewinnen mit den Jahren auch an Kompetenz.

Man muß weiter differenzieren. In Gemeinshaftspraxen haben die einzelnen Ärzte meist spezielle Tätigkeitsfelder (z. B. bei Internisten: Hämatologie, Gastroenterologie und Nephrologie). Spezielles Personal wird natürlich weitgehend an den jeweils zuständigen Arzt gebunden sein. Bei solch differenziertem Personal sollte aber nie vergessen werden, daß ein Einsatz auch in anderen Bereichen möglich sein sollte, insbesondere in Urlaubszeiten und bei Erkrankungen (s. Arbeitsvertrag!).

6.2.3 Das Verhalten des einzelnen Arztes gegenüber Personal in einer Gemeinschaftspraxis

Als Grundregel kann gelten: Die Ärzte sollten nie in Gegenwart anderer und vor allem nicht im Beisein von Helferinnen über Personalprobleme sprechen. Am besten tun sie das außerhalb der Praxis. Es wird sich praktisch nicht vermeiden lassen, daß hierbei auch einmal differierende Meinungen auftreten: in der Beurteilung von Leistung und Verhalten von Mitarbeiterinnen, aber auch in der Abschätzung des Personalbedarfs und beim Erstellen von Zeugnissen. Da können auch unberechenbare Sympathie oder Antipathie eine Rolle spielen.

Die zweite Grundlage sollte sein, sich sowohl dem Personal als auch dem oder den Kollegen gegenüber kooperativ zu verhalten. Die Umgangsweise und der Ton der Ärzte untereinander wird neben ihrem direkten Verhalten gegenüber den Helferinnen das Praxisklima entscheidend bestimmen. Differenzen zwischen den Partnern sind nicht geeignet, um vor den Mitarbeiterinnen oder gar über sie ausgetragen zu werden. Sie sind gewissermaßen „Privatsache der ärztlichen Leitung".

Wo sich Gemeinschaftspraxen zu größeren Betrieben entwickelt haben, kann ein Partner bestimmt werden, der sich besonders um die personellen Belange kümmert.

6.2.4 Das Verhalten des Personals gegenüber Ärzten in einer Gemeinschaftspraxis

Es kann sein, daß das Personal die einzelnen Ärzte verschieden behandelt, auch ohne ersichtlichen Grund. Aber vielleicht ist der eine oder andere Arzt kommunikativer veranlagt und tut sich damit im Umgang mit Personal leichter. Die Telefonanrufe des einen werden prompt übermittelt und vermittelt, beim anderen treten immer wieder Verzögerungen auf, wirkliche oder auch eingebildete. Die Bestellisten des einen Arztes werden ganz nach seinen Wünschen geführt, beim anderen klappt das nicht so. Einer wird bei kollidierenden Interessen immer bevorzugt. Es kann vorkommen, daß ein Arzt eine spontane Rüge gegenüber dem Verhalten einer Helferin ausspricht oder gar mit Entlassung droht, während der Partner mit diesem Vorgehen nicht einverstanden ist.

Bei einer gemeinsamen Leitung gibt es dann Spannungen und Eifersüchteleien. Gerade der Zwang zur Gemeinsamkeit kann hier zu erheblichen gefühlsmäßigen Stauungen führen (typische Krisenpunkte, wenn in einem Betrieb nicht einer allein führt).

Vorschlag: Bei der Gründung einer Gemeinschaftspraxis müssen auch alle personellen Führungsprobleme in allen Einzelheiten – mehrfach und ohne jeden Vorbehalt – durchgesprochen und so weit wie möglich auch schriftlich festgelegt werden. Das kann zwar zunächst zu quälenden Verhandlungen führen, aber danach läuft die tägliche Arbeit reibungsfreier.

6.3 Die leitende Helferin

Gerade wenn mehrere Ärzte zusammen eine Praxis führen, ist die Zwischenschaltung einer Weisungsebene bei den Helferinnen selbst nützlich. Solche Helferinnen können auf der einen Seite die Wünsche des Personals gesammelt vortragen und auf der anderen Seite zur effektiven Umsetzung der ärztlichen Direktiven beitragen.

Ein besonderes, typisches Aufgabengebiet für eine erfahrene Helferin ist die Schulung von Auszubildenden. Hier schafft meist allein schon der Altersabstand günstige Voraussetzungen für die Lehrfunktion. Wichtig ist auch die regelmäßige Besprechung mit dem Arzt, v. a. während der ersten 3 Monate neuer Hilfskräfte, wenn zu klären ist, inwieweit die Einstellungsentscheidung richtig war (unbeschränkte Kündigung in den ersten 3 Monaten, s. Arbeitsrecht).

6.4 Arzt und Helferin im Praxisbetrieb

Der Arzt darf sich nicht den ganzen Tag in sein Sprechzimmer oder in bestimmte Räume zurückziehen. Der tägliche Gang durch den Betrieb – wie er in mittelständischen Betrieben der Wirtschaft selbstverständlich ist – sollte zur Routine gehören. Alle Räume, insbesondere die, in denen sich Patienten aufhalten, sollten möglichst täglich inspiziert werden, auch das Wartezimmer. Wichtig ist das wiederholte Erscheinen an der Anmeldung: Man hört, *wie* telefoniert wird, und auch andere Vorgänge werden stichprobenartig erfaßt. Bei der nächsten Mitarbeiterbesprechung können die gewonnenen Eindrücke gleich verwertet werden. Sobald in der Praxis irgendwo „totes Wasser" entsteht, entwickelt sich dort eine „Subkultur". Ich habe z. B. einmal (als Patient in den Ferien mit Muße zur Beobachtung) in einer hervorragend geleiteten Praxis (aktiv und wie man sagt „mit Zug" geführt) den Ablauf beobachtet. Und da war etwas abseits ein Raum, in dem unter anderem physikalische Leistungen ausgeführt wurden. Der muffige Ton und das lahme, lässige Gebaren der beiden Helferinnen fiel mir auf, denn es stand in Kontrast zum ganzen übrigen Praxisstil. Na ja, dann waren das die beiden „weniger günstigen" Mitglieder des Personals. An einem anderen Tage war an dieser Stelle eine Helferin beschäftigt, die ich als quick und agil kannte. Aber an diesem Einsatzort war sie ebenfalls langsam und unfreundlich. In diesen Bereich kam der Chef nie!

Der Praxisinhaber muß – auch wenn sein Betrieb noch so gut und reibungslos läuft – immer Aufsicht führen, also auch unerwartet in jedem Raum auftauchen können. Die Idee „Ich kümmere mich um die Praxisrahmenbedingungen einmal intensiv und energisch und mit viel Aufwand, und dann kann ich mich aus diesem Feld für einen längeren Zeitraum zurückziehen, weil es ja jetzt läuft", ist falsch. Es handelt sich bei einem ärztlichen Betrieb um einen Regelkreis, der ein ständiges Feed back erfordert.

6.5 Das Team der Helferinnen

Wo mehrere Hilfskräfte in einer Praxis zusammenwirken, stellt auch diese Kooperation eine besondere Aufgabe dar. Die Mitarbeiter sollen ein Team, eine Gruppe bilden. Gruppenpsychologische Betrachtungsweisen sind uns heute allgemein geläufig. In einer Praxis gibt es verschiedene Gruppen jeweils aus anderer Sicht: die Helferinnen (oder ein Teil von ihnen) als Team der Helferinnen, dann den Arzt (die Ärzte) und die Helferinnen zusammen als das Praxisteam. Im Falle einer Gemeinschaftspraxis kommt noch das Ärzteteam hinzu. „Herausfallen" aus dem Team kann ebenso ein Problem sein wie übertriebene Integration. Im ersteren Fall wird ein Betriebsklima erzeugt, das es der ausgegrenzten Mitarbeiterin nicht erlaubt, sich an ihrem Arbeitsplatz wohlzufühlen. Das kann zu verminderter Arbeitsleistung führen oder zur Flucht in Krankheit.

Ein in sich unharmonisches oder gar zerstrittenes Team von Helferinnen ist für den Arzt eine erhebliche Belastung; zudem ist die Wirkung auf die Patienten ungünstig. Gleichermaßen schädlich ist die Cliquenbildung gegenüber dem Arzt – als ganzes Team oder als Teil davon. Das letztere ist besonders unangenehm, wie jeder aus der Erfahrung in der Klinik weiß. Dabei kann es auch Absprachen des Personals untereinander geben, Absprachen, die zunächst gar nicht so leicht zu erkennen und oftmals nur schwer zu durchbrechen sind. Ein typisches Beispiel ist die Einbestelliste. Der Arzt möchte eine dichtere Belegung und flexiblere Handhabung für die Bagatellfälle, die nach seiner Meinung ohne weiteres eingeschoben werden können. Das Personal leistet hier passiven Widerstand. Da hilft nur konsequente Kontrolle mit Freundlichkeit und gleichzeitiger Bestimmtheit – eine „Nebenaufgabe", die einen voll ausgelasteten Arzt sehr stören kann. Wenn man z.B. an einem Tag ankündigt, daß am folgenden Tag die Praxis eine Stunde früher beendet sein muß – dabei selbst aber aus Kenntnis des üblichen Tagesablaufs die größten Bedenken hat, ob das überhaupt gelingen kann – und dann am folgenden Tag die Praxis reibungslos und ohne Schwierigkeiten um diese gewünschte Stunde eher zu Ende ist, wird man daraus aber die Erkenntnis gewinnen, daß durchaus „Lenkungsreserven" vorhanden sind.

Unser Beispiel führt gleich weiter zu einem anderen Verhaltensmuster, nach dem Motto „Wir haben das schon immer so gemacht!" Neuerungen administrativer Art, Umorganisationen, v. a., wenn sie Eigeninitiative verlangen, begegnen oft einem zähen Widerstand. Dabei zeigen die einzelnen Angestellten öfter deutliche Unterschiede in ihren Fähigkeiten und ihrem Verhalten. Die Fähigkeit zur Flexibilität ist eine nicht allzu häufige und daher besonders zu schätzende Eigenschaft einer Hilfskraft. Ein überfülltes Wartezimmer zu beruhigen, situationsangepaßtes Improvisieren, notwendiges Vorziehen geschickt zu erklären etc. bedeuten eine unschätzbare Hilfe.

6.6 Die Reinigungskraft

Die Bedeutung der Putzhilfe für die Praxis bemerkt man meist erst, wenn sie krank wird. In sehr großen Praxen werden möglicherweise zwei Hilfen vorhanden sein. Dann wird ein krankheitsbedingter Ausfall durch Konzentration auf die wichtigsten Dinge überwunden. Bei einem kleinen Betrieb kann vielleicht kurzzeitig eine Hilfe aus dem Haushalt einspringen. Es gibt zwar Reinigungsfirmen, die auch eine Praxisreinigung übernehmen, aber deren Einsatz wird meist nur bei sehr großen ärztlichen Betrieben in Frage kommen. Der Nachteil bei diesen Firmen ist: sie haben kaum einen Einfluß auf das Vorgehen der Reingungskräfte, die noch dazu häufig wechseln; eine individuelle Bindung an die Praxis kann nicht entstehen. Auch unter dem Gesichtspunkt des Datenschutzes ist das nicht die beste Lösung.

Man sollte nicht vergessen, daß eine Reinigungskraft eine echte Mitarbeiterin in der Praxis ist, auch wenn sie meist dann arbeitet, wenn alle anderen nicht da sind. Es ist unsere Pflicht, die Putzhilfe exakt darüber zu informieren, was sie zu tun hat, und klar abzugrenzen, was sie nicht zu tun hat. Nicht zu ihrem Aufgabengebiet gehört die Pflege medizinischer Geräte und Instrumente. Helferinnen und Reinigungskräfte müssen sich da einwandfrei untereinander abstimmen. Grundzüge der Hygiene muß man der Reinigungskraft erklären. Da es sich einfach nicht vermeiden läßt, daß auch für sie diese oder jene Krankenunterlagen zugänglich sind – da liegt eine Karteikarte, dort ein Arztbrief –, ist auch die Putzhilfe über die Bedeutung des Arztgeheimnisses zu belehren und ausdrücklich einzubinden. Gerade hier ist es nützlich, sich eine Verschwiegenheitserklärung unterzeichnen zu lassen.

Eine wichtige Rolle spielt die Reinigungskraft beim Erkennen von Mängeln an der Einrichtung. Ein wackelnder Tisch, ein defekter Rolladen, ein Fehler am Teppich fällt häufig ihr zuerst auf. Das kann zur Schadensbegrenzung führen.

Gerade weil sie oft allein arbeitet, bedarf auch die Putzhilfe der Anerkennung durch den Arzt und durch die Helferinnen. Es ist Sache des Arztes, beide Seiten auf die notwendige Zusammenarbeit hinzuweisen. Häufig werden Reinigungskräfte als geringfügig Beschäftigte geführt – meist auf Wunsch der Beschäftigten selbst. Die entsprechenden Vorschriften sind zu beachten (s. S. 47).

7 Tätigkeiten der Helferinnen

7.1 Die Helferin in der Praxisarbeit

Die Personalführung in einer Einzelpraxis und die Leitung des Personals in einer Gemeinschaftspraxis zeigen deutliche Unterschiede. Da ist einmal die hierarchische Struktur, die bei der Einzelpraxis linear und unkompliziert ist. Vor allem für die Helferinnen ist in der Einzelpraxis die Ausrichtung auf eine Bezugsperson als Leiter einfach. Der Praxisinhaber muß sich aber seinerseits als alleinige Führungsperson mit der Mitarbeiterführung als einer seiner wesentlichen Aufgaben befassen. Er kann dieses Aufgabenfeld niemandem anderen überlassen, muß sich jedem Problem selbst stellen. In einem wie immer aufgebautem Zusammenschluß mehrerer Ärzte sieht das anders aus. Am schwierigsten ist dies vor allem bei 2 oder auch noch bei 3 Ärzten, v. a. dann, wenn alle Beteiligten im personellen Bereich deutliche Leitungsambitionen haben. Hier entsteht in der Führung ziemlich automatisch eine Mehrpoligkeit, deren Optimierung eine hervorragende Zusammenarbeit erfordert.

Bei gegensätzlichen Meinungen der Partner sollte die Diskussion niemals im Beisein von Mitarbeiterinnen stattfinden. Die interne Meinungsbildung kann durchaus kontrovers sein, der Führungsentschluß und die Anweisung gegenüber den Helferinnen muß aber einheitlich und eindeutig sein.

7.2 Das Telefongespräch

Gleich welcher Fachrichtung der Arzt angehört, das Telefongespräch gehört zu den zentralen Funktionen einer Praxis.

Wir unterscheiden nach dem Zweck:

1) Anrufe, die einer Einbestellung dienen (inklusive Änderung des Termins oder Abbestellung);
2) Anrufe, die eine Mitteilung (z. B. über Reaktionen auf eine Behandlung) beinhalten;
3) Anrufe, die eine direkte Beratung bezwecken;
4) Telefongespräche unter Ärzten, Anrufe, die vom Arzt ausgehen;
5) Anrufe, die nichtärztlichen, betrieblichen Zwecken dienen, z. B. auch die Frage nach liegengelassenen Gegenständen.

Eine andere Einteilung – vielleicht die wichtigere – würde trennen in Anrufe, die durch die Helferinnen allein erledigt werden können, und solche, die an den Arzt weiterzuleiten sind oder über die er wenigstens informiert werden muß.

Es liegt auf der Hand, wie wichtig die Rolle der Helferin in diesem Zusammenhang ist. Im Gegensatz zum Arzt ist sie während der Sprechzeit praktisch an jedem Telefongespräch beteiligt.

Schon die Sortierung solcher Anrufe in bestimmte Bereiche des Ablaufs verlangt erhebliche Sachkenntnisse.

Gegenüber anderen Vorgängen haben die meisten Telefonanrufe die Eigenart, ungeplant und unvorhersehbar mitten in den Sprechstundenbetrieb „hereinzuplatzen". Die Ausnahme ist die geplante Telefonsprechstunde. Ausschließlich die Mitarbeiterinnen betrifft der Terminanruf. Neben dem Telefon liegt gewöhnlich eine Bestelliste. Die Bedeutung dieses Bestellvorgangs kann gar nicht hoch genug eingeschätzt werden. Stauungen mit übergroßen Wartezeiten können hier ebenso vorprogrammiert sein wie Leerlauf.

Zu trennen ist zunächst einmal in Neupatienten und Patienten, die in der Praxis bereits bekannt sind. Dann ist zu unterscheiden zwischen Patienten in einem laufenden Behandlungszyklus und solchen, die zwar schon in der Praxis waren, aber in einem deutlichen zeitlichen Abstand. Bei den in der Praxis bereits bekannten Patienten ist die Gruppe der Dauerpatienten, wie Rheumatiker, Diabetiker, Glaukompatienten, abzugrenzen.

Das Telefongespräch sollte sich nach einem festen Ritus vollziehen. Auf den Anruf meldet sich die Helferin und macht die Ansage der Praxis unter Nennung ihres Namens.

Kennt sie den Anrufer, ist er in laufender Behandlung, dann wird sie oftmals über die Erkrankung Bescheid wissen und damit auch über den wahrscheinlichen Zeitbedarf der Untersuchung.

Es folgt die Frage nach dem Grund der Konsultation: „Haben Sie gegenwärtig besondere Beschwerden?" Werden solche Beschwerden angegeben, wird weiter gefragt, ob diese Smyptome neu aufgetreten sind. Obwohl diese Fragen nur der richtigen Einordnung dienen, werden einzelne Patienten zurückhaltend sein, wenn sie konkret nach ihrem Krankheitsgeschehen gefragt werden. Genaueres wollen sie nur dem Arzt gegenüber äußern. Die telefonierende Helferin muß das erkennen und es auf sich beruhen lassen. Wenn ein Patient einen Termin besonders dringend macht, muß die Frage kommen: „Haben sie akute Beschwerden?", damit v. a. ein Notfall erkannt wird.

Es ist aus dieser Abfolge sofort zu ersehen, welch große Bedeutung fundierte medizinische Kennntisse der Helferin haben. Sofort behandlungsbedürftiger Zustände kann sie bereits vermutungsweise erfassen. Dabei wird die Dringlichkeit keineswegs immer richtig angegeben, denn ein „Vorfilter" arbeitet eben nur mit einer erheblichen Fehlerquote.

Die Helferin macht am Telefon Terminvorschläge. Liebenswürdigkeit und Beweglichkeit sind hier gefragt. Neben dem Telefongespräch werden häufig andere, gleichzeitig laufende Vorgänge eine Rolle spielen. Ein Patient will ein Rezept abholen. Ein freundlicher Blick mit der Geste, einen Augenblick zu warten. Dann wird der Telefontermin festgemacht. Die höflichen, besser freundlichen Beiwörter wie: „Gerne, es tut mir sehr leid, aber ..." „Könnten Sie vielleicht ...?" sind äußerst wichtig in solchen Gesprächen. Auf Besonderheiten einer Verkehrsverbindung im Zusammenhang mit Terminen muß man eingehen; ebenso ist der Umstand zu berücksichtigen, daß manche Patienten über große Strecken anreisen müssen. Aber wenn mehrere Termine zur Wahl gestellt werden, muß nicht unbedingt ein Zeitabschnitt, der bereits voll belegt ist, angeboten werden. Eine klare Ablehnung kann dann erforderlich sein, aber immer eingehüllt in eine nicht zu erschütternde Freundlichkeit.

Der Neupatient wird ebenfalls nach seinen Beschwerden befragt. Dazu kommt die Aufforderung, eventuell verwendete Medikamente, Krankenunterlagen oder ggf. vorhandene Röntgenbilder mitzubringen. Wenn auf Wunsch des Patienten dieser noch in die Liste hineingequetscht wird, kann man bereits vorher darauf aufmerksam machen, daß es eventuell zu Wartezeiten kommen kann.

Die Stimme am Telefon sagt uns bereits einiges über den Patienten. Die Stimmschwingungen vermitteln uns einen gewissen Eindruck über die Vitalität; wir bemerken, daß der Patient schlecht hört; wir erfahren, daß er der deutschen Sprache nicht ganz mächtig ist; wir hören das Atmen. Umgekehrt vermittelt die Praxis ebenfalls mit dem ersten Telefongespräch einen ersten Eindruck. Eine dem Anrufer zugewandte, verständnisvolle Art wird bereits vielen Patienten den Druck nehmen, den sie in Gesundheitsfragen oftmals haben. Dies erklärt auch den großen Erfolg eines Telefondienstes am Ende einer Urlaubszeit. Der Patient, der beim Anruf die vertraute Stimme einer Mitarbeiterin der Praxis hört, fühlt sich bereits irgendwie betreut und geborgen, obwohl medizinisch noch gar nichts geschehen ist. Eine gut eingearbeitete Helferin, die die Patienten kennt, wird schon dadurch helfen können, daß sie Fragen beantwortet wie: „Soll ich dies Medikament noch weiternehmen?"

Die besondere Problematik des Telefonanrufs für Mitarbeiterinnen und Arzt – wenn sie im Augenblick des Anrufs beschäftigt sind – ist der unmittelbare Zugriff auf die eigene Person und die erforderliche sofortige Umstellung: der Konzentrationswechsel z. B. vom eben behandelten Patienten auf die völlig andere Problematik des Anrufers.

Dabei gibt es eine Rangfolge der Dringlichkeit. Ein echter Notruf muß den Arzt sofort erreichen. Darauf müssen die Helferinnen mehrmals eindringlich hingewiesen werden.

Es gibt nun freilich eine Reihe von Untersuchungen, während deren Durchführung der Arzt einfach nicht telefonieren kann. So kann er eine Endoskopie oder gar einen operativen Eingriff nicht unterbrechen. Die Helferin muß dann um einen erneuten Anruf bitten und eine ungefähre Zeitspanne angeben. Später, sobald es möglich ist, informiert sie den Arzt: „Frau M. hat angerufen". Oder sie kann einen eigenen Rückruf in Aussicht stellen. Aber Vorsicht: der Rückruf wird nur zu leicht vergessen.

Wenn ein anderer Kollege anruft, sollte die Helferin dem Arzt, wenn er den Anruf nicht rasch annehmen kann, einen Zettel hinlegen und den Rückruf verabreden.

Das Telefonieren kann durch vermeidebare Fehler erschwert werden. Die häufigsten sind:
- Es wurde nicht in die Muschel gesprochen.
- Die Helferin hat zu schnell gesprochen.
- Die Helferin hat den Patienten nicht ausreden lassen.
- Eigene schlechte Aussprache.
- Nicht ausreichendes Verständnis der deutschen Sprache.

Dazu kann natürlich ein unfreundlicher Ton des Gesprächs kommen.

Die neue Technik des schnurlosen Telefons erleichtert die Ausstattung aller Räume mit einem „Anschluß". Diese Technik verbessert auch die Möglichkeiten eines vertraulichen Gesprächs, vor allem im Hinblick auf die Verschwiegenheitspflicht des Arztes oder seiner Helferinnen. Arzt oder Helferin verlassen dann den Raum und gehen einfach an einen Platz, wo niemand mithören kann.

7.3 Der Umgang mit den Wartezeiten

Eines der schwierigsten Kapitel im Alltagsleben einer Praxishelferin ist die Einordnung von Patienten in eine Reihenfolge zur Sprechstunde und zu Behandlungen. Viele Patienten sehen nur eine lineare Reihenfolge im Wartezimmer und glauben, man müsse so „drankommen", wie man das Wartezimmer betreten hat, auch wenn sie selbst zu spät oder außerhalb der Reihe gekommen sind. Alles andere stört ihr Gerechtigkeitsgefühl, und wenn ein Wartezimmer mal unruhig geworden ist, ist es eine sehr heikle Zone. Der Arzt merkt davon meist nicht viel, denn erstens trauen sich viele Patienten nicht, dem Arzt etwas Kritisches zu sagen, auch wenn sie in diesem Punkt mit der Praxis nicht zufrieden sind, und zweitens sind sie ja dann schon im Sprechzimmer und nicht mehr in Konkurrenz zu den anderen Wartenden.

Die schwierige Ausgangssituation resultiert aus verschiedenen Problemen und ist auch verschieden je nach den Spezialgebieten.

Die Beschreibung dieser Situationen umreißt gleichzeitig wesentliche Führungs- und Koordinationsaufgaben des Helferinnenteams. Einmal läßt sich die Dauer einer Behandlung oft nicht zuverlässig genug vorausberechnen. Diese Planungsgröße für die Bestellzeiten ist also sehr unsicher. Sicherlich hat eine erfahrene Helferin eine Durchschnittslänge für die einzelne Sprechzeit im Gefühl, aber das ist nur ein Durchschnitt und sagt nichts über den konkreten Einzelfall.

Zum zweiten sind keineswegs alle Patienten zuverlässig in der Einhaltung der Bestellzeiten. Da spielt Vergeßlichkeit eine Rolle, Verkehrsstörungen und Parkschwierigkeiten können hier zum Tragen kommen – und viele andere Gründe mehr.

Ein weiteres kommt hinzu: Im deutschen Gesundheitssystem gibt es keine Gewähr dafür, daß der Patient überhaupt kommt. Er kann letzten Endes einfach wegbleiben. Helferinnen wissen von ihrer Praxis ziemlich genau, wie hoch der durchschnittliche Prozentsatz der Ausfälle ist. Die Ursache liegt darin, daß bei den Kassen keine Verrechnungsmöglichkeit beim Ausbleiben eines Patienten besteht. Es gab einmal einen zaghaften Ansatz, dies zu ändern, der sofort wieder zurückgezogen wurde. Auch die private Verrechnung ist allgemein nicht üblich. Wenn sich da 2, 3 oder gar 4 Mitglieder der gleichen Familie anmelden und ausfallen, wirft das die ganze Planung über den Haufen. Jede Helferin kennt dieses Risiko. Manchmal bestellen die Mitarbeiterinnen dann andere Patienten, die mit ihren Terminen noch warten mußten, außer der Reihe ein. Das setzt aber einigen organisatorischen Aufwand voraus. Zunächst muß der Patient, der eingeschoben werden soll, erreichbar sein. Der Arzt kann hier gar nichts beitragen, das ist eine reine Mitarbeiterinnenleistung.

Was den Patienten in vielen Praxen das Verständnis für den organisatorischen Ablauf so erschwert, ist das Ineinanderfügen von verschiedenen – von außen unübersehbaren – Untersuchungsabschnitten.

7.3.1 Der Zuspätkommer

Auch der Patient, der später als zur verabredeten Zeit in die Sprechstunde kommt, stellt die Helferinnen oftmals vor schwierige Ordnungsaufgaben. Unstimmigkeiten über die Bestellzeiten lassen sich vermeiden durch Ausgabe eines Bestellzettels, der in die Sprechstunde wieder mitgebracht wird. Es gibt viele Ursachen für das Späterkommen: häufig Verkehrsprobleme (kein Parkplatz oder Stau) – Ursachen, für die man durchaus Verständnis haben muß. Aber der Grund kann auch sein, daß der Termin „fast" vergessen oder auf einen falschen Tag gelegt wurde. In solchen Fällen einerseits auf die Terminversäumnis aufmerksam zu machen, dabei zu erklären, daß es bei der Einordnung in die Reihenfolge Verzögerungen geben könne, andererseits aber all dies freundlich und liebenswürdig vorzubringen, erfordert schon eine versierte Helferin.

7.4 Verhalten im Empfangsbereich

Die Behandlung des Patienten beginnt mit dem Betreten der Praxis. Dieser Satz weist auf die Bedeutung der Aufmachung einer Praxis hin, wie sie gestaltet und eingerichtet ist. Der eine beurteilt mit einem ersten Blick, ob die Blumen gegossen sind, der andere empfindet die Gestaltung des Arztschildes, die Eingangstür, die Wandgestaltung oder den Fußboden als wichtigen Ersteindruck. Aber der personelle, menschliche Ersteindruck geht von den Helferinnen aus. Sie sind es, die dem Patienten zuerst begegnen. Sie vermitteln den ersten Eindruck, über den beim Patienten die Weichen gestellt werden zur Bereitwilligkeit, sich führen zu lassen, oder zur persönlichen Reserve gegenüber dem hier herrschenden Praxisklima.

Jeder Arzt sollte sich überlegen, wie lange es normalerweise braucht, bis der Patient mit ihm selbst in Kontakt kommt, und wie lange der Patient bereits vorher in Berührung mit Mitarbeiterinnen war. *Übrigens:* Auch beim Telefongespräch „betritt" der Patient gewissermaßen die Praxis.

Situation 1:
Ein Patient kommt erstmals in die Sprechstunde. Er geht zur Anmeldetheke. Zwei Patienten sitzen in der Nähe auf Stühlen. Eine Helferin sitzt hinter der Theke, und obwohl sie den Neuankömmling unzweifelhaft bemerkt hat, reagiert sie überhaupt nicht. Vielmehr unterhält sie sich am Telefon über den letzten Urlaub. Sie sitzt halb abgewandt zur Theke, wippt auf dem Bürostuhl hin und her und schlüpft immer wieder aus einem Schuh halb heraus und wieder herein. Nach 3 Minuten beendet sie das Gespräch und wendet sich dem Patienten zu, ihn dabei erstmals anschauend.
Beurteilung: Gründlicher kann der Ersteindruck nicht danebengehen. Es wird schon einer besonders guten Beurteilung der Leistung des Arztes bedürfen, um den Patienten an die Praxis zu binden. Oft weiß der Arzt gar nichts von derartigen Verhaltensweisen seiner Mitarbeiterinnen.
Vorschlag: Wenn Sie den Verdacht haben, daß in diesem personellen Bereich große Schwachstellen sind, befragen Sie persönlich Bekannte über ihre Erfahrungen in der Praxis.

Situation 2:
Der gleiche Neuankömmling. Die Helferin telephoniert wieder. Sie schaut sofort den Patienten an. Sie sagt dann am Telefon: „Wir sprechen uns noch später, ich habe zu tun" und hängt ein. Dann wendet sie sich wieder dem Patienten zu.
Beurteilung: Ein Empfang, der auf den Patienten einen ganz normalen Eindruck machen wird.

Situation 3:
Eine Patientin kommt zur Anmeldung. Sie war schon mehrmals da. Sie legt den Krankenschein auf die Theke. In diesem Augenblick wird die Helferin in ein Sprechzimmer gerufen und geht sofort dorthin.
Beurteilung: Kein schwerer Fehler. Der Patientin ist der Grund des Weggehens der Helferin durchaus plausibel. Geschickter wäre es, mit einem kurzen Blick zur Patienten zu sagen: „Nehmen Sie bitte einen Augenblick Platz, ich komme gleich wieder."

Situation 4:
Eine Patientin kommt um 10.00 Uhr an die Theke und meldet sich an. Sie sagt: „Ich bin Frau Gerda M..und bin für heute früh bestellt." Die Helferin schaut in der Liste nach und stellt fest, Frau M. war bereits für 9.00 Uhr bestellt.
Sie sagt: „Frau M., Sie waren leider schon um 9 Uhr bestellt. Es kann also möglicherweise zu einer Wartezeit kommen." Sie schaut dabei die Patientin an und sagt: „Nehmen Sie bitte im Wartezimmer Platz, ich werde schauen, was sich machen läßt."
Beurteilung: Tadelloses Verhalten. Die Patientin wurde in freundlicher Form aufmerksam gemacht, daß ihr Zuspätkommen für eine Wartezeit verantwortlich sein kann.

Diese Beispiele können unter anderem auch zu Rollenspielen bei der Helferinnenschulung anregen und verwendet werden.

7.5 Datenverarbeitung

Die Datenverarbeitung wird immer mehr zur Selbstverständlichkeit in einer ärztlichen Praxis. Schon die künftige Kassenabrechnung über Computer zwingt praktisch jeden Arzt auf diesen Weg. Der Arbeitsplatz der Helferinnen wird hierdurch wesentlich beeinflußt. Kontinuierliches Arbeiten am Bildschirm ist von der Körperhaltung her und für die Augen erheblich anstrengender als der Umgang mit Karteikarten. Der Praxisbetrieb ist hierbei von den vorgegebenen Arbeitsbedingungen arbeitsphysiologisch günstig, denn die Mitarbeiterinnen werden die Arbeit am Computer normalerweise im steten Wechsel mit anderen Arbeiten durchführen. Ein solcher „Mischarbeitsplatz" kann als optimal gelten. Um die Einrichtung der Bildschirmarbeitsplätze muß man sich besonders kümmern. Der Bildschirm darf nicht von anderen Lichtquellen überblendet werden, er soll strahlungsarm sein und die bildliche Darstellung soll das Erkennen möglichst erleichtern, eventuelle Fehlsichtigkeiten müssen korrigiert werden. Auch der Geräuschpegel durch den Ventilator ist zu beachten. Zur Bedienung des Computers gehört vor allem auch ein einwandfreier Sitzplatz, der allen anatomischen Anforderungen eines möglichst entspannten

Sitzens gerecht wird. Eine Krisensituation von besonderer Qualität ist der Ausfall eines Computersystems in der Praxis. Die meisten Praxiscomputersysteme verkaufenden Firmen unterhalten einen Service; die Zuverlässigkeit dieses Services sollte wesentlichen Einfluß auf die Kaufentscheidung haben. Wenn die Datenverarbeitung ausfällt, ist das schon unangenehm genug für uns. Aber wir dürfen nicht vergessen, daß die Mitarbeiterinnen gerade in einem solchen Augenblick vom Arzt Hilfe und Unterstützung erwarten. Der Ausfall des Systems sollte mit den Helferinnen „vorbeugend" besprochen und Abhilfe vorgesehen werden. Bei der Neueinführung eines Systems sind anfängliche Ausfälle eher normal.

Wird ein System verwendet, bei dem mehrere PCs mit einer zentralen Speichereinheit vernetzt sind, sollten bei einer Störung des Netzwerks die einzelnen Stationen unabhängig als Einzel-PC arbeitsfähig bleiben.

8 Betriebliche Vorgänge

8.1 Die Regelung der Arbeitszeit

Der arbeitszeitliche Ablauf einer Praxis hängt natürlich sehr von den jeweiligen Verhältnissen und zudem von der Fachrichtung ab. Bei der Zusammensetzung des Personals spielt es eine große Rolle, ob nur Vollzeitkräfte oder Vollzeitkräfte gemischt mit Teilzeitbeschäftigten und Auszubildenden oder eventuell nur Teilzeithelferinnen das Mitarbeiterteam bilden. Die Auszubildenden sind während der Schulzeit vom Standpunkt ihrer Praxisarbeitszeit als Teilzeitbeschäftigte zu betrachten.

Es gibt zwei grundsätzlich unterschiedliche Ansätze für den zeitlichen Einsatz der Mitarbeiterinnen im ärztlichen Betrieb. Da ist zum einen die volle Präsenz während der gesamten Arbeitszeit: gemeinsamer Beginn, gemeinsames Aufhören. Im anderen Fall ungleicher Beginn und ungleiches Aufhören, was sich dann in Form einer Art Gleitzeit auswirkt. Volle Präsenz am Anfang und Ende bedeutet für den Arzt insofern eine erhebliche Entlastung, als er zu jeder beliebigen Zeit mühelos in der Lage ist, auch personalintensive Untersuchungen durchzuführen. Personell ist das natürlich aufwendig und damit auch personalkostenintensiv. Bei Erkrankungen besteht dann allerdings auch ein Personalpuffer. Auf der anderen Seite gibt es die gestuften Anfangs- und Endzeiten. Hier müssen die Beobachtungen ausgewertet werden, die wir über den belegungsmäßigen und zeitmäßigen Ablauf der Praxis gemacht haben. Vor allem das Ende der Praxisarbeitszeit ist für die Helferinnen wichtig. Man kann einem Teil des Personals einen festen Endtermin angeben und braucht nur mit dem anderen Teil das Risiko des unbestimmten Endes zu vereinbaren. Solche klaren Regelungen werden positiv bewertet. Helferinnen können ein eigenes Vorhaben, z. B. den Besuch einer Veranstaltung, fest einplanen. Erkennbar fördern gute Arbeitszeitregelungen den Teamgeist, weil den Helferinnen meist sehr daran liegt, diese Bedingungen aufrechtzuerhalten, z. B. auch bei Erkrankung einer Kollegin. Außerdem spielt die Lage auf dem Arbeitsmarkt für Helferinnen eine erhebliche Rolle für die Frage der Arbeitszeitplanung. Während die Vollpräsenz leicht einzuhalten ist, wenn Personal ohne Schwierigkeiten zu bekommen ist, dient die Gleitzeit ja auch dazu, das knappe Personal möglichst optimal einzusetzen. Lokale Besonderheiten spielen bei der Festlegung der Sprechstundenzeiten ebenfalls eine Rolle: Busankunfts- und abfahrtszeiten; Sondersprechzeiten am Abend oder früh am Morgen. So kenne ich eine Nischenpraxis, bei der der Praxisinhaber sich sehr viel individuelle Freizeit gönnen möchte, um persönlichen Wünschen nachzugehen, sich seine Klientel aber mit ungewöhnlichen Sprechzeiten aufbaut, indem er – an einem Ort mit vielen Ämtern – mit der Öffnung vor 7.00 Uhr morgens eine sehr gefragte Sprechstundenzeit anbietet. Die Bedingungen können sich gelegentlich ändern, und dann ist Anpassung gefragt.

Die zukünftige Entwicklung mit einer zunehmenden Zahl von Teilzeitarbeitskräften wird die Praxisinhaber immer mehr dazu zwingen, von der personellen Vollpräsenz auf andere Lösungen überzugehen. Dadurch kann es leicht zu einer erhöhten Zahl von Mitarbeiterinnen kommen, so daß bei einer Kündigung die Bestimmungen des Kündigungsschutzgesetzes wirksam werden (s. Anhang L, §§ 1 und 23 KSchG).

8.2 Der Dienstplan

Für die Mitarbeiter einer Praxis ist der gemeinsame Dienstplan wesentlich. Er soll die Anwesenheit jedes einzelnen in der Praxis zu einer überschaubaren und vorausplanbaren Größe machen.

Forderungen des Arztes an einen Dienstplan
Es soll möglichst während der ganzen Sprechzeit eine ausreichende Personalunterstützung vorhanden sein. Es sollte soviel Personalreserve geben, daß auch bei Ausfall einer Kraft – z. B. durch Erkran-

kung – der Betrieb ungehindert weiterläuft. Dabei muß der Dienstplan so aufgebaut sein, daß bei Ausfall einer Helferin die alternative Lösung sofort verfügbar ist, d. h. daß die Lösung nicht erst dann erarbeitet werden muß, wenn der Erkrankungs- oder ein sonstiger Notfall eintritt.

Forderungen der Helferinnen an einen Dienstplan
Er sollte – soweit wie möglich – die Dienstzeit exakt definieren. Soweit wie möglich bedeutet: Verständnis der Mitarbeiterinnen dafür, daß nicht alles in einer Praxis von vornherein zeitlich erfaßbar und planbar ist, wird vorausgesetzt. Aber die Helferin möchte die Möglichkeit haben zu sagen: „Heute abend gehe ich ins Theater oder plane einen Sprachkurs oder eine Einladung", es sei denn, sie hat den abschließenden Dienst mit unbestimmtem Ende.

Vom Wunsch der Helferin her ist die Festlegung des Abendschlusses das wichtigste Kriterium, der Zeitpunkt des morgendlichen Beginns hingegen eher zweitrangig.

Erschwerend bei der Ablaufplanung für die Mitarbeiterinnen ist der Einsatz von Teilzeitarbeitskräften. Neben den bereits beschriebenen höheren Personalkosten kann das Personal in diesem Falle auch streckenweise nicht ausreichend ausgelastet sein. Beim Dienstplan für eine Gemeinschaftspraxis ist die möglicherweise verschiedene zeitliche Präsenz der ärztlichen Partner zu berücksichtigen. Dem Personal muß es freistehen, die verschiedenen Dienste untereinander zu tauschen, sofern es sich nicht um Spezialfunktionen handelt, für die andere Mitarbeiterinnen nicht einsetzbar sind. Die Abstimmung ist dabei Sache der leitenden Helferin. Der Arzt sollte hiermit nichts zu tun haben und nur dann hinzugezogen werden, wenn keine Einigung erzielt werden kann.

Vorschlag: Mehrere Zeitpläne aufstellen und die verschiedenen Lösungen durcharbeiten. Einen Dienstplan immer in Kontakt, am besten in Zusammenarbeit mit den betroffenen Mitarbeiterinnen erstellen.

Beispiel:
Dienstplan in einer Einzelfachpraxis (Abb.3). Hierbei ist in Kauf genommen, daß der Einsatz personalintensiver Geräte am Ende der Sprechstunde erschwert und möglichst zu vermeiden ist. Der personal-

sparende Effekt einer solchen Planung ist aber erheblich. Wegen der Annehmlichkeit des definierten Sprechstundenendes für die meisten Helferinnen funktioniert ein solcher Plan auch bei Erkrankungen erstaunlich gut, da alle bemüht sind, das System zu erhalten.

Bei der Aufstellung eines Dienstplans einer Praxis mit zwei Ärzten ist zunächst die Anwesenheit der beiden Partner das Grundgerüst. Bei der zeitlichen Ablaufplanung läßt sich für die Personalplanung vieles überschaubar regeln. Das klassische Beispiel dafür ist die

Montag	I	7.50 – 12.30	13.45 – 17.15
	II	8.00 – 13.30	14.30 – 17.45
	III	8.45 – 13.45	15.00 – 18.30
Dienstag	I	7.50 – 12.30	13.45 – 17.15
	II	8.00 – 13.30	14.30 – 17.45
	III	8.45 – 13.45	15.00 – 18.30
Mittwoch	I	7.50 – 13.30	
	II	8.45 – 15.00	(14.00-15.00
	III	8.00 – 13.00	Gerätewartung)
Donnerstag	I	7.50 – 13.00	
	II	8.45 – 14.00	
	III	8.00 – 13.00	
Freitag	I	7.50 – 12.30	13.45 – 17.15
	II	8.00 – 13.15	14.30 – 17.45
	III	8.00 – 13.45	15.00 – 18.30

Abb. 3. Beispiel eines Dienstplans für eine kleinere Facharztpraxis. *Grundlagen:* 3 ausgebildete Helferinnen, eine Auszubildende. *Vorgaben:* Sprechstunden Montag, Dienstag, Freitag jeweils am Vormittag und am Nachmittag; Mittwoch und Donnerstag nur am Vormittag. Die Auszubildende wird entsprechend ihrer Berufsschulzeit einer der 3 Dienstgruppen (I, II, III) zugeordnet und ist daher im Plan nicht gesondert aufgeführt. Die Vorteile eines in dieser Art angelegten Dienstplans liegen in der erhöhten Attraktivität für die Helferinnen. Hat eine Mitarbeiterin etwas vor, dann tauscht sie einfach mit einer anderen. Es sind zahlreiche Varianten möglich, und sie müssen auf die einzelne Praxis zugeschnitten werden. Die erforderlichen Helferinnenstunden sind gegenüber einer Vollpräsenz um etwa 8-10 % reduziert

Blutabnahme, die traditionell noch meist am Praxisbeginn stattfindet, obwohl die Forderung des Nüchternseins außer bei Blutzucker und bei den Blutfettwerten kaum noch eine Rolle spielt. Eingriffe, wie z. B. Endoskopien, lassen sich nicht beliebig in den Praxisablauf einbauen, sondern verlangen eine vorausschauende Planung; solche personalintensiven Untersuchungen sind automatisch in Zeiten der vollen Personalpräsenz anzusetzen.

Vorsorgesprechstunden und andere spezielle Leistungen, wie z. B. Massagen, logopädische und orthoptische Therapien u. a. lassen sich auf bestimmte Termine legen. Zeiten planbarer verminderter Mitarbeiteranwesenheit sind auch regelmäßige Hausbesuchszeiten. Hier genügt es meist, nur das Telefon besetzt zu halten; ebenso für die Zeiten, in denen der Praxisinhaber in einem Belegkrankenhaus operiert oder Visite hält. Bei mehreren Erkrankungsfällen kann man das Personal auch soweit reduzieren, daß z. B. Mittagspausen nur durch den Rufbeantworter überbrückt werden; ideal ist das allerdings nicht. Auch eine festgesetzte Telefonsprechstundenzeit vermindert den Personalbedarf.

8.3 Ferienterminplanung

Die Ferienzeiten bedürfen einer sorgfältigen und mit dem Personal abgestimmten Planung. Dabei wird häufig ein grundlegender Unterschied zwischen einer Einzelpraxis und einer Praxisgemeinschaft bestehen. Die Einzelpraxis wird in der Regel durch einen oder mehrere benachbarte Kollegen vertreten. Ein eigener Urlaubsvertreter ist eher die Ausnahme, denn diese Regelung ist sehr teuer. Entweder muß die Unterkunft gestellt werden und während der Ferienzeit eine Person im Haus sein, oder es muß eine Hotelunterkunft geboten werden. Dazu kommt die direkte Bezahlung des vertetenden Arztes. Die Praxisgemeinschaft – in jedem Fall wohl ab 3 beteiligten Ärzten, meist aber schon bei 2 Ärzten – wird keiner Vertretung bedürfen. Hier wird man versuchen, durch eine Minderung der Einbestellungen den Praxisbetrieb zu „verdünnen", womit es auch möglich ist, die Urlaubszeiten der Helferinnen mehr zu verteilen. Bei der Einzelpraxis dagegen wird die Wahl des Ferienzeitpunkts öfter zum Problem. Wenn der Praxisinhaber schulpflichtige Kinder hat, wird er die Ferien natürlich gern in die Zeit der Schulferien legen. Das bedeutet aber auch, daß gerade in diesen Wochen in den meisten Feriengebieten Hochsaison herrscht (Überfüllung, teure Preise). Diese Termine sind auch am schnellsten ausgebucht, was wiederum eine frühe Festlegung des Urlaubstermins verlangt. Die Hochsaisonpreise sind eine besondere Belastung für die Helferin, v. a. wenn sie selbst keine schulpflichtigen Kinder hat. Auch hat der Partner – als kinderloser Arbeitnehmer – in seinem Betrieb oft Schwierigkeiten, gerade zum Schulferientermin Urlaub zu bekommen; erschwerend ist dabei, daß in größeren Betrieben die Urlaubszeiten oft bereits sehr früh festgelegt werden. Sind Auszubildende in der Praxis, dann führt die Berufsschule wiederum zu einer Ankoppelung an die Schulferien.

Empfehlung: Liste führen oder führen lassen. Hat einmal eine Mitarbeiterin bei ihren Ferienwünschen Vorrang erhalten, dann bekommt beim nächsten Mal eine andere den Vorrang. Einen Teil des Urlaubs um Pfingsten herum legen. Bei diesem Termin sind die Preise meist sehr günstig (Vorsaison). Mit den Helferinnen die Termine besprechen (s. auch Anhang H, § 7 Abs. 1 Bundesurlaubsgesetz).

8.4 Helferinnenschulung – Rollenspiel

Wo professionell eine Helferinnenschulung stattfindet, werden neben reinen Lehrveranstaltungen, die in Unterrichtsform gehalten werden, immer Rollenspiele angeboten. Sie sollen Standardsituationen zu Übungszwecken simulieren. Auch in Berufsschullehrplänen wird z. B. empfohlen, die Notfallsituation in einer Praxis als Rollenspiel zu lehren. Die Konkretisierung der einzelnen Fälle ist für die Helferinnen meist sehr nützlich. Dabei werden ihnen Alltagsvorgänge bewußt gemacht, und sie denken über bestimmte Situationen nach. Ein Problem ist hier der zeitliche Aufwand. Normalerweise wird eine Schulung am Wochenende keine Gegenliebe finden. Und welche Praxis hat einen so hohen Personalbestand, daß mehrere Tage Abwesenheit in der Praxis keine Probleme bringen? Auch entstehen beträchtliche Kosten.

Ein Rollenspiel wird von den Teilnehmern nicht selten mit großen Vorbehalten aufgenommen. Der geläufigste Einwand ist: das sei ja alles Theater, schließlich wüßten alle Beteiligten, daß es keine „echte" Sitation – und damit wirkungslos -sei. Aber gerade das trifft nicht zu. Schon nach wenigen Minuten wird für die meisten Beteiligten die Situation real und echt. Und auch für die, die das Feeling des Künstlichen nie ganz verlieren, kommt es doch zu echten Schulungsresultaten, unter anderem deswegen, weil die einzelne Situation einmal konsequent und folgerichtig durchgedacht wird. Man spiele nur einmal ein Gespräch an der Empfangstheke, einmal mit weitgehend abgewendetem Blick der Helferin und einmal so, daß die Helferin den Gesprächspartner immer wieder anschaut oder sich nach Unterbrechungen dem Patienten immer wieder zuwendet. Wird den Helferinnen dieser Unterschied einmal demonstriert, dann vergessen sie den Eindruck nicht mehr. Solch eine konkrete Situation sagt vielmehr aus, als die allgemeine wiederholte Aufforderung, freundlich im Umgang mit Patienten zu sein.

Eine Schulung hat 3 Abschnitte:

a) die rein medizinische Schulung, die unterrichtsartig das medizinische und medizinisch-technische Wissen vermittelt und steigert;
b) die Schulung der verschiedenen Abrechnungsformen, das Einüben des büromäßigen Ablaufs, was eigentlich so genau sein müßte, daß die Helferin den Arzt durchaus auch auf Fehler aufmerksam machen kann, wenn er im täglichen Betrieb eine Bestimmung nicht bedenkt;
c) die personelle Schulung. Hier kann sich das situationsbezogene Rollenspiel voll auswirken: Darstellen des unruhigen Patienten und unruhiger Kinder; die einzelnen Helferinnen verschiedene Rollen spielen lassen. Wenn Sie als Arzt selbst schulen, verstärken Sie ihren Führungseinfluß enorm. Bei einer solchen Schulung ist das ganze Drumherum wesentlich. Eventuell sollte es eine Pause geben und am Schluß ein Zusammensein – beispielsweise mit Kaffee und Kuchen. Auf keinen Fall darf der Eindruck entstehen, daß Sie froh sind, wenn es vorbei ist. Man sollte abwechslungsreiche Beispiele bringen und v. a. die Helferinnen zum Reden veranlassen.

> **Beispiele:**
> Ich habe einen Fehler gemacht – wie verhalte ich mich? Ich war unhöflich, ich merke es; wie verhalte ich mich danach richtig? Wir sind verspätet – wie wird das den Patienten erklärt? Was macht einen guten, was macht einen schlechten Eindruck? Freundlich engagiert sein, aber nicht devot. Helferinnen können sehr empfindlich sein, wenn sie glauben, daß es um ihre Ehre geht. Genau dabei können unliebsame Reaktionen entstehen. Durchspielen: Welche Ursachen gibt es für das Wegbleiben von Patienten?

Schulung durch professionelle Institute kann wertvoll sein, bringt aber immer auch unberechenbare Fremdeinflüsse. Das Hauptproblem ist aber, daß Sie gar nicht wissen, wo die Abweichungen zu ihrem Praxisführungsstil liegen.

Es entsteht auch leicht der Eindruck, daß Sie selbst zwar medizinisch informiert, aber in der personellen Führung doch nicht so kompetent sind oder daß Sie eine ihnen nicht so wichtige Angelegenheit gern los sein würden. Wenn der Arzt in das profesionelle Seminar eingebunden ist, wird der Eindruck des Desinteresses vermieden, aber solche Seminare sind eigentlich das Führungsmittel größerer Firmen, schon wegen der hohen Kosten. Am ehesten kommen hierfür Großpraxen in Frage.

Wer es sich zutraut, kann allerdings genau das gleiche in seiner Praxis machen. Das bietet den Vorteil, daß die Schulung in der Hand des Arztes selbst liegt und er die Schwerpunkte bestimmen kann. Der Nachteil ist, daß er eine weitere Aufgabe hat. Ein wichtiger positiver Nebeneffekt besteht darin, daß Sie durch die Vorbereitung für eine personelle Schulung, durch Bearbeiten und Durchdenken der bisher nicht in vergleichbarer Weise aufgearbeiteten Praxisprobleme, tatsächlich kompetenter werden.

Vorschlag: Man kann solche Schulung durchaus stundenweise in die Fortbildung der Helferinnen einschieben. Es kann hilfreich sein, wenn der Arzt selbst einmal zu einer Betriebsschulung, zu einem Führungseminar fährt. Auch wenn die direkte Hilfe vielleicht gering ausfällt, so konzentriert er sich bei dieser Gelegenheit einmal voll auf die betrieblichen Probleme und wird hierfür sensibler und kompetenter.

8.5 Andere Schulung

Die ständige Schulung der Mitarbeiterinnen in der Praxis ist ein zwingendes Erfordernis. Sehr zu empfehlen ist sich darüber Aufzeichnungen zu machen, v. a. in einer Praxisgemeinschaft. Schulung und Fortbildung dienen nicht nur dazu, den reinen Wissenstand zu heben. Vielmehr bedeutet Schulung auch vermehrte Motivation der Helferin für ihren Beruf.

Lesen, Hören, Sehen, Handeln!
Das sind nicht nur die möglichen verschiedenen Wege des Lernens; diese Aufforderungen kennzeichnen auch die Stufenleiter der Effektivität des Lernvorgangs. Wenn wir einfach ein Buch zur Fortbildung empfehlen oder in die Hand geben, dann wird es häufig – auch bei bester Absicht – ungelesen liegen bleiben. Zweckdienlicher ist es bereits, wenn der Lehrgegenstand vorgetragen wird und dann evtl. auch in gedruckter Form vorliegt. Wird der Stoff auch bildlich dargeboten, wird er noch intensiver aufgenommen. Am intensivsten ist natürlich die Kombination aller Methoden und vor allem das selbständige Handeln. Und dies wird, wie erwähnt, auch beim Rollenspiel aktiviert. Nicht zu vergessen ist der schulende Effekt wirklicher Abläufe in der Praxis, v. a. wenn sich der Arzt die Mühe macht, danach Vorgänge, Diagnose und Therapie mit den Helferinnen in einer für sie anschaulichen Form zu besprechen.

Man kann also konkrete Fälle als Beispiele besprechen. Am besten ist es, moderne Techniken in der Demonstration zu verwenden: Dias, Videodarstellung von Untersuchungsbefunden, Videofilme. Eine andere Möglichkeit besteht darin, während der laufenden Praxis Befunde unauffällig zu demonstrieren. Dabei ist stets an begleitendes anatomisches Anschauungsmaterial über die betreffenden Gebiete zu denken. Der Erfolg solcher Unterrichtung zeigt sich auch im Wissensstand der Helferin dem Patienten gegenüber.

8.6 Rückfragen der Helferin

Gerade in einem kleineren Betrieb ist die Frage ein bedeutendes Kommunikationsmittel. Sowohl in der Fortbildung wie auch in der

Verständigung des betrieblichen Alltags sind Fragen notwendig, und der Arzt muß deshalb erkennen lassen, daß er Fragen erlaubt, ja in einer Reihe von Situationen fordert.

An erster Stelle ist hier die Frage im Rahmen des Sicherheitssystems zu nennen. Wenn eine Helferin z. B. ein Medikament verabreichen soll, dann ist die Rückfrage zur Bestätigung des Mittels selbstverständlich möglich, bei nicht sicherem Verständnis der Verordnung zwingend. Das muß den Helferinnen auch ausdrücklich gesagt werden. Es ist Aufgabe des Arztes, Hemmschwellen hier gar nicht entstehen zu lassen.

Im Rahmen der Fortbildung sind die „rückkoppelnden" Fragen von Arzt und Helferinnen notwendig, um zu erkennen, ob die Informationen auch angekommen sind.

8.7 Die Dienstbesprechung

Es gibt verschiedene Formen: die Besprechung zu reinen Mitteilungszwecken, z. B. um geänderte Verwaltungsanweisungen mitzuteilen. Hierbei sind klare und präzise Angaben zu machen, ggf. mit schriftlichen Informationen oder Fotokopien.

> **Beispiel:**
> Änderungen der Gebührenordnung u. ä. Schriftlich den Orginaltext, der oft schwer verständlichen Verwaltungsanweisungen vorlegen.

Eine andere Dienstbesprechung hat den Zweck, ein Problem zur Debatte zu stellen, ohne daß sofort die Lösung parat liegt. Die Ansichten der einzelnen Mitarbeiter sollen gehört werden.

Besprechungen nach einem Ereignis: Gibt es einen Anlaß zu Lob und Dank, z. B. nach einer Renovierung unter Mitarbeit aller unter großem Einsatz oder nach einem extremen Anforderungsstoß, so findet eine gemeinsame Besprechung statt. Negative Anlässe sollten nur dann gemeinsam bearbeitet werden, wenn sie tatsächlich alle betreffen. Eigene Fehler sind natürlich in die Besprechung einzubeziehen („Ich sehe, ich habe mich darum zu wenig gekümmert," „Ich habe mich hier geirrt."). Das schadet der eigenen Autorität in keiner Weise, eher im Gegenteil. Bei Kritik ist immer zu versuchen, sie konstruktiv zu halten; die Helferinnen müssen dabei merken, daß der Hauptzweck der Kritik ist, die angemahnten Fehler in Zukunft zu vermeiden. Der Ton kann dabei durchaus ernst und energisch sein, aber niemals unbeherrscht oder gar kränkend.

Eine ernsthafte persönliche Rüge einer einzelnen Helferin darf nicht in Gegenwart anderer ausgesprochen werden. Auch in solchen Fällen ist auf die Zukunft hinzuarbeiten, auf künftige Vermeidung des Fehlers oder des beanstandeten Verhaltens. Immer muß dabei bedacht werden, ob die Fehler in mangelhafter Aufklärung oder ungenauen Anweisungen oder gar falschen Anordnungen ihren Grund hatten. Es ist selbstverständlich, daß die Persönlichkeit und das Ehrgefühl einer Helferin auf keinen Fall absichtlich verletzt werden dürfen, auch dann nicht, wenn wir berechtigt ärgerlich sind und eine Kündigung vorgesehen ist.

8.8 Im laufenden Betrieb

Auch im personellen Bereich lassen sich Praxisabläufe nicht bis ins letzte vorbereiten. Das Unvorhergesehene hat einen hohen Stellenwert.

> **Beispiel:**
> Ein Kollege erzählt mir bei einem Besuch hochbefriedigt, in seiner Praxis laufe alles optimal. Seine Frau brauche nicht mehr mitzuhelfen und könne sich jetzt anderen Dingen widmen. Vier Monate später schildert er die Szene völlig anders. Eine Helferin ist schwanger geworden. Eine andere habe einen neuen Freund, und seitdem sei sie unzuverlässig, arbeite wesentlich schlechter und sei häufig krank. Er habe jetzt erhebliche Schwierigkeiten, seine Praxis ausreichend personell auszustatten.

Der plötzliche personelle Engpaß – eine in der Praxis fast alltägliche Problematik. Ein größerer Betrieb, der es sich erlauben kann, wird vielleicht ein oder zwei Mitarbeiterinnen gewissermaßen auf Vorrat beschäftigen. Im normalen Personalspielraum einer Praxis ist das kaum möglich. Hat man jedoch keine personellen Reserven, kann schnell ein Punkt erreicht werden, an dem man seinen Leistungsbereich nicht mehr abdecken kann. Ideal sind „stille Reserven". Aber wo kann es stille Reserven in einer Praxis geben? Helferinnen, die z. B. wegen der Familie und den Kindern ausgeschieden sind, werden kurzzeitig wieder eingesetzt. Das setzt aber einen guten Kontakt auch nach dem Ausscheiden aus der Praxis voraus. Die zweite Praxisreserve können Teilzeitbeschäftigte sein. In den Arbeitsvertrag kann aufgenommen werden, daß bei akuten personellen Engpässen vorübergehend eine längere Arbeitszeit in Frage kommt. Diese Klausel wird oft besser angenommen als erwartet, v. a. weil dieser Umstand für die Mitarbeiterinnen einsehbar ist und für sie eine Teilzeitstelle schwerer zu bekommen ist als eine Vollzeitstelle. Aber Vorsicht! Die Helferin wird in dieser Sitation sehr genau aufpassen, ob sich der Praxisinhaber wirklich um neues Personal bemüht. Schnell taucht der Verdacht auf, es solle auf ihre Kosten Personal gespart werden. Daher sollte man Verabredungen für eine Vorstellung ruhig während der Sprechzeit über die Vermittlung der Helferinnen laufen lassen.

Ist ein längerfristiger personeller Engpaß zu erwarten, dann sind noch weitere Maßnahmen zu überlegen. Einmal kann man Leistungen einschränken, und zum anderen kann man Leistungen verlagern. Vor dem Einschränken von Leistungen sollte eine genaue Analyse der Arbeitsabläufe gemacht werden, um die eigentlichen Krisenpunkte zu klären. Ist die Praxis nach dem Prinzip der Funktionshelferin aufgebaut, kann man natürlich nicht einfach substituieren. Es wäre sträflich, den Ausfall der Röntgenhelferin nicht eingeplant zu haben. Macht nur eine Helferin Differentialblutbilder, kann man diese in einem Labor machen lassen (Leistungsverlagerung). Reine Büroleistungen lassen sich am leichtesten substituieren, sowohl durch Beschäftigung nichtärztlichen Personals (das nach kurzer Einarbeitung in jedem Fall auch für das Telefon eingesetzt werden kann), als auch durch Verlagerung solcher Leistungen nach außerhalb (Verrechnungsstellen, die die Rechnungserstellung und vielleicht auch die für die Steuer notwendige Bearbeitung übernehmen.) Hier müssen allerdings die Gesichtspunkte des Datenschutzes sorgfältig beachtet werden. Bei Rechnungserstellung durch eine privatärztliche Verrechnungsstelle ist die Einwilligung des Patienten bei der ersten Rechnung einzuholen. Auch für diese Verrechnungsstellen gilt die Verschwiegenheitspflicht nach § 203 Abs. 1 Satz 6 STGB (s. Anhang D).

Nichtärztliches Personal in einer Praxis muß in jedem Fall die deutsche Sprache in Wort und Schrift sicher beherrschen, sollte gut Schreibmaschine schreiben können und auch am Computer einsetzbar sein. Während bei ärztlichen Mitarbeitern Schwächen im Büro durch hervorragende Eignung im ärztlichen Praxisbereich ausgeglichen werden können, ist nichtärztliches Personal bei sprachlichen und büromäßigen Schwächen kaum einzusetzen. In diesen Situationen hat auch der Einsatz von Leiharbeit seine Berechtigung.

Auch innerbetrieblich personell können Krisensituationen unvermittelt auftreten.

Beispiel:
Eine Helferin erklärt dem Arzt: „Man hat mir .... entwendet." Oder es wird gar eine andere Helferin des Diebstahls bezichtigt. In dieser schwierigen Situation ist es einfach und richtig, zunächst einmal zu sagen: „Schauen Sie erst nochmals genau nach. Erinnern sie sich? Haben Sie das Vermißte vielleicht verlegt?"

Damit zeigen Sie auch, daß Sie sich mit dem Problem beschäftigen. Manchmal wird einfach zu schnell behauptet, es sei etwas entwendet worden, wenn es nur verlegt wurde. Aber im weiteren – Vorsicht! Selbst wenn sie tatsächlich an die Möglichkeit eines Vergehens denken: im Arbeitsrecht zählt nur ein beweisbares Vergehen. Wenn Sie einem Diebstahlvorwurf beipflichten oder ihn gar selbst erheben, können ihn aber nicht schlüssig beweisen, dann kann das üble juristische Folgen haben. Neben einer fristlosen Kündigung durch die Helferin oder einer abgewiesenen eigenen Kündigung mit all ihren Kosten droht die Abfindungszahlung. In der Regel wird ein Gericht die Wiederaufnahme der Arbeit nach prozessualer Auseinandersetzung für die beschuldigte Helferin nämlich für unzumutbar halten. Diese Überlegungen legen uns Vorbeugungsmaßnahmen nahe: Jede Helferin sollte einen eigenen, abschließbaren Schrank und damit für den Verschluß ihrer Sachen die Eigenverantwortung haben.

8.9 Krankheit des Arztes

Es wird vieles geplant und berechnet; man versucht, Zukunftsverläufe zu erschließen, aber ein ganz reguläres Ereignis wird nur marginal behandelt: die eigene Erkrankung und deren Auswirkungen auf Praxis- und Helferinnenplanung. Zwar wird wohl in den meisten Fällen eine Krankenversicherung und eine Krankentagegeldversicherung geschlossen. Und das ist sicher wichtig. Bei der Krankentagegeldversicherung sollten die Basiskosten der Praxis (Miete, Personalkosten) abgedeckt werden und außerdem (nach eigenen Wünschen gestaffelt) ein Beitrag zum eigenen Unterhalt. Dabei sind fast immer sogenannte Karenztage zu berücksichtigen, in denen noch keine Versicherungsleistung ausbezahlt wird. Die Krankentagegeldversicherungszahlungen an den Praxisinhaber sind steuerfrei. Sie werden hauptssächlich zur Bestreitung der laufenden festen Praxiskosten verwendet werden, also hauptsächlich für die Personalkosten. Die Beitragsleistungen des Arztes fallen allerdings nur unter die begrenzt abzugsfähigen Sonderausgaben; sie sind keine Praxiskosten, dafür aber besteht die zitierte Steuerfreiheit.

Aber eigentlich sollte die Planung der eigenen Erkrankung nicht mit dem Abschluß einer Versicherung beendet sein, sondern damit erst beginnen. Es sind dabei – je nach der Dauer der Erkrankung – verschiedene Fälle zu beachten:

a) Kurzerkrankung, z.B. eine Grippe, mit einer Dauer von einem bis maximal 10 Tagen. Eine wesentliche Beeinträchtigung des Betriebes wird hierdurch nicht zu erwarten sein. Aber wir sollten den Anfang des Szenariums betrachten. Wann tritt denn der Erkrankungsfall auf und wie? Wir wissen wie es ist, wenn wir uns im Initialstadium einer Erkrankung befinden, z.B. einer Grippe mit ansteigendem Fieber, mit Kopfschmerzen oder Magenschmerzen. Es ist ein ziemlich jämmerliches Gefühl, genau in diesem Moment seine Managementfunktion ausüben zu müssen. Anruf an die Praxis: „Ich bin erkrankt." Dann kommt sofort die Frage, wie lange die Erkrankung wohl dauern werde. In einer Gemeinschaftspraxis ist eine solche Krankmeldung natürlich leichter zu verkraften, wenn auch nicht ganz problemlos. Die Gründung von Gemeinschaftspraxen ist unter anderem auch bestimmt durch den Gedanken der problemlosen Urlaubs- und Krankenvertretung. Die zunehmende Spezialisierung des einzelnen Arztes in den Gemeinschaftspraxen führt aber wieder mehr dazu, daß bei Erkrankung eines Arztes auch hier ein ganzer Sektor ausfällt.

Planungsansatz für die Helferinnen: Für diesen Fall sollten gewisse routinierte Abläufe einsetzen. Als erstes Patienten, die möglicherweise bereits in der Praxis anwesend sind, informieren und umbestellen. Spielen generell schon Umgangston und Auftreten der Helferinnen eine wesentliche Rolle für das Image der Praxis, so hängt es in diesem Fall ganz allein vom Verhalten der Helferin ab, was die Patienten von der Praxis halten. Man sollte daher solche Dinge mit den Helferinnen proben. Man kann hierfür auch eine Merkkarte anlegen. Das hat den Vorteil, daß bei Personalwechsel sofort eine Grundanleitung vorhanden ist, an der sich auch eine neue Mitarbeiterin orientieren kann. Zuerst werden die Abbestellungen getätigt – zunächst für die absolut sichere Mindesterkrankungsdauer. Als nächstes, wenn dieser sehr personalintensive Vorgang abgeschlossen ist, sollten Ordnungsroutinen durchgeführt werden, z. B. das Durchsortieren von Karteikarten, Überprüfen der Ersatzteillisten u.a. Dann kann – in einer Einzelpraxis, je nach Personalbelegung – eine Phase eintreten, in der die Praxis deutlich mit Personal überbelegt ist.

Allgemeine Regel: Nie für längere Zeit zulassen, daß unbeschäftigtes Personal in der Praxis herumsteht und aus Mangel an Aufgaben zu reden anfängt; besser einzelnen Helferinnen mehr Freistunden geben; dazu einen Plan machen und die Freistunden aufzeichnen. Für das Praxisklima ist eine solche Regelung am günstigsten.

b) Erkrankung mit voraussehbarer mittlerer Dauer. Hier stellt sich natürlich sofort die Frage nach einer Vertretung (wobei die Dringlichkeit solchen Handelns fachspezifisch sehr verschieden ist). Persönliche Verbindungen – z. B. zur früheren Klinik – können die Vertretersuche erleichtern. Daß die fachlichen Voraussetzungen einer Vertretung geklärt sein müssen, ist selbstverständlich (Approbation und Facharztunterlagen!). Notfalls Anruf bei der Kassenärztlichen Vereinigung. Auch diese Ausfallsperiode läßt sich wohl am leichtesten in einer Gruppenpraxis überwinden. Erfahrung mit eigener Erkrankung mag durchaus Auslöser sein für den Entschluß zur Bildung einer Gemeinschaftspraxis.

8.10 Dauernde Arbeitsunfähigkeit und Tod des Arztes

Der Tod des Praxisinhabers – ebenso wie die dauernde Arbeitsunfähigkeit – sind Ereignisse, die durchaus in die Praxisplanung gehören, im Todesfall ohnehin, wenn Angehörige vorhanden sind, die sich dann um die Hinterlassenschaft kümmern müssen.

Bei einer Gemeinschaftspraxis wird dabei das Schwergewicht der Problematik im Geltendmachen von Ansprüchen gegenüber den weiterführenden Ärzten bestehen. Handelt es sich um eine von einem einzelnen Arzt geführte Praxis, dann spielt auch der personelle Sektor eine erhebliche Rolle. Im Gegensatz zu dem Fall, daß der Arbeitnehmer stirbt, endet das Arbeitsverhältnis nämlich nicht mit dem Tod des Praxisinhabers; es geht auf die Erben über, auch dann, wenn sie die Tätigkeit des Verstorbenen gar nicht ausführen können.

Zwei mögliche Varianten:

a) Die Praxis wird weitergeführt und damit werden auch die Mitarbeiterinnen übernommen. Die Helferin kann der Übernahme allerdings widersprechen. Umgekehrt ist eine Kündigung allein wegen einer Praxisabgabe durch den Praxiserwerber oder Veräußerer nicht möglich (§ 613a Abs. 4 BGB).

b) Praxen (v. a. älterer Ärzte), bei denen die Auflösung nach dem Tod von vornherein feststeht. Hier ist die allererste Aufgabe, die Kündigungsfristen einzuhalten (am besten auch hier die schriftliche Form). Ein Arzt sollte bei seinen letzwilligen Verfügungen Anweisungen hinterlassen, die die Probleme der Praxisauflösung bzw. -nachfolge erklären und Lösungsvorschläge anfügen.

8.11 Ersatzteilverwaltung

Für den reibungslosen Ablauf der Praxis ist die Verwaltung der Ersatzteile eine wichtige Aufgabe der Helferinnen.

Es sollten eine oder mehrere Listen der Ersatzteile mit genauer Bezeichnung der Einzelteile angelegt sein. Die Angaben müssen einwandfrei und stets auf dem neuesten Stand sein, damit sie auch für Nachbestellungen jederzeit brauchbar sind. Vor allem durch den raschen Modellwechsel bei der Geräteindustrie könnte es sonst bei Bestellungen zu Mißverständnissen kommen. Neben der Bezeichnung muß ebenso sorgfältig über die Anzahl Buch geführt werden. Der Grundgedanke muß sein, daß jede beliebige Mitarbeiterin, auch wenn sie neu in der Praxis ist, aus dieser Liste das Gerät und die Lokalisation des Ersatzteils entnehmen kann. Häufig treten Gerätestörungen in den ersten Stunden nach einer längeren Betriebsunterbrechung auf. Daher gehört die Funktionsprüfung aller Geräte zu den besonderen Aufgaben der Helferinnen nach einem Urlaub. Der Arzt sollte sich die Ersatzteilliste in gewissen Abständen zeigen und erklären lassen.

8.12 Hygiene in der Praxis

Im Rahmen der Fürsorgepflicht für die Mitarbeiterinnen muß der Praxisinhaber alles tun, was vernünftig und möglich ist, um Infektionen zu verhindern. Beim Umgang mit Blut und Serum kommt es v. a. auch auf die Vermeidung von Hepatitis-epidemica und von AIDS-Infektion an. Dazu gehört die zur Verfügungstellung der erforderlichen Schutzvorrichtungen und eine ausdrückliche Belehrung über die Infektionsmöglichkeiten. Tritt ein Risikofall ein – z. B. durch eine Verletzung mit einer Injektionsnadel oder einem kontaminierten Instrument, dann ist der Arbeitgeber insofern entlastet, als es sich um einen Arbeitsunfall handelt. Erhält er hiervon Kenntnis, hat er die Arbeitnehmerin darauf hinzuweisen, daß zur Beweissicherung gegenüber der Einrede einer bereits bestehenden Infektion die Durchführung eines AIDS-Tests zu empfehlen ist.

Bei der Einstellung darf normalerweise nicht nach einer AIDS-Infektion gefragt werden. Dagegen darf man sich nach einer Erkrankung erkundigen. Hat der Beschäftigte keinen besonderen Kündigungsschutz, so ist die Kündigung eines HIV-Infizierten oder -Erkrankten rechtlich möglich. Besteht dagegen ein Kündigungsschutz, ist die Infektion oder Erkrankung kein alleiniger Kündigungsgrund.

Große Probleme könnten entstehen, wenn bei einer HIV-Infizierten die anderen Mitarbeiterinnen nicht mehr zu einer Mitarbeit bereit sind.

8.13 Einrichtungen für die Helferinnen

Die Ausrüstung der speziellen Arbeitsbereiche der Helferinnen bedarf besonderer Sorgfalt. In der Zone der Anmeldung wird man sich ohnehin Genaueres zur Gestaltung überlegen. Dies ist ja die Visitenkarte der Praxis. Eine gekonnte Gestaltung wird nicht nur die Patienten, sondern auch die Helferinnen positiv beeinflussen. Aber auch die Funktionen müssen durchdacht werden. Ein wesentlicher Punkt sind hier die Sitzgelegenheiten für die Helferinnen. An das Sitzen werden präzise Forderungen gestellt, nicht zuletzt aufgrund des zunehmenden Einsatzes von Computern in der Praxis. Die Arbeit am Computer beansprucht Schulter-, Hals- und Rückenmuskulatur durch die stereotypen Bewegungen außerordentlich. Die Stühle sollten individuell verstellbar sein.

Der nächste Punkt ist die Organisation des büromäßigen Ablaufs. Hier sollte man aufbauen und ändern im engen Kontakt mit den Helferinnen, denn es ist ja ihr Arbeitsplatz. Vorschläge zur Rationalisierung sollten erwünscht sein und auch dann eingehend besprochen werden, wenn man selbst anderer Ansicht ist. Und man muß auch bereit sein, die eigene Ansicht zu ändern, wenn ein anderer Vorschlag besser ist. Die Position des Computers, die Licht- bzw. Beleuchtungsverhältnisse, die Frage, ob der einzelne Arbeitsplatz rechts- oder linksbündig angelegt wird – all das spielt eine Rolle.

Von besonderer Bedeutung ist der Sozialraum, der persönliche Bereich der Helferinnen. Durch die Ausstattung kann der Arzt die Praxis für seine Mitarbeiterinnen attraktiv machen und zeigen, daß er sich auch über die Einrichtung Gedanken macht. Wenn eine

Mitarbeiterin ihre Dienstzeit von früh bis abends hat, braucht sie einen Platz, an dem sie sich in der Pause ausruhen, entspannen und auch etwas essen kann. Daß eine Mitarbeiterin in ihren Arbeitspausen nach Hause gehen kann, ist die Ausnahme. Meist ist der Weg zur Praxis hierfür zu lang. Unbedingt sollte Gelegenheit bestehen, Kaffee oder Tee zu kochen. Tisch und Stühle, ein Eisschrank und eine kleine Spüle vervollständigen die Ausrüstung. Der Sozialraum darf Patienten nicht zugänglich sein; vorteilhaft ist, wenn er etwas abseits liegt, am besten auch von den Praxisgeräuschen etwas abgekoppelt. Ausstattung und Abgeschlossenheit vom eigentlichen Praxisbetrieb sind wichtiger als die Größe des Raumes. Die Mitarbeiterinnen werden auch Gegenstände hier abstellen, die sie in den Pausen kaufen und nach Dienstschluß mit nach Hause nehmen. Wenn er sich im Sozialraum aufhält, sollte sich der Arzt dort als Gast und nicht als Hausherr fühlen.

8.14 Die Übergabe der Praxis

Wann ist der richtige Zeitpunkt, den Mitarbeiterinnen mitzuteilen, daß die Praxis an einen Nachfolger übergeben wird? In jedem Fall muß vorher die vertragliche Regelung der Übergabe abgeschlossen sein. Die vorzeitige Bekanntgabe der Verhandlungen könnte – falls die Übergabe nicht zustande kommen sollte – ungünstige Auswirkungen auf die Praxis haben: auf Patienten, die eine Kontinuität der Behandlung gefährdet sehen und dadurch wechselbereiter werden und auf die Helferinnen, die ihren Arbeitsplatz plötzlich in Frage gestellt sehen.

Sind aber die vertraglichen Bedingungen geregelt und unterschrieben, dann haben die Helferinnen auf jeden Fall den Anspruch, als erste informiert zu werden; zu diesem Zeitpunkt kann man ihnen auch erklären, wie die Praxis weitergeführt wird.

Vorschlag: Wir teilen die Tatsache der Praxisübergabe den Mitarbeiterinnen bei einem gemeinschaftlichen Essen mit. Dabei sind beide Seiten anwesend – Übergebender und Übernehmender. Die auf die Mitteilung sofort kommenden Fragen lassen sich unter solchen Umständen zwanglos und individuell beantworten.

8.15 Die Helferin als Kostenfaktor

Ein Gespräch am Rande eines Kongresses: zwei Ärzte, die sich anhand von Sachfragen kennenlernten, debattieren bei einer Tasse Kaffee in der Cafeteria. Natürlich wird auch über die finanziellen Probleme einer modernen Praxis diskutiert. „Was kostet Sie eine Helferinnenstunde?" ist die einleitende Frage zu diesem Thema. Antwort: „Meine beste Helferin bekommt weit über Tarif 4500 DM. Sie ist aber weitgehend selbständig und bestens ausgebildet. Die nächste ..."

Der Gesprächspartner unterbricht: „Ich meine nicht die Gehälter Ihrer Angestellten, ich meine die Helferinnenstunde." „Was meinen Sie damit? Wenn ich es auf die Stunde ausrechnen will, dann muß ich es halt durch die Stunden im Monat teilen, aber das nützt doch nichts." „Nein, Sie haben mich falsch verstanden. Ich meine nicht den Stundenlohn, sondern ich meine die Berechnung aller Kosten, die durch die Beschäftigung einer Helferin verursacht werden."

Kurzes Nachdenken.

„Sie meinen also auch Raum, Berufskleidung, Reinigung, Ausstattung und so weiter?" „Ja, das meine ich, und ich halte es für sehr wichtig, aber das zu beziffern, ist mir bisher nie recht gelungen."

Dies Gespräch beschreibt ein zentrales Problem der Betriebswirtschaft im Bereich der Kostenrechnung und damit auch der Kostenrechnung im ärztlichen Betrieb. So sehr wir gern wüßten, was eine solche „Stunde" kostet, um verläßliche Planungsgrößen zu haben, so gelangen wir rasch an Grenzen, die wir nicht überwinden können. Das Problem ist die Frage der Zurechenbarkeit eines Kostenfaktors. In einzelnen Fällen, wenn Abgrenzungen möglich sind, läßt sich das noch einigermaßen durchführen. Ein Zahnarzt stellt einen Zahntechniker an, der in 2 zusätzlich angemieteten Räumen arbeitet. Ein Augenarzt baut in der gleichen Weise eine orthoptische Abteilung auf, mit einer Helferin, die ausschließlich in diesem Sektor tätig ist. Hier bestehen für die Personalkosten am ehesten überschaubare Verhältnisse, die zu dem Entschluß führen können, so etwas einzurichten oder als unrentabel zu unterlassen. Aber schon in diesem Falle werden Nebenwirkungen auf die gesamte Praxis nicht miterfaßt, wie Verbesserung des Rufs der Praxis, wenn sie zusätzliche Leistungen anbietet und damit mehr Patienten anzieht, die diese Sonderleistungen eventuell gar nicht in Anspruch nehmen.

Im Normalfall, wenn sich die Kosten des Einsatzes einer einzelnen Person nicht so genau abschätzen lassen wie in den obigen Beispielen, ist die Umlegung als gesamtwirksamer Kostenfaktor noch schwieriger – sie ist einfach in dieser Form unmöglich.

Man muß das nur durchdenken: Wenn ich von 4 Helferinnen eine entlasse, dann sinken die reinen Lohnkosten um diesen Anteil. Die Miete wird die gleiche bleiben, auch die übrigen Nebenkosten werden kaum beeinflußt, der Sozialraum bleibt der gleiche Kostenfaktor wie vorher. Umgekehrt sinkt die Leistungsfähigkeit der Praxis. Es sind weniger Helferinnen da, um die Patienten zu betreuen. Die personelle Flexibilität des Betriebes ist geringer. Aber auch das stimmt nur, wenn die Helferinnen voll ausgelastet waren. Waren sie das nicht oder gar unterfordert, dann steigt in Wirklichkeit die Leistungsfähigkeit der Praxis, nicht nur von der Kostenseite, sondern weil eine unterforderte Arbeitskraft natürlicherweise auch in der Arbeitsleistung nachläßt. Welcher Schluß ist aus diesen Überlegungen zu ziehen? Die Kosten für eine Helferin sind ein Teil aus einem komplexen Beziehungsgeflecht und lassen sich nicht einfach isoliert betrachten. Aber in Wirklichkeit ist das gar nicht ausschlaggebend. Entscheidend ist vielmehr, aufgrund solcher Überlegungen ein Verständnis für die Zusammenhänge zu gewinnen, zu lernen, daß alle Nebenfaktoren zu berücksichtigen sind und nicht nur der reine Lohnbetrag als Kostenfaktor zu werten ist. Nach dieser Einsicht sind wir auch bereit für ein aktives Management unseres ärztlichen Betriebs.

8.16 Die Schweigepflicht

Die Verschwiegenheitsverpflichtung oder Schweigepflicht der Arzthelferin (oft als „Arztgeheimnis" bezeichnet) besteht grundsätzlich für alle Mitarbeiterinnen in einer ärztlichen Praxis. Sowohl mithelfende Familienangehörige als auch die Reinigungskraft sind in diese Verpflichtung einzubinden, ebenso kurzfristige Aushilfskräfte. Daß eine Schweigepflicht besteht, wissen nicht nur die geprüften Arzthelferinnen, sondern auch alle sonstigen Mithelfenden und neu Auszubildende haben in der Regel schon eine Vorstellung davon. Was aber häufig fehlt, sind genauere Kenntnisse über den Inhalt und den Geltungsbereich dieser Schweigepflicht.

Es sind daher alle Helferinnen über diese Verpflichtung zu belehren, grundsätzlich auch dann, wenn eine erfahrene Helferin aus einem anderen Anstellungsverhältnis neu in die Praxis eintritt. Die Belehrung braucht in diesem letzteren Fall nicht so ausführlich zu sein wie beispielsweise bei einer neu Auszubildenden.

Am besten erklären wir die zentrale Bedeutung der Schweigepflicht in Form eines Unterrichts. Umfang und Geltungsbereich sind am besten in Beispielen zu erklären.

Beispiel:
„Stellen Sie sich vor, Ihre Mutter kommt in die Praxis zur Untersuchung. Im Wartezimmer trifft sie ihre Nachbarin. Als die Nachbarin später zur Untersuchung und Behandlung ins Sprechzimmer kommt, fragt sie den Arzt: ‚Was fehlt denn der Frau N.? Das würde mich interessieren, ich bin die Nachbarin, wir stehen gut miteinander; nur damit ich vielleicht helfen kann.'

Es kann einfache Neugier sein, die Sucht, über alles informiert zu sein, es kann nur einfach so gefragt sein, es kann tatsächlich der Gedanke an Hilfe sein – die Begründung für diese Frage ist gleichgültig. Die selbstverständliche Antwort wird sein: ‚Es tut mir leid, aber über die Diagnose eines anderen kann und darf der Arzt und keine seiner Mitarbeiterinnen Auskunft geben.' Sie sehen: so wollte jemand – vielleicht durchaus ohne bösen Willen – persönliche Gesundheitsdaten erfahren. Und das darf nicht sein. Wenn die Nachbarin Ihre Mutter fragt, und sie antwortet ihr, dann ist das etwas ganz anderes. Die Information kommt freiwillig und bewußt von der Betroffenen.

Auch Sie als Helferin würden das energisch beanstanden, wenn Gesundheitsdaten eines Angehörigen oder von Ihnen selbst jedermann ohne weiteres zugänglich wären. Daher wird ein anderer Arzt, bei dem Sie behandelt werden, Ihrem arbeitgebenden Arzt auch keine Auskunft über Ihre Untersuchungsergebnisse geben, wenn Sie dies nicht ausdrücklich wünschen."

Zur didaktischen Technik: Wenn eine zu erläuternde Situation geschildert werden soll, und es besteht die Möglichkeit, die Helferin in die Rolle der Betroffenen zu versetzen, dann ist das gut. Die Rechtfertigung des verlangten Verhaltens ist dadurch viel leichter zu erklären.

Dann sollte man einige Grundlagen vermitteln.

Eine Diagnose an sich ist kein Geheimnis. In jeder Buchhandlung, die medizinische Literatur vorrätig hat, kann man hunderte von Diagnosen lesen. Im Unterricht über die Schweigepflicht ist zu fragen, was dann den schützenswerten Tatbestand schafft.

Wir hören uns die Antworten der Helferinnen an und geben erklärende Kommentare entweder bestätigende, wenn eine Mitarbeiterin den richtigen Sachverhalt beschrieben hat, oder richtigstellende.

Entscheidend für die Schweigepflicht im Sinne des Datenschutzes ist die Zusammenführung von Diagnose oder anderen Angaben und Personaldaten und dadurch die Möglichkeit zur Identifikation. Je nach dem medizinischen Spezialgebiet wird man besonderen Wert auf fachspezifische Umstände legen. So bei einer gynäkologischen Praxis die Verschwiegenheit im Zusammenhang mit einer Schwangerschaft. Ein besonderer Fall wird dabei die AIDS-Infektion sein. Praxisintern ist hier besondere Vorsicht beim Kontakt mit Körpersekreten erforderlich. Dagegen dürfen über die Tatsache der Infektion einer bestimmten Person keinerlei Informationen weitergegeben werden.

Auch muß man darauf hinweisen, daß die Personaldaten an sich bereits schützenswert sind.

Gesetzlich wird die Verschwiegenheitspflicht im Strafgesetzbuch (§ 203 StGB) geregelt. Außerdem besteht noch das Zeugnisverweigerungsrecht, das den Helferinnen ebenfalls zu erklären ist. Es stützt sich auf § 53 der Strafprozessordnung (STPO), wobei für die Mitarbeiterinnen noch ergänzend § 53 a STPO heranzuziehen ist.

Die einschlägigen Gesetzesbestimmungen sind in Anhang D auszugsweise wiedergegeben.

Vorschlag: Neben einer besonderen Verpflichtungserklärung (s. Beispiel S. 99) zur Schweigepflicht werden die Texte dieser gesetzlichen Regelungen der Helferin übergeben. Man lasse sich

Verpflichtungserklärung zur Verschwiegenheit in einer ärztlichen Praxis

Ich bin heute von meinem Arbeitgeber ausdrücklich über meine Verschwiegenheitspflicht belehrt worden.

Es ist mir damit bekannt, daß meine Verpflichtung zur Verschwiegenheit alle Vorgänge oder Tatsachen umfaßt, die ich in meiner Tätigkeit als Mitarbeiterin in der Praxis erfahre.

Mir ist des weiteren bekannt, daß ich niemand praxisfremdem Zugang gewähren darf zu Informationen, weder Personaldaten noch Diagnosen oder Befunden. Ganz besonders unterliegen der Verschwiegenheitspflicht alle Informationen, bei denen Befund, Diagnose und Personalien zusammengeführt sind. Das sind vor allem Karteikarten, Arztbriefe und analoge Inhalte, die auf dem Computer abgespeichert sind.

Der Schlüssel der Praxis ist meiner besonderen Obhut anvertraut.

Ich bin nicht befugt, Diagnosen an irgend eine Person weiterzugeben, auch nicht an den Patienten selbst, wenn er diese noch nicht durch den Arzt erfahren hat.

Die Pflicht zur Verschwiegenheit gilt gegenüber beliebigen Personen, auch gegenüber Verwandten, z. B. den Eltern, Geschwistern oder dem Ehemann.

Ich weiß, daß ich mich in Zweifelsfällen an meinen Arbeitgeber wenden kann.

Diese Verpflichtungen bestehen auch über das Ende des Arbeitsverhältnisses hinaus. Ebenso gilt die Verpflichtung auch über den Tod eines Patienten hinaus.

Eine Zusammenstellung der gesetzlichen Bestimmungen habe ich zu meiner weiteren Information erhalten.

Ort............ , den   Unterschrift der Helferin

(Ein unterzeichnetes Doppel dieser Verpflichtung erhält der Arbeitgeber)

ein Duplikat der Verpflichtungserklärung unterschreiben. Ein solches Vorgehen ist auch in den anwaltlichen Berufen üblich. Vorgänge wie das Unterschreiben einer Verschwiegenheitserklärung haben eine Doppelfunktion. Der Praxisinhaber will sich in jedem Fall gegen den Vorwurf einer ungenügenden Information schützen, wenn es bei Verletzung der Schweigepflicht wirklich zu Problemen kommen sollte, denn die erste Einrede wird sein, der Arzt habe nicht genügend informiert. Aber ebenso bedeutsam ist die Auswirkung des Vorgehens an sich: Wenn eigens etwas unterschrieben wird, dann erkennt eine Mitarbeiterin daran, daß dies dem Praxisinhaber wirklich wichtig ist. Hierdurch wird also Verstößen gegen die Schweigepflicht nach der Belehrung zusätzlich am besten vorgebeugt. Da diese Unterrichtung praktisch am Anfang des Dienstverhältnissess steht, werden eine so vorbereitete Belehrung und die beigegebene Dokumentation den Eindruck eines gut geführten Betriebes vermitteln. Für die Auszubildende ist es ein wichtiger Anfangseindruck von ihrem Chef als Ausbilder.

Einige weitere Gesichtspunkte des Vertrauensschutzes sind noch anzuführen.

Eine Helferin besitzt in der Regel einen Schlüssel und damit ungehinderten Zugang zur Praxis zu jeder Tages- und Nachtzeit. Das setzt ein erhebliches Verantwortungsbewußtsein voraus. Sie muß wissen, daß sie in Abwesenheit des Arztes außerhalb der Betriebszeiten keinem Fremden Zugang zur Praxis verschaffen darf (keine Weitergabe des Schlüssels, der sicher aufbewahrt werden muß). Ist schon über Karteikarten und Arztbriefe ein leichter Zugriff zu persönlichen Informationen möglich, so gilt dies noch mehr in bezug auf Datenverarbeitung, kann doch eine versierte Person in kurzer Zeit eine Vielfalt von Informationen über den Computer abrufen. Dies muß jeder Helferin ausdrücklich erklärt werden, und es muß erwähnt werden, daß Disketten ebenfalls unter den Datenschutz fallen.

9 Die Person der Helferin
Sondersituationen einzelner Helferinnen

9.1 Die Wiedereinsteigerin

Hierunter versteht man eine Bewerberin um eine Mitarbeiterinnenstelle, die den Beruf für eine nennenswerte Zeit unterbrochen hat, z. B. eine verheiratete Frau, deren Kinder inzwischen größer geworden sind, oder eine geschiedene Frau – ohne oder mit (meist noch kleinen) Kindern. Im letzteren Fall ist dann die finanzielle Motivation ausschlaggebend, während oft, wenn die Kinderbetreuungszeit vorüber ist, der Wunsch nach beruflicher Ausgleichstätigkeit im Vordergrund steht.

Der berufliche Wiedereinstieg ist nicht problemlos. Meist sind solche Kräfte etwas älter als der Durchschnitt des Teams. Zudem entwickeln sich die modernen Techniken so rasch, daß unweigerlich ein Informations- und Handhabungsdefizit besteht. An Arbeitsbereitschaft mangelt es gewöhnlich nicht. Schon beim Einstellungsgespräch sollten bestimmte Fragen besprochen werden, etwa ob der erneute Berufsanfang im Konsens mit dem Ehepartner stattfindet. Außerdem ist zu klären, wer das Kind/die Kinder im Erkrankungsfall versorgt. Ist die Einstellung einer solchen Kraft vorgesehen, sollte der Praxisinhaber vorher mit seinen Helferinnen sprechen, um ein möglichst reibungsloses Einfügen der neuen Mitarbeitern in das Team zu gewährleisten.

Am empfindlichsten sind die Helferinnen, wenn die neue Kollegin nach kurzer Eingewöhnung nicht die üblichen Grundleistungen erbringt: Telefon, Computer, Einbestellung und Patiententransfer über die verschiedenen Räume. Natürlich gibt es in solchen Fällen oft große Leistungsunterschiede. Wenn sich die neue Helferin rasch einarbeitet, eine gute Leistung und gleichbleibende Freundlichkeit zeigt, wird sie schnell Anerkennung finden.

Vorschlag: Die Wiedereinsteigerin bitten, sich vorzubereiten und den büromäßigen Teil (Schreibmaschinenbedienung, Computer) möglichst vorher zu üben. Möglichst keine Minderwertigkeitsgefühle aufkommen lassen, auf keinen Fall zeigen. Nicht zuviel von der Familie sprechen, bevor die Einarbeitung gelungen ist

9.2 Die Überqualifizierte

Es ist am besten, wenn die Wunschvorstellung eines Berufes mit dem tatsächlich ausgeübten Beruf übereinstimmt. Wenn eine Bewerberin überqualifiziert ist oder sich selbst so fühlt, ist das in vielen Fällen kein guter Einstieg. Es besteht die Gefahr, daß sie ihre Stelle nur als Zwischenstufe betrachtet. Die latente Unzufriedenheit mit der Lebenssituation teilt sich leicht auch anderen Mitarbeiterinnen mit, zumindestens erschwert solch eine Haltung die Zusammenarbeit. Ganz anders ist es, wenn eine Frau während des Studiums eine Stelle in einer Praxis annimmt, um sich finanziell aufzubessern (s. S. 11).

Aber die Bezahlung ist nicht alles. Mitarbeiterinnen haben ein großes Bedürfnis nach Identifikation mit dem Arbeitsplatz. Der Arbeitsplatz hat auch einen Ruf, und dies spielt für die soziale Stellung der Mitarbeiterin zu Hause eine Rolle, besonders in kleineren Orten oder in der Randgemeinde größerer Ortschaften, wenn die Mitarbeiterin dort wohnt.

9.3 Die gekündigte Helferin – die Helferin, die gekündigt hat

Die Helferin, die noch in der Praxis mitarbeitet, bei der aber die Beendigung des Arbeitsverhältnisses bereits feststeht, bedarf eines besonderen Augenmerks. Wesentlich ist hier der Umstand, daß die Betroffene in unserer Praxis keine berufliche Zukunft hat und dies auch weiß. Trotzdem ist sie, solange sie noch in der Praxis arbeitet, ein Mitglied unseres Teams. Sie wird in den Arbeitspausen möglicherweise anders über uns reden, und das kann die übrigen Mitarbeiterinnen beeinflussen. Ist die Kündigung von der Arbeitnehmerin ausgegangen, sollte man sie jetzt nicht plötzlich links liegen lassen. Und auch, wenn einer Helferin gekündigt wurde, sollte man für den Rest des Arbeitsverhältnisses unverändert korrekt und freundlich sein. Es ist naheliegend, daß eine gekündigte Mitarbeiterin negative Aussagen über den Arbeitgeber macht. Wenn Sie weiterhin freundlich zu ihr sind, macht das ein solches Verhalten viel schwerer, und auch die übrigen Mitarbeiterinnen sind dadurch für negative Stimmungsmache weniger anfällig.

Ein wichtiges Kriterium für die eigene Verhaltensweise ist, ob frühere Helferinnen die Praxis später wieder aufsuchen, vor allem, wenn sie am Ort geblieben sind.

9.4 Die uninteressierte Helferin

Sie verzeichnen bei einer der Helferinnen eine offenkundig ungenügende Leistung. Sie haben bisher keinen Anhalt, daß die Helferin zu einer befriedigenden Leistung nicht in der Lage sei. Es sind auch keine Erkrankungen vorhergegangen. Die Einordnung in das Team scheint unproblematisch, jedenfalls haben sie bisher nichts von besonderen Spannungen bemerkt.

Vorgehen: Die Helferin über mehrere Tage bewußt beobachten. Wenn möglich, sich nach dem Umfeld erkundigen; gibt es Probleme außerhalb der Praxis – Erkrankungen im Familienbereich, anhängige Scheidung oder Trennung vom bisherigen Partner? Wenn sich hier keine klärenden Gesichtspunkte ergeben, sollten Sie mit dieser Helferin sprechen, und zwar freundlich (lösungsorientiert, nicht schuldzuweisend), ihr sagen, daß Sie glauben, sie sei in der Praxis so nicht recht zufrieden. Ob das stimme, und wenn ja, wo sie die Ursache dafür sehe. Beenden Sie ein solches Gespräch in jedem Fall verbindlich und alle Wege offen haltend. Die folgenden Tage sind wichtig. Können Sie erkennen, daß die Helferin nun versucht, sich anders zu verhalten? – Es kann sein, daß Sie bei der Mitarbeiterin eine depressive Stimmungslage bemerken. Ohne Klärung der Ursachen hilft das aber nicht weiter. Nach einer gewissen Zeit kann man einen neuen Gesprächsversuch machen. Bleiben Ihre Anregungen wiederum ohne Wirkung, muß an die Kündigung der Helferin gedacht werden. Es kann ja durchaus sein, daß diese Helferin nur mit Ihnen persönlich nicht zu Rande kommt. Auffällig wäre, wenn sie öfter von den Verhältnissen in ihrer früheren Praxis schwärmt. Man kann den Aufhebungsvertrag vorschlagen. Falls ein Zwischenzeugnis verlangt wird (s. S. 166) sollte man sich den Inhalt allerdings genau überlegen.

9.5 Die tadellose Helferin

Wenn man Pobleme im Umgang mit Mitarbeiterinnen schildert, könnte leicht der Eindruck entstehen, als gäbe es in dieser Beziehung nur Probleme. Erfreulicherweise ist dies aber gar nicht der Fall. Man kann fast sagen, daß das problemlose Arbeitsverhältnis eher der Normalfall ist. Die meisten Beschäftigten sind von der Ausbildung her und im Praxisverhalten tadellos. Das Problem ist manchmal nicht die Helferin, sondern der Arzt. Erkennt er positives Verhalten und die erbrachte Leistung ausreichend an? Er muß unbedingt zeigen, daß er Leistung wahrnimmt und anerkennt. Hat er nicht während seiner Klinikzeit, wenn er sich sehr eingesetzt hat, selbst gehofft, der Vorgesetzte werde dies bemerken? Eine Geste, ein paar anerkennende Worte über Verhalten oder auch medizinische Fähigkeiten helfen auch Ihrer Mitarbeiterin, mit dem täglichen Stress leichter fertig zu werden.

> **Beispiel:**
> Ein Patient schimpft und beklagt sich an der Anmeldung. Sie hören dies und bekommen die Szene durch eine offene Tür mit. Die Redeweise des Patienten grenzt an Beleidigung. Sie wissen, daß der Patient Hypertoniker, leicht erregbar ist. Die unerschütterliche, gleichbleibende Freundlichkeit der Helferin bringt ihn dazu, langsam ruhiger, ja umgänglich zu werden. In seinem Zustand kommt dies fast einer Entschuldigung gleich. Die Helferin hat die unangenehme Situation hervorragend entschärft.
>
> *Vorschlag:* Danach der Helferin sagen, daß sie sich in einer schwierigen Situation ausgezeichnet verhalten hat. Das Lob entspannt auch sie, die sich sicher sehr beherrschen mußte.

Wenn sich Anerkennung ausschließlich auf dem Gehaltskonto auswirkt, dann genügt das nicht. Darüber hinaus spielt das Klima der Praxis für die einzelne Mitarbeiterin eine erhebliche Rolle. Und Sie selbst sollten den „atmosphärischen" Einfluß Ihrer Persönlichkeit nicht unterschätzen.

9.6 Häufige Erkrankungen

Wenn eine Helferin häufig krank ist, ohne daß ein besonderer Grund ersichtlich ist, wenn sie auffallend oft an Freitagen und Montagen fehlt, sollte eine Besprechung stattfinden. Sie können wie folgt beginnen: „Fühlen Sie sich nicht wohl in unserer Praxis? Oder haben Sie irgendwelche Probleme? Mir fallen nur Ihre häufigen Erkrankungen auf. Ich schätze Sie eigentlich als Mitarbeiterin." (Damit ist ohne Pression angedeutet, daß, wenn sich das Verhalten nicht ändert, sich das Arbeitsverhältnis allerdings ändern könnte.)

Bestehen die Ausfallzeiten ohne ersichtlichen Grund weiter, dann kann – und bei einem Betrieb mit Kündigungsschutz muß – die Abmahnung folgen. Danach, als letzter Schritt, die Kündigung.

Ein wichtiger Unterschied ist, ob das Helferinnenteam das Verhalten der zu beanstandenden Helferin deckt, oder ob es von den übrigen Helferinnen auch schon bemängelt wird. Im letzteren Fall kann die Situation entstehen, daß gesagt wird: „Der läßt er alles durchgehen" – womit die Tolerierung des Fehlverhaltens als Bevorzugung ausgelegt wird.

Es kommt auch häufiger vor, daß aus Motivationsmangel (nicht aus Unvermögen) zu langsam gearbeitet wird.

Vorschlag: Versuchen Sie, die Helferin an den medizinischen Problemen der Praxis zu interessieren. Lassen Sie sie z.B. bei den verschiedenen Formen der Endoskopie hereinschauen. Verwenden Sie im Unterricht Praxisbeispiele (z. B. mit Bilddemonstrationen oder Fallbesprechungen) und sprechen Sie diese Helferin besonders an.

Falsche Reaktion: Abschieben in den reinen Büroteil.
Richtig ist die Motivationsförderung:
a) fachlich – durch medizinische Information (auch Filme oder Videotechnik verwenden); Helferinnen sind meist jünger und

somit für die Darbietung von Lehrinhalten durch die modernen Medien sehr aufgeschlossen;
b) ertragsorientiert – durch Erläuterung der Kostenstruktur; man erklärt, daß die für die Helferinnen so günstigen Arbeitsbedingungen nur gehalten werden können, wenn z. B. die privatorientierte Strukur der Praxis erhalten bleibt. Erklären, welche Bedeutung die Haltung bzw. Einstellung der Helferinnen für den Betrieb hat.

9.7 Mangelnde Motivation aller Helferinnen

Wenn der Motivationsmangel nicht durch Unverträglichkeit der Helferinnen untereinander bedingt ist, muß man zuerst die Ursache bei sich selbst und in der eigenen Betriebsführung suchen.

Oft sind es Kleinigkeiten oder unbeabsichtigte Fehler, die das Betriebsklima erheblich stören können.

> **Beispiel:**
> Eine Helferin sieht schlecht aus, hustet auffällig oder hat offenkundig eine beginnende Grippe.
> *Vorschlag:* Zeigen Sie, daß Sie das bemerken. Ein paar teilnehmende Worte, eine Frage nach dem Befinden gibt der Betroffenen das Gefühl, nicht nur eine Arbeitsmaschine zu sein, sondern Mitglied eines Teams, das gemeinsam eine Aufgabe erledigt. Frühzeitig bei Erkrankungsbeginn mit der Arbeit aufzuhören, bedeutet meist kürzere Erkrankungszeiten. Dies empfiehlt sich auch für den Arzt selbst. Bleiben wir bei dem Beispiel eines beginnenden grippalen Infektes. Neben der Fürsorge für die Helferin sprechen auch sachliche Gründe dafür, sie nach Hause zu schicken: die Möglichkeit, daß noch mehrere andere die Grippe „aufschnappen", wird damit geringer.
> Fühlt sich eine Helferin nicht wohl, und die Ursache ist nicht bekannt, dann ist sie für eine halbe Stunde in den Sozialraum zu schicken, wo sie einen Kaffee trinken kann. Bald darauf erkundigt man sich nach dem Befinden. Die in jungen Jahren so häufigen Hypotonien sind damit meist behandelt.

Bei einem solchen Vorgehen kann der Arzt gelegentlich auch selbst einmal sagen, daß er sich heute nicht so wohl fühle und um besondere Unterstützung bitten.

10 Das Arbeitsverhältnis und seine rechtlichen Funktionen

10.1 Allgemeines zum Recht in der Praxis
(Siehe hierzu Anhang E)

In einer normalen Praxis vollzieht sich wegen des zahlenmäßig geringen Personalbestands alles in einem relativ engen und persönlichen Rahmen. Der Betrieb ist ja auf einen Arzt – und in einer Gemeinschaftspraxis immerhin noch auf sehr wenige Ärzte – ausgerichtet. Es wird daher viel personenbezogene Loyalität gefordert. Die Behandlung der rechtlichen Probleme des Arbeitsverhältnisses ist entsprechend sensibel und diffizil. Es ist schon nicht leicht, eine Gehaltsverhandlung zu führen. Schwieriger ist es, bei einer zunächst differierenden Meinung über den Arbeitsvertrag, konstruktiv miteinander zu sprechen. Dennoch sind das Miteinandersprechen und gegenüber der Helferin das verständliche Formulieren der eigenen Gesichtspunkte die wichtigsten Hilfsmittel bei einer schwierigen Vertragsschließung. Dabei sagt die Helferin oft anfänglich etwas anderes und sagt es in anderem Ton, als sie eigentlich wollte. Eine sachliche, ruhige und liebenswürdige Gesprächsführung schafft das richtige Verhandlungsklima.

Über die gegenseitigen Rechte sollten der Arzt und seine Helferinnen Bescheid wissen. Wo eine Forderung unakzeptabel erscheint, sollte man sie von vornherein ablehnen, am besten gleich beim Einstellungsgespräch; etwa, wenn einzelne Bestimmungen des sonst vielleicht akzeptierten Manteltarifvertrags für die Praxis nicht anwendbar sind; ebenso, wenn bestimmte Freizeiten verlangt werden, die im Praxisbetrieb nicht gewährt werden können. Allerdings muß man die Begründung von Forderungen genau prüfen. So bedeutet z. B. der Wunsch nach Urlaub außerhalb der Schulferien für die unverheiratete, kinderlose Helferin einen billigeren Ferienaufenthalt.

Helferinnen sollen ihre Rechte ausüben können und das Gefühl haben, nicht benachteiligt zu werden.

Der Praxisinhaber muß aber nicht jedes eigene Recht auch wahrnehmen.

> **Beispiel:**
> Eine Helferin kommt 4 Tage zu spät aus dem Urlaub. Sie war zum Skifahren und ist am Ferienort eingeschneit. Sie hat den Arzt telefonisch sofort verständigt. Rein rechtlich könnte der Praxisinhaber möglicherweise einen Lohnabzug geltend machen. Wenn die Helferin aber bisher ordentlich gearbeitet hat, sollte man darauf von vornherein verzichten. Nicht nur die Helferin selbst, wahrscheinlich auch das gesamte Team würde einen Lohnabzug in diesem Falle für ungerechtfertigt halten.
>
> Ein anderer Fall:
> Im Arbeitsvertrag mit einer Helferin sind die Gründe für Arbeitsbefreiung festgelegt worden. Der Bruder der Mitarbeiterin hat einen runden Geburtstag, die ganze Familie trifft sich. Sie müßte dafür schon am Freitag anreisen. Obwohl für den Arzt dazu keine Verpflichtung besteht (im Vertrag sind nur andere Gründe für eine Arbeitsbefreiung angeführt), sollte er den freien Tag gewähren, vielleicht mit der Einschränkung, daß bei unerwarteter Erkrankung einer anderen Mithelferin der freie Tag nicht genommen werden könne.

10.2 Der Rechtsanwalt

Der Rechtsanwalt kommt für den Arzt als Berater und in seinem Auftrag Handelnder in Frage, wenn Rechtsprobleme auftreten, die der Arzt nicht allein lösen kann. Bereits im Vorfeld möglicher Konfliktsituationen sollte man sich beraten lassen, um damit strittige Konstellationen gar nicht erst auftreten zu lassen. Vor allem Verträge gehören zu diesen potentiellen Problemfeldern.

Bei schwierigen und wesentlichen Rechtsproblemen der Praxis ist der Gang zum Rechtsanwalt erforderlich. Vom Arzt sollte die Rechtsberatung nicht einfach als passiv hingenommene Dienstleistung verstanden werden. Er sollte vielmehr bereit sein, auch eigene Vorleistungen einzubringen, wenigstens soviel, wie er von seinen Patienten bei der Erstellung der Anamnese erwartet. Beispielsweise empfiehlt es sich, ein schriftliches Exposé zu erstellen, zweispaltig, damit der Anwalt Notizen einfügen kann. Dieses Exposé sollte dem Anwalt möglichst ein bis zwei Tage vor der Besprechung zur Verfügung stehen. Es sollte die Vorgeschichte (Beifügung der Fotokopie wichtiger Verträge oder Urkunden) und eine exakte Beschreibung des Problems aus der Sicht des Arztes umfassen und es kann sogar Lösungsvorschläge enthalten. Auf diese Weise kann sich der Anwalt schon vorher mit dem Problem befassen, eventuell auch die notwendige Literatur einsehen. Bei der eigentlichen Besprechung arbeiten Sie mit dem Anwalt die einzelnen Punkte ab. Dann wird Ihnen der Rechtsanwalt seine zusammenfassende Meinung mit eventuellen Vorschlägen für das weitere Vorgehen mitteilen. Die Diskussion Ihres eigenen Vorschlags wird Ihnen zeigen, inwieweit Sie mit Ihren Auffassungen richtig oder falsch lagen.

10.3 Die Grundlage – der Arbeitsvertrag

In einer Arztpraxis beinhaltet der Arbeitsvertrag die Vereinbarung zwischen dem (oder den) Praxisinhaber(n) und der Stellenbewerberin über in der Praxis zu erbringende Arbeitsleistungen. Dabei ist die Mitarbeiterin weisungsgebunden (ein wesentliches Merkmal der abhängigen Arbeit). Umgekehrt schuldet nach erbrachter Arbeit der Praxisinhaber den Lohn. Unter Beachtung der getroffenen Vereinbarungen bestimmt der Praxisinhaber Zeit und Ort der Arbeitsleistung und ist im Rahmen des Erlaubten weisungsbefugt.

10.3.1 Vertragsform

Es handelt sich bei Anstellungsverträgen mit Angestellten um freie Vereinbarungen. Sie sind nicht an eine bestimmte Form gebunden. Sie können mündlich oder schriftlich geschlossen werden, ja sogar durch sogenanntes konkludentes, d. h. schlüssiges Verhalten, indem eine Arbeit offensichtlich begonnen und dies vom Betriebseigner akkzeptiert wird.

> **Beispiel:**
> Eine Reinigungskraft hat sich bei Ihnen direkt nach Praxisschluß vorgestellt. Nach einem kurzen einleitenden Gespräch über die Art der Tätigkeit verlangt sie Besen und Eimer, um zu beginnen. Der Arbeitsvertrag ist damit durch schlüssiges Verhalten zustande gekommen, wenn Sie nicht unverzüglich widersprechen. Dabei ist aber die Vergütung noch nicht festgelegt, die noch nachträglich vereinbart werden kann.

10.3.2 Unter allen Umständen: schriftliche Form

In der Realität sollte der Arzt nur die schriftliche Form des Vertragsschlusses wählen. Eine gute Helferin würde wahrscheinlich jede andere Form zu Recht ablehnen. Auch in den Tarifverträgen wird die Schriftform verlangt.[1]

Wenn es nach mehreren Bewerbungen schließlich zum Vertragsabschluß mit einer Helferin kommt, ist eine anstrengende Handlungsfolge beendet. Oftmals hat das Vorstellungsgespräch direkt vorher stattgefunden, oder es waren gar mehrere Unterredungen mit verschiedenen Bewerberinnen durchzuführen. Zu leicht wird dann der Vertrag nicht genügend beachtet, nicht ausreichend durchgearbeitet. Möglichst viel sollte klar festgelegt werden. Die schriftliche Form ist nicht nur dazu da, um für Konfliktfälle gerüstet zu sein, sondern ganz im Gegenteil, um Auseinandersetzungen vorzubeugen und um mit dieser prohibitiven Wirkung ein gutes Vertragsklima aufzubauen. Man kann die erstmalige Arbeit für einen Vertragsschluß als Muster anlegen (Abspeicherung des Vertrags mittels EDV; s. auch Mustervertrag der Bundesärztekammer in Anhang F).

---

[1] Der Tarifvertrag für Arzthelferinnen (s. S. 112) gilt nicht automatisch.

10.3.3 Mindestinhalt eines Anstellungsvertrags

Ein Anstellungsvertrag sollte unbedingt beinhalten:

- Name und Vorname, Wohnort und Geburtstag der Arbeitnehmerin;
- Name, Vorname des Praxisinhabers und Praxisort;
- Beginn des Arbeitsverhältnisses und Ende oder Kündigungsfrist;
- Einstellung in welcher Funktion (Stellenbeschreibung, z.B. als Helferin, als MTA, als Orthoptistin).
  Will man sicherstellen, daß beispielsweise bei einer Orthoptistin diese auch in der allgemeinen Praxis mithilft und dies nicht als berufsfremde Verwendung betrachtet wird, kann man formulieren: „als Orthoptistin und Praxishelferin"; analog bei einer Logopädin: „als Logopädin und Helferin in der Praxis".
- Arbeitszeit;
- Gehalt mit eventuellen Nebenabreden (vermögenswirksame Leistungen, Weihnachtsgeld, Urlaubsgeld u.a.);
- Urlaub;
- eine eventuelle Probezeit.

Im Manteltarifvertrag der Arzthelferinnen werden als Mindestinhalt eines Arbeitsvertrags angeführt:

- übliche tägliche Arbeitszeit;
- Zusammensetzung des Gehalts aus tariflicher Eingruppierung und übertariflichen Zulagen;
- Anzahl der Urlaubstage.

In besonderen Arbeitsverträgen, wie z.B. befristeten Verträgen, müssen diese besonderen Punkte natürlich genau beschrieben werden (s. 10.6).

10.4 Der Manteltarifvertrag
(Siehe hierzu Anhang B)

Zwischen dem Berufsverband der Arzthelferinnen e.V., dem Verband der weiblichen Angestellten e.V., der Deutschen Angestelltengewerkschaft (DAG), der Gewerkschaft Öffentliche Dienste, Transport und Verkehr (ÖTV) und der Arbeitsgemeinschaft zur Regelung der Arbeitsbedingungen der Arzthelferinnen wurde ein Manteltarifvertrag geschlossen.

Dieser Manteltarifvertrag gilt zwingend nur dann, wenn Helferinnen und Arzt jeweils den tarifbeteiligten Organisationen angehören. Ansonsten besteht keinerlei Pflicht, sich nach diesen Vereinbarungen zu richten. Aber de facto haben diese Vereinbarungen, die regelmäßig einmal im Jahr neu formuliert werden, eine erhebliche Wirkung. Viele Helferinnen sehen darin, auch wenn dies sachlich nicht zutrifft, eine zwingende Vorschrift.

Es empfiehlt sich, diese Vereinbarungen jeweils sehr genau zu lesen. Man kann vereinbaren, den Vertrag als Ganzes oder auch in einzelnen bezeichneten Teilen für sich gelten zu lassen. Oder man verneint ausdrücklich die Wirksamkeit dieses Vertrags für die eigene Praxis.

10.5 Arbeitsverhältnis auf Probe, Probezeit

Bei Abschluß eines Vertrages wissen meist beide Parteien noch nicht, ob das kommende Arbeitsverhältnis sich so gestaltet, wie sie es sich wünschen. Die Arbeitnehmerin kann noch nicht wissen, ob ihr die für sie vorgesehene Arbeit an diesem Arbeitsplatz zusagt, ob sie mit der Art des Chefs zurecht kommt und, nicht zuletzt, wie sich das Verhältnis zu ihren Mitarbeiterinnen gestaltet. Für den Arzt ist die neue Mitarbeiterin eine unbekannte Größe. Die kurze Vorstellung und möglicherweise noch ein zusätzliches Gespräch haben ihm nur selten mehr als einen unvollkommenen Eindruck vermittelt. Sind fachliche Leistung, Umgangsformen und Teamfähigkeit der neuen Mitarbeiterin so, wie er es sich vorgestellt hat? Um den beiderseitigen Unsicherheiten Rechnung zu tragen, gibt es die Probezeit und das Probearbeitsverhältnis. Der wesentliche Unterschied gegenüber einem normalen Arbeitsverhältnis ist die leichtere Kündbarkeit. Relativ häufig (fast immer) wird in einer Praxis eine Probezeit vorgeschaltet. Normalerweise werden bis zu 3 Monate als Probezeit vereinbart, ausnahmsweise kann sie bis zu 6 Monaten betragen.

Bei einem engen Arbeitsmarkt und wenn sich in einer solchen Zeit eine gute Kraft bewirbt, kann man ostentativ auf eine Probezeit verzichten. Die neue Helferin wird dies als einen besonderen Vertrauensbeweis sehen und ihre Anfangsmotivation wird entsprechend höher sein.

Die Probezeit
Der Gesetzgeber hat den Besonderheiten der Probezeit nur bei Auszubildenden Rechnung getragen. Bei ausgebildeten Helferinnen wird meist in einer sogenannten Probezeit (bis zu maximal 6 Monaten) eine verkürzte Kündigungszeit von einem Monat bis zum Monatsende vereinbart. Eine Kündigungsschutzklage ist bei diesen Fristen nicht möglich (sondern erst nach 6 monatiger Dauer der Beschäftigung bis zum Zugang der Kündigung). Dagegen greifen die Mutterschutzbestimmungen auch während einer Probezeit. Gesetzlich vorgeschrieben ist eine Probezeit nicht – mit Ausnahme in Verträgen mit Auszubildenden.

Das befristete Probearbeitsverhältnis (s. auch 10.6)
Ein befristetes Probearbeitsverhältnis ist etwas anderes als die Probezeit. In einer ärztlichen Praxis kann eine solche Lösung vor allem aus sachlichen Gründen von Vorteil sein. Die Befristungsdauer wird in der Regel bis zu maximal 6 Monaten anerkannt. Öfter wird während der Zeit eines Probearbeitsverhältnisses eine niedrigere Vergütung vereinbart.

Die Vertragsdauer bzw. der automatische Beendigungszeitpunkt und der Erprobungsgrund sollten schriftlich festgehalten werden. Der Unterschied zum sonstigen befristeten Arbeitsverhältnis liegt in folgendem: Während bei anderen befristeten Arbeitsverhältnissen mit dem Ende der Frist auch das Ende des Arbeitsverhältnisses angestrebt wird, wird beim befristeten Probearbeitsverhältnis im Gegenteil sondiert, ob ein regelrechtes Arbeitsverhältnis aufgebaut werden kann. Wird allerdings der Vertrag nicht fortgesetzt, so endet er wie andere befristete Arbeitsverhältnisse mit dem Ablauf der Frist.

> **Beispiel:**
> Ein Ohrenarzt plant, seiner Praxis eine Abteilung für Sprach- und Stimmstörungen anzugliedern. Eine Logopädin zeigt sich an diesem Arbeitsplatz interessiert. Der Arzt weiß noch nicht, ob diese neue Einrichtung ausreichend in Anspruch genommen wird. Hier ist ein befristetes Probearbeitsverhältnis, das wegen seiner klaren zeitlichen Begrenzung zu empfehlen ist, eine praktikable Lösung.

10.6 Das befristete Arbeitsverhältnis

Es ist möglich ein Arbeitsverhältnis von Anfang an zeitlich zu begrenzen (§ 620, Abs.1 BGB). Die Begrenzung kann rein zeitlich sein, sie kann aber auch ihre Begrenzung in einem Sachverhalt finden.

An die Zulässigkeit eines befristeten Arbeitsverhältnisses werden strenge Anforderungen gestellt, da hiermit arbeitsrechtliche schützende Bestimmungen umgangen werden könnten, sofern das Kündigungsschutzgesetz gilt und das Arbeitsverhältnis länger als 6 Monate dauern soll. Bei der Begrenzung durch einen Sachverhalt ist besondere Vorsicht geboten; z.B. wenn das Ende einer Erkrankung gar nicht abzusehen ist. Unabdingbare Voraussetzungen:

a) die Dauer der Befristung muß einwandfrei feststellbar und sachlich begründbar sein,
b) die Befristung an sich muß begründbar sein.

Fehlen diese Voraussetzungen, ist der befristende Inhalt des Arbeitsvertrages ungültig, und es entsteht ein normales Arbeitsverhältnis auf unbestimmte Dauer. Normalerweise – wenn nicht anders und besonders vereinbart – ist bei einem befristeten Arbeitsverhältnis während der Laufzeit keine ordentliche Kündigung möglich.

> **Beispiel:**
> Unerwartet fällt eine Helferin in der Praxis durch Kündigung am 1. April aus. Ab 1. November steht eine neue Kraft zur Verfügung. Für die Zeit vom 1.4. bis 30.10. findet sich eine Ersatzhilfe. Der Zweck ist eindeutig definiert, ebenso der Zeitrahmen. Ein solcher Arbeitsvertrag ist zulässig.

Ebenso ist ein Vertrag möglich, der den Einsatz auf die Zeit der Abwesenheit einer Hilfe wegen Schwangerschaft festlegt. Auch hier wird ein sachlich begründetes befristetes Arbeitsverhältnis geschlossen. Der zeitliche Rahmen ist durch die Abwesenheit der Helferin wegen der Schwangerschaft gegeben, obwohl die Dauer in diesem Fall sehr variabel sein kann.

> **Beispiel:**
> Sie erfahren, daß eine Helferin ab dem 1.10. in den Mutterschutz gehen wird. Sie finden eine Ersatzkraft. Nach der Geburt des Kindes teilt Ihnen Ihre Helferin mit, daß sie nun Erziehungsurlaub nehmen wolle. Auch diese erforderliche weitere Vertretung kann mit einem befristeten Arbeitsverhältnis übernommen werden. Die eigentliche Schwierigkeit dürfte dann darin bestehen, eine Aushilfe zu finden, die sich so lange im Status der Vertretung halten läßt.

Normalerweise nicht erlaubt ist eine mehrfache Fristverlängerung eines zeitlich begrenzten Arbeitsvertrages (sog. Kettenarbeitsverträge, wenn sonst der Kündigungsschutz gilt). Hierin würde ein Versuch gesehen, die arbeitsrechtlichen Schutzbestimmungen des Arbeitsverhältnisses zu umgehen. Anders ist es, wenn für die wiederholte Befristung verschiedene unabhängige Begründungen gegeben werden können.

Typische – im Einzelfall anzuerkennende – Gründe für ein befristetes Arbeitsverhältnis sind die Überbrückung von Zeiten des Mutterschutzes und des Erziehungsurlaubs, die Krankheitsvertretung und die Urlaubsvertretung. Eine an sich richtige Begründung wird allerdings um so fragwürdiger in ihrer Geltung, je häufiger sie bei der gleichen Aushilfskraft angewandt wird.

Vorsicht ist auch in folgendem Fall geboten: Eine Helferin vertritt eine andere Arbeitskraft wegen einer Kur und Nachkurzeit befristet. Sie lassen nun diese Helferin nach dem Wiedererscheinen der vertretenen Mitarbeiterin (die Abwesenheit dauerte 6 Wo-

chen) noch 3 Wochen weiterarbeiten, weil das betrieblich gerade
günstig ist. Diese deutliche zeitliche Überschreitung kann den
Befristungsgrund unwirksam machen. Aus der Praxis heraus wird
man allerdings sagen: Wenn die Vertretung so gut gearbeitet hat,
dann wäre doch zu überlegen, ob sie nicht fest als Helferin in Ihr
Team übernommen werden sollte.

Ein befristetes Arbeitsverhältnis kann allerdings in ein normales
übergehen, wenn Sie der Helferin durch Ihre Verhaltensweise zu
erkennen geben – insbesondere wenn das mehrmals geschieht –,
daß Sie das Arbeitsverhältnis fortsetzen wollen, beispielsweise bei
Einteilung zum Telefondienst für Anfang und Ende der Urlaubszeit im August, wenn die Befristung Ende Juni endet. Solche
Probleme können sich natürlich nur ergeben, wenn die Mitarbeiterin ihrerseits bleiben will.

10.6.1 Stillschweigende Verlängerung

Setzt die Mitarbeiterin ihre Arbeit nach Ablauf der vereinbarten
Zeit ihres befristeten Arbeitsvertrags fort und der Arzt widerspricht nicht unverzüglich, dann gilt das Arbeitsverhältnis auf
unbestimmte Zeit verlängert (§ 625 BGB).

10.7 Arbeitspapiere

Den Arbeitsantritt begleitet eine Reihe von Unterlagen. Diese
Arbeitspapiere umfassen den Sozialversicherungsnachweis, die
Lohnsteuerkarte, eventuell auch die Urlaubsbescheinigung, die
Arbeitsbescheinigung und das Zeugnis. Bei Antritt des Arbeitsverhältnisses sind diese Unterlagen dem Arzt auszuhändigen. Bei
Beendigung des Arbeitsverhältnisses hat die Angestellte die Papie-
re wieder abzuholen (Holschuld); sind sie am letzten Arbeitstag
noch nicht fertiggestellt, sind sie auf Gefahr des Arbeitgebers an die
ausscheidende Helferin zu übermitteln.

10.8 Arbeitserlaubnis

Ist die Arbeitnehmerin nicht deutsche Staatsangehörige im Sinne des Grundgesetzes Art. 116, dann bedarf der Beginn eines Arbeitsverhältnisses möglicherweise der Erlaubnis der Bundesanstalt für Arbeit. Für bestimmte Staaten gibt es hierfür besondere zwischenstaatliche Vereinbarungen. Im Zweifelsfalle sollte man sich beim zuständigen Arbeitsamt oder bei der Bundesanstalt für Arbeit in Nürnberg erkundigen.

10.9 Anfechtung des Arbeitsvertrags

Die Anfechtung eines Arbeitsvertrags dürfte in der Arztpraxis nicht oft vorkommen. Dabei sind einmal die arglistige Täuschung (§ 123 Abs. 1 BGB) und zum anderen der Eigenschaftsirrtum anzuführen (§ 119 Abs. 2 BGB). Im ersten Fall hat die Anfechtung ein Jahr Zeit (§ 124 Abs. 1 BGB). Im zweiten Fall muß die Anfechtung durch den Arbeitgeber unverzüglich nach Kenntnis des Anfechtungsgrundes erfolgen. Hier wird in jedem Fall die Hilfe des Rechtsanwalts gebraucht. Eine arglistige Täuschung kann bestehen, wenn bei Zeugnissen das Zeugnis oder die Unterschrift gefälscht wurde, insbesondere wenn gerade dies zur Einstellung geführt hat. Ein Eignungsirrtum könnte bestehen, wenn sich herausstellt, daß eine Röntgenassistentin überhaupt keine ausreichenden Kenntnisse zur Bedienung der Röntgengeräte hat oder eine als Laborantin eingestellte Mitarbeiterin keinerlei Erfahrung auf diesem Sektor hat.

10.10 Auszubildende – Berufsbildungsgesetz
(Siehe hierzu Anhang A)

Auszubildende haben in ihrem Beschäftigungsverhältnis einen ausgesprochenen Sonderstatus. Der Rechtsrahmen wird durch das Berufsbildungsgesetz (BBiG) vom 14.8.1969 gegeben.
 Der Vertrag zwischen dem Ausbilder und der Auszubildenden wird als Berufsausbildungsvertrag bezeichnet; für den Abschluß ist

die Schriftform zwingend vorgeschrieben. Im Bereich von ärztlichen Praxen gibt es hierfür ein Formular (zu beziehen beim ärztlichen Kreisverband). Der Vertrag muß dann an die Landesärztekammer zur Genehmigung geschickt werden. Hier wird er nach Überprüfung in das Berufsausbildungsverzeichnis eingetragen.

Wenn die Auszubildende minderjährig ist, bedarf es noch zusätzlich der Unterschrift der gesetzlichen Vertreter. Wenn der Ausbildungsvertrag nur von der minderjährigen Auszubildenden und dem Arzt unterschrieben ist, bleibt er zunächst schwebend unwirksam. Wenn die Erziehungsberechtigten unterschreiben, tritt er in Kraft. Wenn die Erziehungsberechtigten die Unterschrift verweigern, kann er nicht gültig werden. Man ist also für eine gewisse Zeit (solange kein Erziehungsberechtigter unterschrieben hat) selbst gebunden, ohne daß eine vergleichbare Bindung durch die Auszubildende besteht. Das Problem eines schwebend unwirksamen Vertrags läßt sich vermeiden, wenn alle Beteiligten gleichzeitig unterschreiben. Das ist das beste bei einem Vertragsabschluß mit einer Minderjährigen. Aber es ist auch zulässig, daß die Auszubildende eine Vollmacht des/der Erziehungsberechtigen vorlegt. Der Vertrag sollte nach Unterzeichnung unverzüglich weitergeleitet werden, damit auch für den Berufsschulbeginn keine Probleme entstehen. Die Berufsschule braucht den genehmigten Vertrag zur Einsicht zum Nachweis der Berechtigung der Auszubildenden, die Berufsschule zu besuchen.

Die Vertragsmodalitäten für den Abschluß eines Ausbildungsvertrags sind seit dem Einigungsvertrag im gesamten Bundesgebiet dieselben – gemäß dem Bundesbildungsgesetz.

10.11 Arbeitnehmer in der Praxis ohne Anstellung
(Arbeitnehmerüberlassung, Leiharbeit)

Wenn wir von einem Unternehmen einzelne Arbeitskräfte als Dienstleistung überlassen bekommen, liegt eine Arbeitnehmerüberlassung vor, d.h. die Betroffenen gelten nicht als eigene Angestellte. In dem Unternehmen, das Arbeitskräfte verleiht, werden diese Arbeitskräfte von vornherein mit der Absicht eingestellt, zu Aushilfszwecken bei Dritten zu arbeiten (unechte Leiharbeit).

Die arbeitsrechtlichen Beziehungen des Vermittelten verbleiben bei dem vermittelnden Unternehmen. Der Überlassungsvertrag muß schriftlich abgeschlossen werden. Dabei hat der Verleiher zu versichern, daß er die Erlaubnis zur Arbeitnehmerüberlassung besitzt. Fehlt diese Erlaubnis oder ist der Vertrag nicht schriftlich abgeschlossen, ist er nichtig.

Der Arbeitsvertrag wird zwischen dem Arbeitnehmer und dem Verleiher geschlossen. Damit kommt *kein Arbeitsvertrag* zwischen dem Arbeitnehmer und dem Betrieb, der ihn entleiht, zustande.

Ausnahme: Der Verleiher hatte keine Erlaubnis zur Arbeitnehmerüberlassung oder die Überlassungsdauer beträgt mehr als 6 Monate. In beiden Fällen entstünde ein Arbeitsvertrag zwischen der überlassenen Arbeitskraft und dem Arzt.

11 Beendigung des Arbeitsverhältnisses
(Siehe hierzu Anhang G)

11.1 Vorbemerkung

Die Beendigung eines Arbeitsverhältnisses ist für einen ärztlichen Betrieb ein Vorgang von besonderer Bedeutung; in einer Praxis sind meist relativ wenige Angestellte, so daß Einstellung bzw. Ausscheiden einer einzelnen Arbeitskraft sich im Vergleich zu Betrieben mit einem höheren Personalstand deutlicher bemerkbar machen. Zudem sind insbesondere Kündigungen, die vom Arzt ausgehen, sehr sorgfältig zu überlegen. Sie können den Arbeitsfrieden des Betriebes stören und sich auch auf die Beziehungen zu nicht gekündigten Arbeitnehmerinnen negativ auswirken. Ergeben sich in diesem Bereich Probleme, sollte man den Rat eines erfahrenen und auf das Arbeitsrecht spezialisierten Fachmanns einholen. Wie in der Medizin, hat sich auch bei den Juristen die Spezialisierung zunehmend durchgesetzt. Vor allem in den Anwaltssozietäten gibt es meist Fachanwälte für die einzelnen Rechtsbereiche.

Das Arbeitsverhältnis läßt sich auf verschiedene Weise beenden. Bei einem befristeten Vertrag kann es automatisch durch Ablauf der Frist geschehen. Auch durch einvernehmliche vertragliche Regelung ist die Beendigung des Arbeitsverhältnisses möglich. Des weiteren ist die Kündigung in ihren verschiedenen Formen durch die Arbeitnehmerin zu nennen. Der betrieblich und rechtlich schwierigste und damit am sorgfältigsten zu überlegende Fall ist die – ordentliche oder außerordentliche – Kündigung durch den Arbeitgeber.

Der Tod der Arbeitnehmerin beendet das Arbeitsverhältnis unmittelbar. Wegen der grundsätzlich anderen Art des Arbeitsverhältnisses bleibt die Leiharbeit in diesem Zusammenhang ausgespart.

Eine Doppelfunktion nimmt die sogenannte Abmahnung ein. Einerseits ist sie für bestimmte Kündigungssituationen als erste Stufe erforderlich. Auf der anderen Seite bedeutet sie nicht in jedem Fall das Ende des Arbeitsverhältnisses.

11.2 Die Abmahnung

Bitte und Ermahnung sind Bestandteile der normalen täglichen Betriebsführung (Abb. 4). Das Arbeitsverhältnis ist hiervon nicht betroffen. Mit der Abmahnung ist es etwas anderes.

Definition: Unter Abmahnung ist eine Information des Arbeitgebers an seine Mitarbeiterin zu verstehen, bei der unmißverständlich bestimmte Verhaltensweisen der Helferin beanstandet werden (Hinweisfunktion), verbunden mit dem Hinweis, daß im Wiederholungsfall arbeitsrechtliche Konsequenzen, insbesondere der Ausspruch einer Kündigung zu befürchten sind (Warnfunktion).

Die Form, in der die Abmahnung erteilt wird, ist nicht vorgeschrieben. Der Arzt kann sie mündlich aussprechen, aber die Schriftform ist unzweifelhaft das bessere Vorgehen (vgl. nachfolgendes Muster): auf diese Weise sind Tatsache und Inhalt der Abmahnung jederzeit nachweisbar, und Mißverständnisse von seiten der Empfängerin über die Bedeutung dieses Vorgehens werden dabei vermieden. Daß das Wort Abmahnung verwendet wird, ist nicht notwendig.

Jedoch müssen die abgemahnten Vorgänge zutreffende und nachweisbare Tatbestände sein. Wenn bei mehreren Vorkommnissen *eines unrichtig* beschrieben wird, ist die *ganze Abmahnung ungültig*. Bei einem Kündigungsschutzprozeß bleibt eine Abmahnung, die den genannten Grundsätzen nicht entspricht, unbeachtlich. Mit der Zunahme des Personalbestands können Vorgänge zu beanstanden sein, die der Arzt nicht selbst beobachten konnte, die nur einer leitenden Helferin zur Kenntnis kamen. Hier ist die Tragfähigkeit von Abmahnungstatbeständen besonders zu beachten. Allerdings sind bestimmte Fristen für die Erstellung der Abmahnung nicht einzuhalten; man kann sich also eine Zeitlang überlegen, ob man auf diese Weise reagieren soll. Bei Bagatellvor-

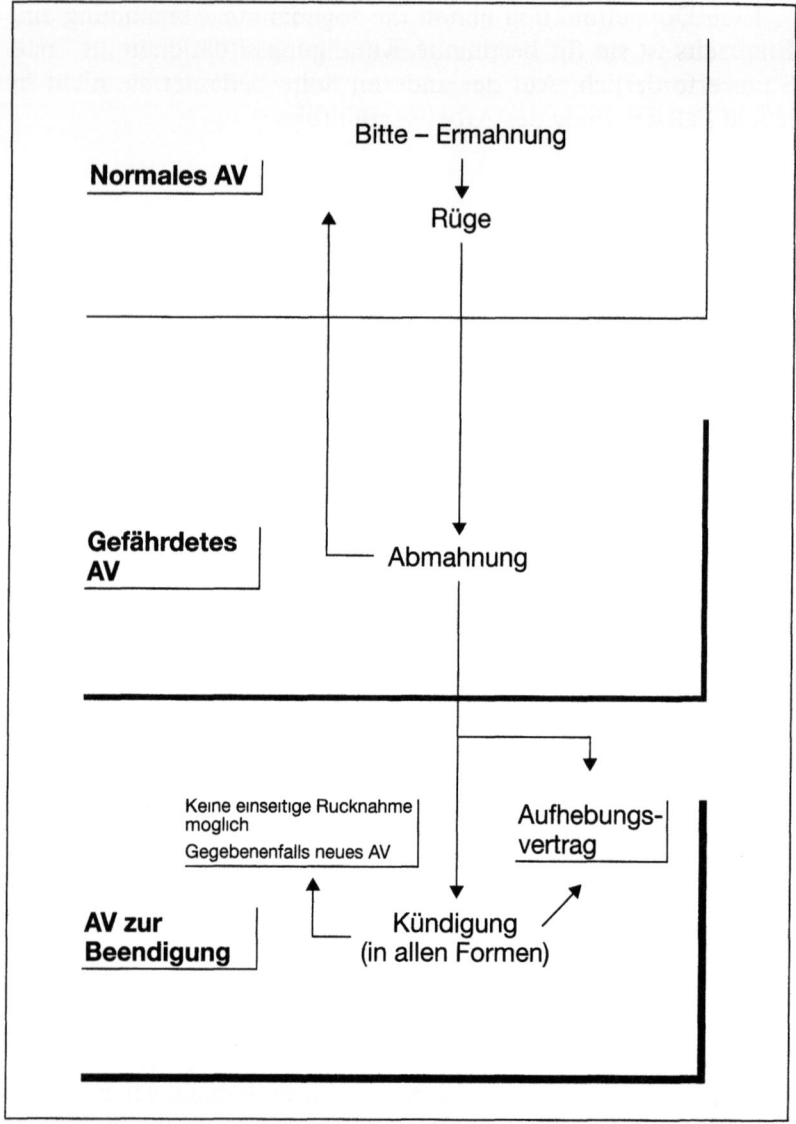

Abb. 4. Reaktionsmöglichkeiten auf Fehlverhalten der Helferin (*AV* Arbeitsverhältnis)

Muster einer Abmahnung

Dr. Hans Meyer Oberstadt, den
praktischer Arzt

An
Frau
Hannelore Weigand
Oberstadt, Bahnhofstraße 33

Sehr geehrte Frau Weigand!

Sie haben mehrfach Patientenanrufe an mich nicht weitergeleitet. Zuletzt am 10.11. ein Anruf von Frau Hillebrand und am 14.11. von Herrn Kolbenschmidt. In beiden Fällen waren wichtige Mitteilungen an mich weiterzugeben, so bei Herrn Kolbenschmidt seine Angaben über die Körpertemperatur und die Frage, ob das gleiche Antibiotikum weitergenommen werden soll oder zu wechseln sei. Bei Frau Hillebrand wäre die Besprechung der Insulindosis in einer Einstellungsphase wichtig gewesen. Ich darf Sie bitten, Patienteninformationen in Zukunft an mich unverzüglich und richtig zu übermitteln. (Andernfalls wäre das Arbeitsverhältnis in Frage gestellt).

Unterschrift..................

Es sind hier konkrete Vorfälle angeführt. Sollte es zu einer rechtlichen Auseinandersetzung kommen, sind sie dokumentiert.
Eine Abmahnung ist zwar noch keine Kündigung, aber immerhin schon ein sehr energisches Vorgehen. Also auf keinen Fall Bagatellen als Anlaß für eine Abmahnung nehmen. Nach einer Abmahnung kann es aber durchaus wieder zu einem normalen und guten Arbeitsverhältnis kommen, wenn sich eine Mitarbeiterin, die vielleicht von privaten Problemen sehr belastet war, der Bedeutung der Abmahnung bewußt wird.

fällen sollte ein solches Vorgehen vermieden werden, es wäre auch nicht angemessen.

Die Abmahnung kann als besondere Form der Rüge (Rüge ist ein gebräuchlicher Ausdruck, aber keine gesetzliche Definition) gehandhabt werden, wenn durchaus die Absicht der Weiterbeschäftigung besteht. Hieraus ergibt sich der besondere Stellenwert dieses Vorgehens in einer Praxis. Man sollte bedenken: Bei den Helferinnen handelt es sich oft um junge Mitarbeiterinnen; deren persönliche Beziehungen zu Partnern spielen eine große Rolle, und aus diesem Feld kann große Unruhe für die Helferin entstehen, die manchmal zu starkem Nachlassen der Leistung und geringerer Sorgfalt in der Praxis führen. Eine Abmahnung macht sie darauf aufmerksam, und eine Änderung ist durchaus möglich, wenn sie erkennt, daß ihr Arbeitsplatz durch ihr Verhalten gefährdet wird.

Mit der Abmahnung kann der Arbeigeber aber auch den Zweck verfolgen, eine Kündigung einzuleiten für den Fall, daß die Mitarbeiterin ihr Verhalten nicht ändert. Die Abmahnung ist ein unmißverständliches Signal, und die Arbeitnehmerin kann sich später nicht darauf berufen, die Bedeutung ihres Verhaltens nicht gekannt zu haben. Auf der anderen Seite können die abgemahnten Vorgänge für eine spätere Kündigung nicht als alleinige Grundlage verwendet werden. Es müssen neue, kündigungsrechtlich relevante Gründe nachgeschoben werden. Für den Nichtjuristen ist das schwer verständlich und vor allem mißverständlich. Neue Gründe bedeutet nicht, daß Gründe anderer Art aufgetreten sein müssen, sondern es bedeutet, daß nach der Abmahnung neues Fehlverhalten zu verzeichnen war.

Beispiel:
Eine Helferin hat mehrfach Anrufe von Patienten mit Mitteilungen an den Arzt nicht weitergeleitet. Dr. Meyer, praktischer Arzt, mahnt die Helferin schriftlich und mündlich ab und erklärt ihr, daß die Nichtweiterleitung von Patientenanliegen neben dem Schaden für den Ruf der Praxis auch gesundheitliche Gefahren für die Patienten mit sich bringt. Er weist auch auf die Gefährdung des Arbeitsverhältnisses hin. Sechs Wochen lang besteht danach kein Grund zur Beanstandung. Dann werden wieder mehrfach Anrufe dem Arzt nicht mitgeteilt.

Dieser Tatbestand, bei dem es sich lediglich erneut um das gleiche Fehlverhalten handelt, gilt als neuer Grund und kann jetzt die Begründung für eine außerordentliche Kündigung darstellen. Da immer eine Einzelfallabwägung erforderlich ist, kann aber trotz des Vorliegens eines an sich geeigneten Kündigungsgrundes nicht „automatisch" gekündigt werden. Natürlich ist es auch möglich, eine ordentliche Kündigung[1] auszusprechen; dies ist meist sicherer, da strenge Anforderungen an den Ausspruch einer außerordentlichen Kündigung geknüpft sind. Ebenso ist eine einvernehmliche Beendigung des Arbeitsverhältnisses möglich.

Entsprechendes gilt übrigens auch für die Mitarbeiterin, die ihrerseits kündigen will. Eine nicht erfolgte Gehaltszahlung muß sie zuerst abmahnen, bevor sie dies zum Anlaß für eine außerordentliche Kündigung gegenüber dem Arzt nehmen kann.

11.3 Der Aufhebungsvertrag

Ein Aufhebungsvertrag liegt dann vor, wenn beide Parteien sich einig sind, daß das Arbeitsverhältnis nicht fortgesetzt werden soll. Es ist jederzeit möglich, einen solchen Vertrag zu schließen, sowohl mit als auch ohne Fristen. Eine Kündigung kann in einen Aufhebungsvertrag umgeändert werden. Ein Kündigungsschutz besteht bei einem Aufhebungsvertrag nicht, da ja ein einvernehmlicher Wille beider Seiten vorliegt. Die Schriftform ist nicht vorgeschrieben, aber immer die beste Lösung.

> **Beispiel:**
> Eine Angestellte der Praxis möchte schon zum Monatsende das Arbeitsverhältnis beenden, obwohl die Frist zur vertragsgemäßen Kündigung am Quartalsende noch 9 Wochen wäre. Der Ehemann wurde versetzt, überraschend schon jetzt eine Wohnung gefunden. Der Arzt stimmt der gewünschten Auflösung des Arbeitsverhältnisses zu. Damit ist der Tatbestand eines Aufhebungsvertrags erfüllt.

---

[1] Es besteht keine Verpflichtung zur Form der außerordentlichen Kündigung, auch wenn hierzu die Voraussetzungen gegeben sind und wir kündigen wollen. Ausnahme: wenn eine ordentliche Kündigung ausgeschlossen ist.

11.4 Der Tod der Arbeitnehmerin

Das Arbeitsverhältnis endet mit dem Tod der Arbeitnehmerin. Das ergibt sich schon daraus, daß die Arbeit ja von der Mitarbeiterin persönlich erbracht werden mußte.

Für eventuelle Erben bestehen keine Ansprüche auf Weiterzahlung des Gehaltes für bestimmte Zeiträume nach dem Tod. Nur rückständige Zahlungen können von den Hinterbliebenen beansprucht werden. Der Manteltarifvertrag regelt abweichend, daß noch ein weiteres Monatsgehalt als Sterbegeld zu zahlen ist. Dabei ist zu beachten, daß hier neben dem Ehepartner auch der Lebensgefährte als Empfangsberechtigter aufgeführt wird.

An dieser Stelle muß man darauf hinweisen, daß der Tod des Arbeitgebers das Arbeitsverhältnis nicht beendet! Aber eine ordentliche Kündigung ist dann möglich. Wird dagegen die Praxis von einem Nachfolger übernommen, gehen alle Rechte und Pflichten auf den Nachfolger über (s. S. 91).

11.5 Die Kündigung

Im Gegensatz zum Aufhebungsvertrag ist die Kündigung eine einseitige Erklärung mit dem Ziel, das Arbeitsverhältnis zu beenden (s. Abb. 5). Sie kann vom Arbeitnehmer wie vom Arbeitgeber ausgehen, und sie muß dem Gekündigten zugehen: die Kündigung ist empfangsbedürftig. Wird die Kündigung mündlich ausgesprochen, dann muß sie in Wortlaut und Sinn verstanden werden, und es muß einwandfrei feststehen, an wen sie sich richtet. Normalerweise wird der Vorgang durch Überreichen einer schriftlichen Kündigung in der Praxis stattfinden. Geht die Kündigung vom Arzt aus, wird man sich den Erhalt auf einem Durchschlag bestätigen lassen. Umgekehrt sollte man sich die Kündigung durch die Helferin ebenfalls schriftlich geben lassen (andere Regelung beim Arbeitslosengeld bei Eigenkündigung!), um diese Tatsache einwandfrei zu dokumentieren. Wenn aber keine Gelegenheit besteht, das Kündigungsschreiben persönlich in der Praxis auszuhändigen, dann bedarf schon die Zustellung des Schreibens der Überlegung.

Die Kündigung 127

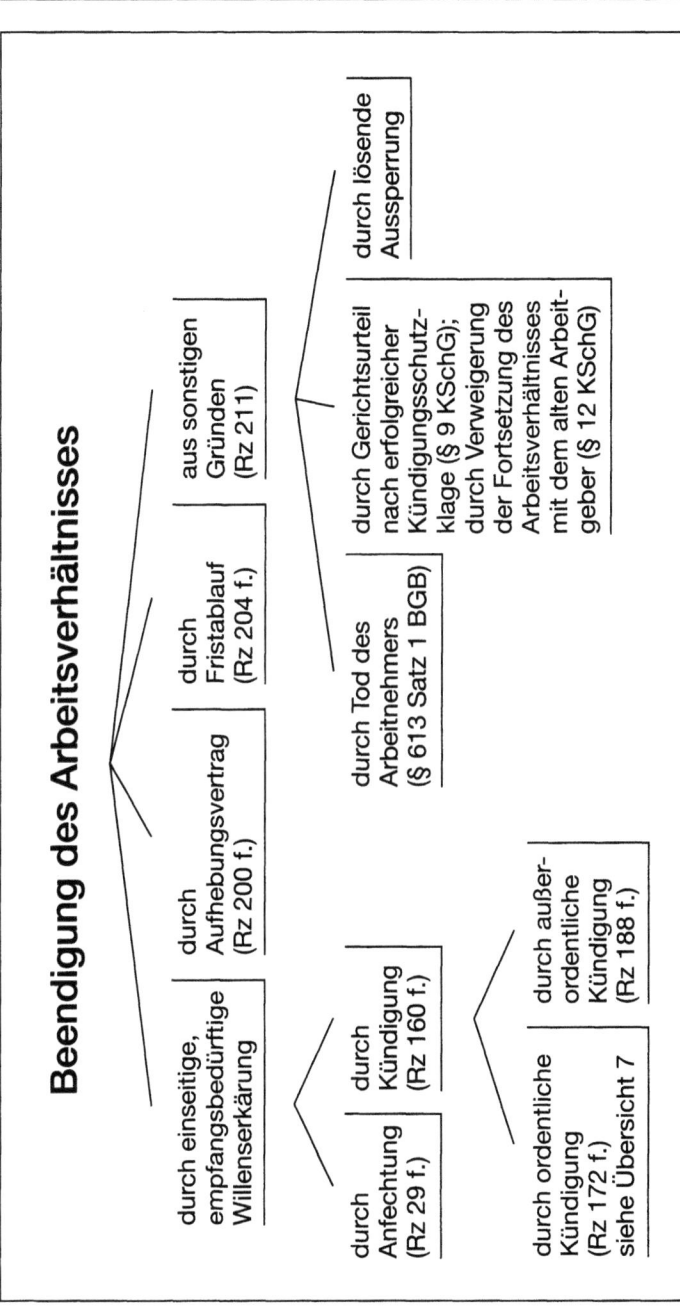

Abb. 5. Möglichkeiten der Beendigung des Arbeitsverhältnisses. Aus: Götz, H. (1991) Grundzüge des Arbeitsrechts, Band 1 Arbeitsvertragsrecht R. Oldenburg Verlag München Wien S. 126; mit freundlicher Genehmigung des Verlags

Wo kein direkter Kontakt möglich ist, sollte die Zustellung durch Einschreiben mit Rückschein, durch Boten oder Gerichtsvollzieher erfolgen. Die Kündigung gilt dann als zugegangen, wenn sie in den „Machtbereich" des Empfängers übergegangen ist; wenn also eine Benachrichtigung im Briefkasten der Empfängerin liegt, mit der Aufforderung ein Einschreiben bei der Post abzuholen, reicht das noch nicht aus. Die Gefahr des Nichtzugangs oder des nicht rechtzeitigen Zugangs ist immer zu bedenken. Der Eingang des unterzeichneten Rückscheins beim Absender ist z. B. ein ausreichender Nachweis für den Empfang der Kündigung. Wenn eine zugegangene Kündigung nicht gelesen wird, dann ist dies ohne Bedeutung. Für einen daraus entstehenden Irrtum hat der Arzt nicht zu haften.

11.5.1 Formen der Kündigung

Es gibt zwei große Unterformen der Kündigung:
a) *die ordentliche Kündigung* (11.5.2),
b) *die außerordentliche Kündigung* (11.5.4).

11.5.2 **Die ordentliche Kündigung**

Hier sind vor allem 2 Gesichtspunkte zu beachten:
  Einmal die Zulässigkeit und dann die Fristen. Zunächst muß man die Frage der Zulässigkeit stellen. Ist die Kündigung zulässig, dann muß man darauf achten, die richtigen Fristen einzuhalten. In der Praxis wird die Frage der Zulässigkeit einer Kündigung häufig z. B. durch eine Schwangerschaft berührt. Bei eingetretener Schwangerschaft, nach der Geburt und im Erziehungsjahr sind in der Regel keine Kündigungen möglich[1] (s. 13.1). Auch die Kündi-

---

[1] „Die für den Arbeitsschutz zuständige oberste Landesbehörde oder die von ihr bestimmte Stelle kann in besonderen Fällen ausnahmsweise die Kündigung für zulässig erklären ..." (§ 9 Abs. 3 Satz 1 MuSchG).

gung eines Ausbildungsverhältnisses unterliegt speziellen Vorschriften. Die ordentliche Kündigung ist hier nur von seiten der Auszubildenden möglich.

11.5.2.1 Art und Weise der Kündigung

Eine Kündigung ist in schriftlicher oder mündlicher Form oder durch schlüssiges (konkludentes) Verhalten möglich. Für eine ordentliche Kündigung ist die Angabe eines Kündigungsgrundes nicht notwendig. Aber durch einen Tarifvertrag, dem der Arzt unterliegt, kann eine Begründung vorgeschrieben sein. Ebenso kann dies im Arbeitsvertrag verlangt sein. Kündigungsgründe können auch nachgeschoben werden. Dabei ist ohne Bedeutung, ob diese Gründe den Anlaß der Kündigung gebildet haben. Maßgebend ist, ob die nachgeschobenen Gründe objektiv geeignet sind, die Kündigung zu rechtfertigen (Götz, 1991, S. 128).

Voraussetzung ist jedoch, daß sie *vor dem Zeitpunkt* der Kündigung liegen.

11.5.2.2 Fristen bei Kündigung durch die Arbeitnehmerin

Bei der Kündigung durch die Angestellte beträgt die regelmäßige, gesetzliche Kündigungsfrist 6 Wochen (42 Kalendertage) zum Quartalsschluß. Dabei wird der Tag des Zugangs der Kündigung nicht mitgerechnet (§ 187 Abs. 1 BGB).

Einzelvertraglich können diese Fristen verändert werden, jedoch nicht auf weniger als einen Monat zum Monatsende (§ 622 Abs.1 Satz 2 BGB).

Neuerdings ist es beabsichtigt, eine Regelkündigungsfrist für Angestellte von 4 Wochen einzuführen, zusammen mit einer Anhebung der bisherigen Zweiwochenfrist bei Arbeitern ebenfalls auf 4 Wochen. Das Bundesverfassungsgericht hatte die bisherige gesetzliche Regelung beanstandet.

11.5.2.3 Fristen bei Kündigung durch den Arbeitgeber

Auch bei der Kündigung durch den Arbeitgeber gilt die Frist von 6 Wochen (s. Anhang G). Allerdings ist hier eine Besonderheit zu beachten. Bei Beschäftigung von mehr als 2 Angestellten, die das 25. Lebensjahr vollendet haben, genießen sogenannte ältere Angestellte einen besonderen Schutz (AngKSchG von 1926). Die Kündigungsfrist für Angestellte verlängert sich bei einer Beschäftigungsdauer von

- 5 Jahren und Mindestlebensalter von 30 Jahren auf 3 Monate,
- 8 Jahren und Mindestlebensalter von 33 Jahren auf 4 Monate,
- 10 Jahren und Mindestlebensalter von 35 Jahren auf 5 Monate,
- 12 Jahren und Mindestlebensalter von 37 Jahren auf 6 Monate,

jeweils zum Schluß des Kalendervierteljahres.

Die Schutzfrist für ältere Angestellte kann durch Vertrag nicht verkürzt werden. In den neuen Bundesländern gelten vorläufig andere Regelungen (§ 55 AGB – Arbeitsgesetzbuch der DDR) weiter.

11.5.2.4 Regelung der Fristen durch Einzelvertrag

Einzelvertragliche Regelungen können normalerweise nur eine Verlängerung der Kündigungsfristen bewirken; eine Verkürzung ist bis zu einem Monat zum Monatsende möglich.

Wichtig: Die Kündigungsfrist vonseiten des Arbeitnehmers darf nicht länger sein als die von seiten des Arbeitgebers.

Beispiel:
Ein älterer Arzt sieht seine Lage so: Für ihn ist das Erkrankungs- und Ausfallrisiko schon groß. Er will also ggf. das Arbeitsverhältnis mit seiner Helferin rasch auflösen können; das würde bedeuten: 6wöchentliche Kündigung bei Kündigung durch den Arzt. Auf der anderen Seite ist diese Arbeitskraft für ihn sehr wichtig, so daß er sie möglichst fest an die Praxis binden will. Also vereinbart er eine 6monatige Kündigungsfrist für die Helferin. Er sieht die einseitigen Vorteile dieser Regelung für sich und bietet daher zudem – als Ausgleich – einen überdurchschnittlichen Lohn an.

> *Beurteilung:* Die Vereinbarung über die Fristen ist nicht haltbar, da sie für die Helferin eine längere Kündigungsfrist als für den Arzt vorsieht. Durch das Lohnangebot ist das nicht zu kompensieren.

Eine Verkürzung der Kündigungsfristen ist in folgenden Ausnahmen möglich:
a) Einzelvertraglich auf einen Monat zum Monatsschluß (§ 622 Abs. 1 Satz 2 BGB). Aber Vorsicht bei De-facto-Anerkennung eines Tarifvertrags, der dies anders regelt.
b) Bei einer Aushilfskraft, die nicht länger als 3 Monate beschäftigt wird (s. hierzu auch Probezeit) (§ 622 Abs. 4 BGB).

11.5.2.5 Die Kündigung vor Dienstantritt

Eine Kündigung vor Dienstantritt ist grundsätzlich möglich, sofern dies einzelvertraglich oder im anerkannten Tarifvertrag nicht ausgeschlossen ist. Der Kündigungsschutz findet hier keine Anwendung, da die Grundvoraussetzung der 6monatigen Betriebszugehörigkeit nicht gegeben ist. Es gibt Sonderumstände, die eine solche Kündigungsform interessant machen können.

> **Beispiel:**
> Zwei Ärzte wollen in ihrer Gemeinschaftspraxis operative Leistungen auf- und ausbauen. Zur Mithilfe haben sie sich einer Operationsschwester versichert, die am 1.10. ihren Dienst beginnen soll. Mitte August bei einer gemeinsamen Fahrt zu einem Kongreß erleiden beide Ärzte durch einen Unfall schwerere Verletzungen, die die Absicht des Praxisausbaus auf längere Zeit unmöglich machen. Hier kann eine Kündigung vor Dienstantritt Entlastung bringen.

Will man die künftige Mitarbeiterin ausdrücklich an die Praxis binden, kann man umgekehrt die Kündigung vor Dienstantritt ausdrücklich ausschließen. Wenn der Ausschluß der Kündigung vor Dienstantritt wichtig ist, dann ist die Vereinbarung einer Vertragsstrafe anzuraten, da sonst die Geltendmachung eines Schadens schwer zu realisieren ist.

11.5.2.6 Die Kündigung durch die Arbeitnehmerin

Eine schriftliche Kündigung zu verlangen, ist immer empfehlenswert, zumal die Arbeitnehmerin durch die eigene Kündigung manche Rechte verliert. Analoge Bestimmungen zum Kündigungsschutz wie für Arbeitnehmer gibt es für den Arbeitgeber nicht.

Die Mitarbeiterin muß sich bei einer ordentlichen Kündigung nur an die Kündigungsfrist halten.

11.5.2.7 Die Kündigung durch den Arbeitgeber

Die Kündigung durch den Arbeitgeber muß bestimmten Anforderungen genügen, die im Kündigungsschutzgesetz (KSchG, s.a. Anhang L) von 1969 festgelegt sind.

Voraussetzungen für die Anwendung dieser Bestimmungen:

Bei *Zugang der Kündigung* hat das Arbeitsverhältnis *länger als 6 Monate* bestanden (§ 1 Abs. 1 KSchG). Betroffen sind nur Betriebe, die in der Regel mehr als 5 Arbeitnehmer beschäftigen; dabei sind Auszubildende und Praktikanten nicht zu berücksichtigen. Teilzeitkräfte werden nur mitgezählt, wenn sie wöchentlich mehr als 10 Stunden oder monatlich mehr als 45 Stunden im Betrieb arbeiten. Daher fallen gegenwärtig viele Arztpraxen nicht unter diese Regelung, aber die Zahl der ärztlichen Betriebe, die hiervon betroffen sind, steigt, v. a. wegen der ansteigenden Zahl von Gemeinschaftspraxen. Vielfach haben die Praxisinhaber noch gar nicht bemerkt, daß sie dem Kündigungsschutz unterliegen.

Beispiel:
In einer Praxis gibt es durchschnittlich wenigstens 2 Vollhelferinnen, 4 Teilzeitkräfte mit je 20 Stunden Wochenarbeitszeit, eine Reinigungskraft mit 55 Stunden Monatsarbeitszeit. Eine Auszubildende wird bei der Berechnung nicht angesetzt. In dieser Praxis, deren Personalausstattung mühelos auch von einer gut gehenden Einzelpraxis erreicht wird, sind die Voraussetzung für den Kündigungsschutz gegeben.
Die Kündigung gegenüber einem Arbeitnehmer, auf den das Kündigungsschutzgesetz anzuwenden ist, ist erst dann wirksam, wenn sie sozial gerechtfertigt ist.

Gründe hierfür können
a) im Betrieb (betriebsbedingte Kündigung),
b) in der Person des Arbeitnehmers (personenbedingte Kündigung),
c) im Verhalten des Arbeitnehmers (verhaltensbedingte Kündigung) liegen.

Betriebsbedingte Kündigung
Eine typische betriebsbedingte Kündigung wäre gegeben, wenn nach dem Tod des Praxisinhabers der Betrieb nicht weitergeführt, sondern aufgelöst wird.

Beispiel:
Am 30.5. verstirbt der Praxisinhaber. Es ist sofort klar, daß die Praxis nicht weitergeführt werden kann. Was kann die Ehefrau tun bei normaler 6wöchiger Kündigungsfrist zum Quartalsende? Antwort: Sie kann zum 30.9. kündigen unter Einhaltung der 6wöchigen Frist. Eventuelle Schutzfristen für ältere Angestellte sind aber zu beachten.

Personenbezogene Kündigung
Eine personenbezogene Kündigung kann in mangelnder Qualifikation und in der körperlichen Unfähigkeit, die geforderte Arbeit zu leisten, begründet sein, (z.B. wiederholte Erkrankungen mit negativer Prognose). Allerdings darf nicht das natürliche altersbedingte Nachlassen der Leistungsfähigkeit für die Begründung herangezogen werden.

Verhaltensbezogene Kündigung
Eine verhaltensbezogene Kündigung kann z.b. mit häufigem und erheblichem Zuspätkommen begründet werden. Ebenso mit unentschuldigtem Wegbleiben ohne Urlaub. Dabei wird es immer auf die Einzelumstände ankommen.

> **Beispiel:**
> In einer Praxis wird mit gleitenden Arbeitszeiten gearbeitet. Die erste Helferin öffnet um 7.30 Uhr die Praxis, bereitet alles vor und steht nach Praxisusus ab diesem Zeitpunkt für Anrufe zur Verfügung. Eine Helferin kommt, wenn sie diesen Frühdienst hat, öfter erst um 8 Uhr, Patienten warten vor der verschlossenen Tür, und Anrufe wurden nicht entgegengenommen (s. aber auch Abschnitte über außerordentliche Kündigung). Der Praxisinhaber kündigt deshalb der Helferin, da entsprechende Abmahnungen erfolglos geblieben sind.

11.5.2.8 Besondere Kündigungsformen

Eine bedingte Kündigung ist nicht möglich, wenn die Beurteilung der Bedingung allein von einer Partei abhängt.

> **Beispiel:**
> Man erklärt einer Helferin, daß der Fortbestand des Arbeitsverhältnisses von einer bestimmten Arbeitsleistung abhänge. (Die Beurteilung der ausreichenden Arbeitsleistung ist hier allein dem Arzt überlassen.)
> Vom Inhalt her, wenn auch mit anderer Formulierung, kommen die Probezeit und das Probearbeitsverhältnis diesem Vorgang sehr nahe. Aber hier besteht noch eine Beschränkung auf den Anfang eines Arbeitsverhältnisses; außerdem kann auch die Helferin den Arbeitsplatz und den Vertragspartner als „für sie nicht geeignet" ablehnen und den Arbeitsvertrag auflösen (s. 10.5, Probezeit). Damit besteht keine Einseitigkeit der Bedingungen.

11.5.3 Die Umdeutung einer Kündigung

§ 140 BGB erlaubt es, eine Kündigung, die unwirksam ist, in eine andere Form der Lösung des Arbeitsverhältnisses umzudeuten, z. B. eine Kündigung in eine einverständliche Auflösung mit Aufhebungsvertrag zu ändern; eine fristlose Kündigung in eine fristgerechte Kündigung zu wandeln.

11.5.4 *Die außerordentliche Kündigung*

Bei der außerordentlichen Kündigung (§ 626 BGB) brauchen weder vertragliche noch gesetzliche Fristen beachtet zu werden. Synonyme sind: Kündigung aus wichtigem Grund, fristlose Kündigung. Die Setzung einer kürzeren Frist macht die außerordentliche Kündigung aber nicht unwirksam (soziale Auslauffrist).

Eine außerordentliche Kündigung ist grundsätzlich immer möglich und kann durch keine vertraglichen oder tariflichen Regelungen ausgeschlossen werden. Sowohl ein unbefristetes als auch ein befristetes Arbeitsverhältnis können so beendet werden.

11.5.4.1 Art und Weise der Kündigung

Für den Betroffenen muß einwandfrei verständlich sein, daß es sich um eine außerordentliche Kündigung handelt.

Auch hat der Gekündigte das Recht auf die schriftliche und unverzügliche Mitteilung des Kündigungsgrundes (§ 626 Abs. 2 Satz 3 BGB).

11.5.4.2 Fristen der außerordentlichen Kündigung

Eine fristlose Kündigung kann nur spätestens 14 Tage nach dem Bekanntwerden des Anlasses stattfinden, der den wichtigen Grund darstellt. Innerhalb dieser Frist muß die Kündigung zugegangen sein. Wenn mehrere Ereignisse zur Begründung herangezogen werden, z. B. mehrmaliges Nichterscheinen in der Praxis, dann darf das letzte herangezogene Ereignis nicht länger als 14 Tage zurückliegen. Wird die Erklärungsfrist überschritten, dann ist die Kündigung unwirksam – sei die Begründung auch noch so schwerwiegend. Die Frist beginnt nicht mit dem Ereignis, sondern mit dem Tag, an dem der Kündigungsberechtigte von dem Ereignis Kenntnis bekommen hat.

11.5.4.3 Voraussetzungen für eine außerordentliche Kündigung

Die außerordentliche Kündigung unterliegt dem Ultima-ratio-Prinzip, d. h. sie darf nur das letzte Mittel in der Konfliktlösung sein.

Eine außerordentliche Kündigung kann sich nur auf Tatsachen stützen; normalerweise sind Vermutungen unbeachtlich. Allerdings gibt es auch den Begriff der Verdachtskündigung, etwa wenn begründeter Verdacht auf eine strafbare Handlung oder eine erhebliche Vertragspflichtverletzung der Helferin besteht und sie vor allem nicht zur Aufklärung beitragen will. Aber hier sollte man auf keinen Fall ohne anwaltliche Hilfe und Rat handeln.

In der Regel wird vor einer fristlosen Kündigung eine Abmahnung erfolgt sein. Alles, was den wichtigen Grund definiert, muß nachweisbar bzw. beweisbar sein. Eine einmalige Pflichtverletzung genügt normalerweise nicht, um eine fristlose Kündigung zu rechtfertigen.

Eine wichtige Ausnahme ist die Verletzung des Vertrauensschutzes, insbesondere die grobe Verletzung der Verschwiegenheitspflicht.

Der Kündigungsgrund muß so erheblich sein, daß dem Arzt eine Fortsetzung des Arbeitsverhältnisses bis zum Ablauf einer normalen Kündigungsfrist nicht zumutbar ist. Die normale Stufenleiter: Rüge – offizielle Abmahnung – Kündigung – fristlose Kündigung läßt unschwer den Rechtsgedanken erkennen, in der außerordentlichen Kündigung nur das letzte Mittel zur Problemlösung zu sehen.

Es folgt ein Beispiel, bei dem nicht nur die rechtliche Situation eines Praxisvorfalls gezeigt wird, sondern auch die Überlegungsschritte und daraus die Entscheidung des Arztes geschildert werden.

Beispiel:
In der Praxis eines Internisten wird eine Helferin neu eingestellt. Eine Mitarbeiterin des Betriebes kannte sie bereits und empfahl sie als eine der Jahrgangsbesten in der Ausbildungsklasse. Die vorgelegten Zeugnisse bestätigten dies. Daher wurde im Arbeitsvertrag ausdrücklich auf eine Probezeit verzichtet.
Schon nach wenigen Tagen bemerkt der Praxisinhaber, daß die neue Helferin möglicherweise doch nicht so gut arbeitet. In der Praxis ist sehr viel zu tun. Nach 6 Wochen „farbloser" Tätigkeit wird die neue Kraft krank. Eine Arbeitsunfähigkeitsbescheinigung wird vorgelegt, die gleich auf 14 Tage lautet. 5 Wochen vor Quartalsende ruft die Mutter an und bittet um Lösung des Arbeitsverhältnisses, dann bei einem weiteren Anruf auch die Helferin selbst. Am nächsten Tag ruft sie

nochmals an: sie möchte mit sofortiger Wirkung kündigen (eine telefonische Kündigung ist im Prinzip möglich), um die Stellung zu wechseln, und dies würde nur gehen, wenn sie den neuen Arbeitsplatz unverzüglich antreten könne. Es handelt sich also um eine außerordentliche Kündigung durch die Helferin. Die Art der Darstellung wirkt auffällig und stark übertrieben.

Rechtliche Überlegung: Die Kündigungsfrist zum Quartalsende ist nicht eingehalten; zudem wird die Forderung erhoben, sofort freigestellt zu werden, was bedeutet, daß die Betroffene während der Krankschreibungsfrist eine andere Stelle antreten will. Schlußfolgerung: Die Kündigung ist nicht rechtens.

Aber mit der rechtlichen Beurteilung ist es nicht getan. Was hat der Arzt für Möglichkeiten? Er kann sagen, er widerspreche und nehme die Kündigung nicht an. Wird sie aufrechterhalten, wird sie zum übernächsten Quartalsende wirksam. Nimmt der Arzt sie an, wird daraus eine einvernehmliche Aufhebung.

Bei allgemeinem Personalmangel und engem Arbeitsmarkt wäre das Arbeitsverhältnis zunächst aufrechtzuerhalten.

Weitere Überlegungen: Im Praxisteam hat sich die Neue bisher nicht sehr gut eingefügt. Es ist zu merken, daß ihre Kolleginnen ihre Arbeitsleistung bemängeln. Auffällig ist, daß bei einer Erkrankung, die zu einer sofortigen Krankschreibung von 14 Tagen führte, gleichzeitig eine aktive Stellenbewerbung stattgefunden hat.

Was würde passieren, wenn das Arbeitsverhältnis nicht gelöst wird? Mit häufigeren Erkrankungen bzw. längeren krankheitsbedingten Ausfällen während der restlichen Beschäftigungszeit wäre zu rechnen. Soll man einen Arbeitsgerichtsprozeß riskieren? Der Ausgang wäre ungewiß, obwohl der Arzt scheinbar gute Karten hätte. Aber der Aufwand hierfür wäre enorm; vor allem würde der hohe persönliche Einsatz des Arztes zu Buche schlagen. Die Kosten für die erste juristische Maßnahme hätte in jedem Fall der Arzt für den auf ihn entfallenden Teil zu tragen. Und die wichtigste Einschränkung: als Arbeitskraft wäre diese Helferin bei einer gerichtlichen Auseinandersetzung sicher nicht mehr zu gebrauchen; ihr Verbleib wäre für das übrige Team zweifellos schädlich.

Lösung: Die vorgeschlagene Aufhebung des Arbeitsvertrages wird (sogar gern) akzeptiert.

Damit darf die Angelegenheit aber für den Praxisinhaber nicht beendet sein. Er muß sich fragen, wieso es zu dieser Situation kommen konnte.

Hat er selbst etwas falsch gemacht?

Aus seiner Rückschau muß er beanstanden, daß er sich in der Anfangsphase nicht ausreichend um die neue Helferin gekümmert, sich am Beginn des Arbeitsverhältnisses nicht täglich persönlich an die Helferin gewandt hat. Die auffällige Art, wie die Kündigung vorgebracht wurde, verlangt nach einer Erklärung. Liegt sie in der Person der Helferin? Eine psychische Labilität könnte gegeben sein. Oder hat sich im Helferinnenteam irgendetwas abgespielt, wovon er keine Kenntnis hatte? Als Konsequenz nimmt er sich vor, bei Neueinstellungen das Team mehr in den Einstellungsvorgang einzubinden und gleichzeitig bei der Personalschulung das Thema des Anlernens eines Neuzugangs durch das Team zu behandeln.

11.5.4.4 Kündigung und Kündigungsschutz bei Auszubildenden

Die Probezeit (die zwingend vorgeschrieben ist) darf höchstens 3 Monate dauern; so ist es auch in den Formularverträgen vorgesehen. Es gibt keine Möglichkeit, aus eignungsbezogenen Gründen die Probezeit zu verlängern, auch nicht, wenn Sachverhalte im Sinne der Auszubildenden dafür sprechen würden.

> **Beispiel:**
> Bei sonstiger Eignung läßt sich bei einer Auszubildenden, deren Muttersprache nicht Deutsch ist, noch nicht genau genug beurteilen, ob ihre Deutschkennntisse für die Praxis ausreichen (wichtig ist die Frage der Patientensicherheit: ärztliche Anweisungen müssen sprachlich richtig verstanden werden!). Eine Verlängerung der Probezeit wäre hier angebracht, aber dies ist nicht möglich – mit einer Ausnahme: Wenn die Probezeit durch eine längere Nichtbeschäftigung wegen Erkrankung unterbrochen wird, verlängert sich die Frist auch hier nicht automatisch. In so gelagerten Fällen kann aber eine Verlängerung der Probezeit vereinbart werden.

Während der Probezeit kann das Berufsausbildungsverhältnis von beiden Seiten jederzeit ohne Einhaltung einer Kündigungsfrist und ohne Angabe von Gründen gekündigt werden. Auch schon vor Antritt der Probezeit kann in der gleichen Form gekündigt werden.

> **Beispiel:**
> Eine Bewerberin schließt mit Ihnen einen Ausbildungsvertrag, und zwar, wie meist üblich, bereits ein halbes Jahr vor Beginn. Nach 2 Monaten kündigt sie das Ausbildungsverhältnis. Das ist möglich. Die Begründung lautet: sie hätte täglich fast eine Stunde mit dem Zug anreisen müssen und habe nun einen anderen Platz (allerdings in einem anderen Berufszweig) bekommen, der viel näher gelegen sei.

Nach Beendigung der Probezeit kann vom Ausbilder nur aus wichtigem Grunde gekündigt werden, und die Voraussetzungen hierfür werden eng ausgelegt.

Dagegen kann die Auszubildende mit einer Frist von einem Monat zum Monatsende ihrerseits kündigen, wenn sie die Berufsausbildung aufgeben oder sich in einem anderen Beruf ausbilden lassen will.

Auch hier ist die Schriftform vorgeschrieben, und falls zu diesem Zeitpunkt die Auszubildende noch minderjährig ist, muß die Unterschrift des/der Erziehungsberechtigen vorliegen.

Die Kündigung aus wichtigem Grund wird unwirksam, wenn die ihr zugrunde liegenden Tatsachen länger als 2 Wochen bekannt sind, da § 626 BGB auch hier gilt.

Bei vorzeitiger Beendigung des Ausbildungsverhältnisses kann der Betroffene von dem anderen, der den wichtigen Grund zu vertreten hat, Schadenersatz verlangen (§ 16 BBiG). Von seiten des Arztes kommt eine solche Forderung in der Praxis wohl kaum in Betracht; wird sie vom Auszubildenden erhoben, kann dies dem Arzt durchaus Ärger machen. Man kann im Ausbildungsvertrag einen Satz hinzufügen, demgemäß im Falle des Todes oder der Aufgabe der Praxis durch den Arzt keine Schadenersatzpflicht besteht. Die Kammern nehmen daran in der Regel keinen Anstoß. Im Falle der Praxisaufgabe hat sich der ausbildende Arzt zu bemühen, das Ausbildungsverhältnis durch einen anderen Arzt fortsetzen zu lassen.

11.5.4.5 Außerordentliche Kündigung durch die Arbeitnehmerin

Auch die Arbeitnehmerin hat das Recht auf eine außerordentliche Kündigung. Die Vorgehensweise ist analog einer außerordentlichen Kündigung durch den Arbeitgeber. Begründungen von seiten des Arbeitnehmers können in verspäteter und unrichtiger Lohnzahlung liegen oder in der Nichterfüllung vertraglich zugesicherter Sonderleistungen. Auch hier muß vorher eine Abmahnung erfolgen, die jedoch dann nicht erforderlich ist, wenn schwerwiegende Gründe im Vertrauensbereich (z.B. eine schwere Beleidigung, vor allem in Gegenwart anderer ausgesprochen) zur Kündigung führen.

11.6 Rücknahme einer Kündigung

Wenn die Kündigung zugegangen ist, kann sie nicht einseitig zurückgenommen werden. Damit kann der Gekündigte erklären, er nehme die Kündigung an, auch wenn der Kündigende später keine Lösung des Arbeitsverhältnisses mehr wünscht. Die Rücknahme der Kündigung ist vielmehr ein Angebot zu einem neuen Arbeitsvertrag. Diese Rechtslage gilt für beide Vertragspartner.

> **Beispiel:**
> Eine Helferin kündigt wegen Versetzung des Lebenspartners an einen anderen Ort. Die Kündigung ist dem Arzt zugegangen. Dann nimmt die Mitarbeiterin die Kündigung zurück, da der Partner nun doch nicht versetzt wird.
> Der Arzt hat nun freie Hand. War die Helferin für ihn wertvoll, wird er die Kündigungsrücknahme akzeptieren und einen neuen Vertrag schließen. Wenn ihm die Mitarbeiterin hingegen nicht sehr geeignet erschien, läßt er die Kündigung bestehen. Auf einen Kündigungsschutz kann sich die Helferin in diesem Fall nicht berufen, da sie ja selbst die Auflösung des Arbeitsverhältnisses eingeleitet hat.
> *Bemerkung:* In der betrieblichen Praxis wird man (wenn man die Helferin nicht behalten will) nicht sagen: „Ich lehne ihre Wiedereinstellung ab." Das wäre unfreundlich und unnötig. Man formuliert z.B. besser so: „Leider ist mir eine Wiedereinstellung nicht möglich, da ich nach Ihrer Kündigung bereits eine anderweitige Zusage gegeben habe."

Wie schon erwähnt, ist es sicher besser, wenn bei einer Auseinandersetzung gerichtliche Schritte vermieden werden können, wenn es also zu einer gütlichen Einigung kommt. Diese Lösung ist nicht zuletzt deshalb anzustreben, weil sie dem Arzt eine Reihe von Problemen fernhält, die ihn sonst von seiner eigenen eigentlichen Arbeit ablenken würden. Unter allen Umständen – „koste es, was es wolle" – Recht haben zu wollen, ist keine gute betriebliche Führung.

Dennoch – und vielleicht gerade deshalb – sollte man wissen, was bei einer solchen Auseinandersetzung abläuft.

11.7 Die Kündigungsschutzklage

Gegen eine Kündigung kann die Arbeitnehmerin bei Geltung des Kündigungsschutzgesetzes Klage auf Feststellung der Unwirksamkeit der Kündigung beim Arbeitsgericht erheben. Sie muß dies innerhalb von 3 Wochen nach Erhalt der Kündigung tun. Versäumt die Arbeitnehmerin diese Frist, dann kann die soziale Rechtfertigung nicht gerügt werden.

Bei Nichteinhaltung der Klagefrist wird also auch eine Kündigung wirksam, die als sozial ungerechtfertigt anzusehen wäre.

In Ausnahmefällen kann auch nach Versäumnis der Klagefrist – nachträglich – die Kündigungsschutzklage zugelassen werden. Es werden hier aber strenge Anforderungen gestellt. Das Nichtwissen um die Frist ist keine Begründung, ein schwerer Unfall hingegen wird wahrscheinlich als rechtfertigend für die Fristversäumnis angesehen werden, allerdings nicht mehr nach Ablauf von 6 Monaten jenseits der Klagefrist (§ 5 Abs. 3 KSchG).

11.7.1 Grundlagen

Auch wenn man sich selbst geschworen hat, eine Arbeitsauseinandersetzung niemals in einem Prozeß enden zu lassen, so kann man doch in einen solchen hineingezogen werden, denn es sind ja zwei Parteien, von denen ein solches Verfahren ausgehen kann. Daher sollen die wesentlichsten Umstände kurz skizziert werden.

In diesem Rahmen kommt es mehr auf den Anfang der Auseinandersetzung an: im Anfang liegen die prozessual standardisierten Abläufe, die weitere Entwicklung richtet sich nach dem Einzelfall.

Bei einer arbeitsrechtlichen Auseinandersetzung handelt es sich um einen besonderen Zivilprozeß. Dementsprechend finden die Grundsätze des Arbeitsgerichtsgesetzes (ArbGG) und der Zivilprozeßordnung (ZPO) Anwendung. Die Klage kann erhoben werden:

- vom Betroffenen selbst,
- durch einen beauftragten Rechtsanwalt,
- unter Mithilfe eines Verbandsvertreters und zu Protokoll einer Rechtsantragsstelle (bei jedem Amtsgericht oder Arbeitsgericht).

Die Klage wird von Amts wegen zugestellt. Die sachliche und örtliche Zuständigkeit wird überprüft.

11.7.2 Die Struktur der Arbeitsgerichte

In der 1. Instanz sind die einfachen Arbeitsgerichte zuständig. Auf Berufung oder Beschwerde kann dann die nächsthöhere Instanz angerufen werden – das Landesarbeitsgericht – und als höchstes Organ das Bundesarbeitsgericht für Revision oder Rechtsbeschwerde.

Inzwischen sind auch in den neuen Bundesländern die gleichen Rechtsinstitutionen geschaffen worden, so daß anfänglich andere Zuständigkeiten nicht mehr zutreffen.

11.8 Der Gütetermin

Sind die Termine zum Kündigungswiderspruch eingehalten und ist die Klage damit fristgerecht eingereicht, dann wird zuerst ein Gütetermin festgelegt. Dieser Gütermin ist vorgeschrieben und findet vor dem Vorsitzenden Richter der zuständigen Arbeitsgerichtskammer statt (§ 54 Abs. 1 ArbGG). Es soll eine gütliche Eingung erstrebt werden. Gelingt eine solche nicht, dann dient diese Zusammenkunft der Verhandlungsvorbereitung. Die Ergebnisse einer gelungenen Güteverhandlung haben die gleiche Bedeutung wie ein rechtskräftiges Urteil. Kommt keine Einigung zustande, ist der nächste Schritt die prozessuale Auseinandersetzung. Hierauf näher einzugehen, würde den Rahmen dieses Buches sprengen. Es sei nur nochmals betont, daß das Arbeitsgericht immer wieder zur Möglichkeit einer gütlichen Einigung anraten wird; hierauf weist schon die Vorschrift des zwingenden Gütetermins hin. Und die sanfteste Lösung ist wohl meist auch die beste.

11.9 Nach dem Kündigungsschutzprozeß

Wenn der Arbeitgeber im Kündigungsschutzprozeß obsiegt, dann bleibt die Kündigung wirksam.

Hat die Arbeitnehmerin hingegen Recht bekommen, dann ist das Arbeitsverhältnis durch die Kündigung nicht beendet; es hat vielmehr ununterbrochen weiterbestanden und besteht weiter. Bei dieser Ausgangslage ergeben sich für die Helferin mehrere Möglichkeiten:

a) Die Arbeitnehmerin möchte ihr Arbeitsverhältnis fortsetzen. Am ehesten wird das vorkommen, wenn die Auseinandersetzung absolut fair geführt wurde, so daß auch der gegenseitige Respekt nicht beeinträchtigt worden ist. Dies spielt in einer Praxis eine wesentlich größere Rolle als zum Beispiel in einer Klinik mit mehreren hundert Angestellten.
b) Ist die Arbeitnehmerin inzwischen ein anderes Arbeitsverhältnis eingegangen, dann kann sie wählen, welches Arbeitsverhältnis sie fortsetzen will. Sie muß dies dem ersten Arbeitgeber innerhalb einer Woche nach Rechtskraft des Urteils gemäß § 12 KSchG, soweit dies gilt, mitteilen.
c) Die Arbeitnehmerin ist der Meinung, daß das Arbeitsverhältnis nicht mehr fortzusetzen sei, da es ihr nicht zugemutet werden könne, am alten Arbeitsplatz weiterzuarbeiten. Dann kann sie den Antrag auf eine gerichtliche Auflösung des Arbeitsverhältnisses und Zahlung einer Abfindung stellen.

Nach einem Arbeitsgerichtsprozeß, bei dem festgestellt wurde, daß die Kündigung rechtsunwirksam sei, kann es dennoch zu einer Lösung des Arbeitsverhältnisses kommen. Es kann jeweils von beiden Parteien und auch gemeinsam der Antrag auf Auflösung gestellt werden.

Die Arbeitnehmerin kann sich bei ihrem Antrag darauf berufen, daß die Fortsetzung des Arbeitsverhältnisses nicht zumutbar sei (§ 9 Abs. 1 Satz 1 KSchG).

Der Arbeitgeber kann den Antrag begründen mit dem Hinweis, daß eine gedeihliche Zusammenarbeit im Betrieb nicht mehr möglich sei (§ 9 Abs. 1 Satz 2 KSchG).

Wenn das Gericht einem solchen Auflösungsantrag stattgibt, dann folgt daraus die Verurteilung zur Abfindung.

11.9.1 Die Abfindung

Die Höhe einer Abfindung beträgt in der Regel höchstens 12 Monatsverdienste (§ 10 Abs. 1 KSchG).

Das Kündigungsschutzgesetz schreibt nur vor, daß die Abfindung angemessen sein soll. Damit ist ein erheblicher Spielraum für das Gericht gegeben. Für die Höhe der Abfindung spielt in erster Linie die Dauer der Betriebszugehörigkeit eine Rolle.

In § 10 Abs. 2 KSchG sind zusätzliche Regelungen verzeichnet: eine gestaffelte Steigerung der Abfindungsgrenzen nach Betriebszugehörigkeit und Alter.

Abfindungsgrenzen:

Vollendete Lebensjahre	Betriebszugehörigkeit	Monatsgehälter
50 Jahre	15 Jahre	15
55 Jahre	20 Jahre	18

Diese erhöhten Sätze stehen dem Arbeitnehmer jedoch nicht zu, wenn er zum vom Gericht festgesetzten Zeitpunkt der Auflösung des Beschäftigungsverhältnisses 65 Jahre alt geworden ist. Die Zahlung einer Abfindung schließt weitere Ansprüche aus, soweit sie den Arbeitsplatzverlust betreffen.

11.9.1.1 Steuer- und sozialversicherungsrechtliche Gesichtspunkte

Für den Abfindungsfall sollte man auch die steuerlichen Bestimmungen kennen, die für die ausscheidende Mitarbeiterin gelten. Wenn die Auflösung des Arbeitsverhältnisses gerichtlich ausgesprochen wurde oder auf Veranlassung des Arbeitgebers erfolgte, sind bei einer Abfindung erhebliche Beträge steuerfrei, und zwar in jedem Fall 24000 DM; 30000 DM, wenn der Angestellte mindestens 50 Jahre alt ist und mindestens 15 Jahre im Dienst war; 36000 DM mit Erreichen des 55. Lebensjahres und nach 20 Jahren Betriebszugehörigkeit. Zudem sind Abfindungen sozialversicherungsfrei (Bundessozialgericht, Urteil vom 21.2.1990) in den gleichen Grenzen wie die Steuerfreiheit besteht.

11.10 Der Annahmeverzug

Der Arzt kann in einen sogenannten „Annahmeverzug" geraten, wenn er die von der Mitarbeiterin entsprechend ihrem Arbeitsvertrag angebotene Arbeitsleistung nicht annimmt (§ 293 BGB).

Normalerweise hat die Helferin ihre Arbeit am Arbeitsort tatsächlich anzubieten.

Es gibt eine Reihe von Vorkommnissen, die es der Helferin unmöglich machen, die Arbeit aufzunehmen, weil z.B. höhere Gewalt den Praxisbetrieb unmöglich macht (Hochwasser, Brand, Erdbeben). Für diesen Fall sind weder Arzt noch Helferin verantwortlich zu machen. Nach allgemeiner Auffassung gehören solche Vorkommnisse zum *Betriebsrisiko*, und dies hat der Betriebsinhaber zu tragen. Folglich muß bei einer Unterbrechung dieser Art der Lohn weitergezahlt werden. Zu erwähnen ist, daß bei solchen Notfällen – um Gefahr für den Betrieb abzuwenden – die Helferinnen vorübergehend auch mit Arbeiten betraut werden können, für die sie eigentlich nicht eingestellt sind.

Ein Annahmeverzug könnte auch beispielsweise dann eintreten, wenn sich Umbauarbeiten aus irgendwelchen Gründen hinauszögern und die Praxisräume nicht benutzbar sind. Vielfach ist es aber nur eine Frage der geschickten Organisation, unter solchen Umständen genügend Spielraum für Verzögerungen zu lassen bzw. diese Zeiten für andere Praxisarbeiten zu nutzen.

Unter besonderen Umständen genügt bereits ein mündliches Angebot zur Arbeitsleistung durch die Helferin, um den Arzt bei Ablehnung in Annahmeverzug geraten zu lassen. So kann ein Annahmeverzug auch in der folgenden Situation eintreten.

> **Beispiel:**
> Bei einer Operation mit streßbelasteten Situationen sagt der Arzt – ärgerlich über mehrere Fehlassistenzen – zu einer Mitarbeiterin: „Sie brauchen gar nicht mehr wiederzukommen, bleiben Sie zu Hause." Hier genügt das mündliche Angebot der Helferin, dennoch weiterzuarbeiten. Geht der Arzt darauf nicht ein, gerät er in Annahmeverzug (§ 295 1. Satz BGB).

Eine weitere Möglichkeit: Ein Annahmeverzug kann eintreten, wenn der Arbeitgeber die Kündigung ausgesprochen hat und diese rechtsunwirksam war. Nach Ablauf der Kündigungsfrist tritt ein Annahmeverzug ein, wenn die Helferin nicht zur Weiterarbeit aufgefordert wird. In solchen Fällen, die teilweise recht kompliziert sein können, ist anwaltlicher Rat dringend zu empfehlen.

Folgen des Annahmeverzugs: Die Arbeitnehmerin braucht keine Arbeitsleistung zu erbringen. Sie hat aber – solange der Annahmeverzug besteht – Anspruch auf das Gehalt inklusive aller Nebenleistungen.

Allerdings muß sich die Mitarbeiterin alles, was sie verdient, wenn sie in der Zwischenzeit ein anderes Arbeitsverhältnis eingegangen ist, anrechnen lassen. An- und Abfahrtkosten brauchen ihr nicht erstattet zu werden.

Wenn allerdings eine Helferin total betrunken zur Arbeit erscheint und der Arzt ihr verbietet, tätig zu werden, dann ist das kein Annahmeverzug.

11.11 Der Betriebsrat

Mit der zunehmenden Tendenz zur Vergrößerung ärztlicher Praxen zu ärztlichen Betrieben in Form unterschiedlicher Praxiszusammenschlüsse kommt es auch zu Arztpraxen mit wesentlich mehr Angestellten als bisher üblich. Dann kann auch der Betriebsrat als Institution eine Rolle spielen. Hier nur ein paar grundlegende Hinweise.

Ab 5 wahlberechtigten Personen kann ein Betriebsrat gebildet werden. (§ 9 Betriebsverfassungsgesetz).

Bei 5 – 20 wahlberechtigten Mitgliedern besteht der Betriebrat aus einer Person, bei 21 – 50 Mitgliedern sind es 3 Betriebsratmitglieder. Höhere Zahlen spielen für unser Thema wohl noch keine Rolle.

Man sollte nicht außer acht lassen, daß bei mehreren Teilzeitbeschäftigten die Mitarbeiterzahl rasch in „betriebsratsfähige" Bereiche ansteigen kann.

Für den Arbeitgeber ist vor allem der Kündigungsschutz des Betriebsratmitgliedes von Bedeutung. Während der Amtszeit eines Betriebsratsmitgliedes kann keine ordentliche Kündigung ausgesprochen werden (§ 15, Abs. 1 Satz 1 KSchG). Eine außerordentliche Kündigung ist jedoch möglich.

Wenn ein Betriebsrat besteht, muß er bei Kündigungen gehört werden. Dies ist in § 102, Abs. 1 des Betriebsverfassungsgesetzes (BetrVG) wie folgt festgelegt (Mitbestimmung bei Kündigungen):

„(1) Der Betriebsrat ist vor jeder Kündigung zu hören. Der Arbeitgeber hat ihm die Gründe für die Kündigung mitzuteilen. Eine ohne Anhörung des Betriebsrats ausgesprochene Kündigung ist unwirksam."

11.12 Die Lohnabtretung

Der Arbeitnehmer kann – jedenfalls bis zu einem gewissen Umfang – seinen Lohn an einen Dritten abtreten. Diese Abtretung ist an keine Formvorschrift gebunden, sie kann auch mündlich geschehen. Allerdings können tarifvertragliche oder einzelvertragliche Bestimmungen Formvorschriften verlangen.

Eine nicht pfändbare Forderung (s. 11.13) kann auch nicht abgetreten werden. Abtretungen, die mit dem Abtretungsverbot kollidieren, sind daher nicht rechtswirksam.

Der Betriebsinhaber braucht nur dann an den Gläubiger der Helferin zu zahlen, wenn diese ihm die Abtretung schriftlich mitgeteilt hat.

11.13 Die Lohnpfändung

Für die geleistete Arbeit hat der Arzt an seine Angestellte den Arbeitslohn zu zahlen. In diese einfache und klare Beziehung können Dritte komplizierend eingreifen, und zwar über die Lohnpfändung.

Wenn der Arbeitnehmer seinen Zahlungsverpflichtungen nicht mehr nachkommt, kann der Gläubiger versuchen, sich über Lohnpfändung schadlos zu halten.

> **Beispiel:**
> Eine Helferin hat sich eine Eigentumswohnung gekauft. Dabei fällt eine monatliche Zahlung von 1800 DM an, ein für sie allein viel zu hoher Betrag; aber ihr Freund hat 2/3 des Betrags als Mietbeitrag zugeschossen. Der Freund verläßt sie, und nun ist sie mit den Raten im Verzug. Den Arbeitgeber betrifft das erst, wenn ein vollstreckbarer Titel vorhanden ist.

Tip: Will ein Dritter auf die Gehaltszahlung an eine Arbeitnehmerin zugreifen, zuallererst den vollstreckbaren Titel vorlegen lassen! Ohne diesen Nachweis bestehen weder Zugriffs- noch Auskunftsrechte. Liegt ein solcher vollstreckbarer Titel vor, unverzüglich einen kundigen Rechtsanwalt aufsuchen. Denn unversehens befinden sie sich in einem Netz recht komplizierter Rechtsbeziehungen. Dabei gilt: Die arbeitsrechtlichen Beziehungen zwischen Arbeitnehmer und Arbeitgeber sind durch den Pfändungsbeschluß in keiner Weise geändert. Alle gegenseitigen Rechte gelten unverändert weiter. Der Pfändung unterliegen nur Lohnansprüche, und hierbei gibt es eine Pfändungsgrenze, die einen sogenannten Lohnkahlschlag verhindern soll. Andernfalls würde eine Pfändung dazu führen, daß der Gepfändete seinen notwendigen Lebensunterhalt nicht mehr selbst bestreiten kann.

Es gibt unpfändbare Bezüge (z.B. Urlaubsgeld, Jubiläumszuwendungen, Weihnachtsvergütungen bis 470 DM, dann bedingt pfändbare Bezüge. Die Abtretung von 754 DM zuzüglich 30 % des übersteigenden Betrages ist rechtlich unwirksam. Im Augenblick ist ohne Einschränkung erst ein über den monatlichen Betrag von 3 302 DM hinausgehendes Einkommen pfändbar. Die Pfändungsgrenzen sind ein wichtiger Grundwert, der auch in benachbarten Rechtsbereichen Anwendung findet: bei der Aufrechnung und bei der Lohnabtretung.

Wichtig für den lohnauszahlenden Arzt: Zahlt der Arbeitgeber an einen Dritten Lohnanteile aus und dieser Anspruch ist nicht gerechtfertigt, dann hat der Arbeitgeber diese Zahlung auch an die Arbeitnehmerin zu leisten. Außerdem: Berechnungsgrundlage für Zahlungen kann nur das Nettoeinkommen sein. Sozialabgaben und Steuern sind vorweg abzuziehen.

11.14 Die Aufrechnung

Im Zusammenhang mit der Pfändung ist ein Thema zu besprechen, das im Praxisalltag häufiger vorkommen kann. Auch bei der Aufrechnung gelten die Pfändungsgrenzen; sie sind also auch ein Aufrechnungsschutz. Unter Aufrechnung versteht man die gegenseitige Geltendmachung (Aufrechnung) von Forderungen. Voraussetzung hierfür ist die Gleichartigkeit der Forderungen und daß beide Forderungen fällig sind (§ 387 BGB). Die Aufrechnung bewirkt das gegenseitige Erlöschen der Forderung (§ 389 BGB). Wie bei der Pfändung können auch hier nur Forderungen gegenüber der Helferin mit der Nettovergütung verrechnet werden, d. h. Steuern und Sozialabgaben sind in jedem Fall zu bezahlen.

11.15 Zurückbehaltungsrecht

Bei schuldhafter Nichtleistung der Arbeit steht dem Arbeitgeber ein Zurückbehaltungsrecht für den Lohn zu.

12 Urlaub
(Siehe hierzu Anhang H)

12.1 Urlaubsgrundlagen

Jeder Arbeitnehmer hat einen Anspruch auf bezahlten Urlaub. Dieser ergibt sich – wenn nicht andere Vereinbarungen Vorrang haben – aus dem Bundesurlaubsgesetz (BUrlG) und für Mitarbeiter bis zum vollendeten 18. Lebensjahr aus dem Jugendarbeitsschutzgesetz (JArbSchG).
Dieser Anspruch gilt für Voll- und Teilzeitarbeitskräfte gleichermaßen.
Das Urlaubsjahr ist mit dem Kalenderjahr identisch.

Vorschriften bei Jugendlichen
Bei Jugendlichen regelt sich der Urlaub nach § 19 des Jugendarbeitsschutzgesetzes. Danach beträgt der Urlaub mindestens 30 Werktage, wenn der Jugendliche zu Beginn des Kalenderjahres noch nicht 16 Jahre alt ist; mindestens 27 Werktage, wenn der Jugendliche zu Beginn des Kalenderjahres noch nicht 17 Jahre alt ist; mindestens 25 Werktage, wenn der Jugendliche zu Beginn des Kalenderjahres noch nicht 18 Jahre alt ist.
Hier ist also besonders zu beachten, daß nicht das wirkliche Alter die Bemessungsgrundlage bildet, sondern das Kalenderjahr, in das das Geburtsdatum fällt. Ein Jugendlicher, der im Januar 18 Jahre alt geworden ist, fällt für den Urlaub im September noch unter die Jugendschutzvorschrift!
Von Bedeutung ist noch § 19 Abs. 3 JArbSchG: Der Urlaub soll Berufsschülern in der Zeit der Berufsschulferien gegeben werden. Soweit er nicht in den Berufsschulferien gegeben wird, ist für jeden Berufsschultag, an dem die Berufsschule während des Urlaubs besucht wird, ein weiterer Urlaubstag zu gewähren.

Regelungen für alle anderen Mitarbeiterinnen
Für alle Mitarbeiterinnen, die nicht mehr unter die Vorschriften des Jugendarbeitsschutzgesetzes fallen, gilt nach dem Bundesurlaubsgesetz folgendes: Die Mindestdauer des Urlaubs beträgt 18 Werktage (§ 3 Abs. 1 BUrlG). Der Urlaub sollte möglichst zusammenhängend genommen werden. Wo dies nicht möglich ist, müssen wenigstens 12 Werktage zusammenhängend gegeben werden, wenn der Urlaubsanspruch 12 Werktage übersteigt (§ 7 Abs. 2 BUrlG).

In der ärztlichen Praxis werden meist mehrere Urlaubsabschnitte anfallen. Teils werden sie sich um die großen Feiertage gruppieren, und dann werden größere Urlaubsabschnitte vorkommen, die dann in jedem Fall der in § 7 Abs. 2 geforderten Mindestdauer entsprechen.

Nicht möglich wäre folgende Regelung: Ein Arzt öffnet die Praxis an 3 Tagen der Woche und möchte den 4. und den 5. Tag der Mitarbeiterin auf den Urlaub anrechnen.

Der Teilurlaub
Es gibt mehrere Situationen, in denen ein Teilurlaubsanspruch entstehen kann. Für den vollen Urlaubanspruch ist eine einmalige Wartezeit von 6 Monaten erforderlich. Scheidet die Mitarbeiterin vorher aus, dann hat sie einen Teilanspruch von 1/12 des Jahresurlaubs für jeden vollen Arbeitsmonat.

Ein Teilurlaubsanspruch entsteht auch bei einem Arbeitsverhältnis, das erst in der zweiten Jahreshälfte beginnt. Dieser Teilurlaub kann auf das folgende Jahr übertragen werden.

Eine weitere Möglichkeit für einen nur anteiligen Urlaub besteht dann, wenn das Arbeitsverhältnis in der ersten Hälfte des Jahres beendet wird (Zeitpunkt der Beendigung, nicht der Kündigung).

Bei Beendigung des Arbeitsverhältnisses ist über den genommenen Jahresurlaub eine Bescheinigung (Urlaubsbescheinigung) auszustellen und der bereits erhaltene Urlaub kann vom neuen Arbeitgeber auf den Gesamtjahresurlaub verrechnet werden.

> **Beispiel:**
> Am 1. Juli tritt eine Helferin neu in die Praxis ein. Sie legt eine Urlaubsbescheinigung vor, nach der sie von 28 zustehenden Urlaubstagen bereits 25 erhalten hat. Damit stehen ihr bis zum Jahresende nur noch 3 Tage zu.
>
> *Vorschlag:* Bescheinigung entgegennehmen; scheidet die Helferin in der Probezeit wegen mangelhafter Leistung aus, kann man von der Regelung Gebrauch machen. Erweist sich die neue Mitarbeiterin aber als eine gute Helferin, mit der das Arbeitsverhältnis fortgesetzt werden soll, dann sollte man ihr zusammen mit allen anderen den anteiligen Urlaub geben. Die Helferin würde das anerkennen, während sie die umgekehrte Regelung nicht gerecht finden würde.

Wird dagegen ein Arbeitsverhältnis in der 2. Jahreshälfte beendet, hat die Helferin Anspruch auf den vollen Jahresurlaub.

Arbeitsantritt in der Jahresmitte: Was ist, wenn eine Helferin am 1. Juli die Arbeit beginnt, im August aber 25 Werktage Betriebsunterbrechung zum Jahresurlaub vorgesehen sind? Können wir hier eventuell das Gehalt kürzen oder einen Überschuß an Urlaubstagen auf den Urlaub für das nächste Jahr anrechnen? Beides ist nicht statthaft. Man wird der Betroffenen im August genauso freigeben wie allen anderen. Aber wenn die Praxis beispielsweise in den letzten 4 Tagen des Urlaubs renoviert werden soll, kann man die neue Helferin beim Wiedereinrichten zur Mitarbeit heranziehen. Bei einer Gemeinschaftspraxis, die während des Urlaubs der einzelnen Ärzte nicht geschlossen wird, entsteht natürlich hier kein Problem.

Urlaubsansprüche des vergangenen Jahres können noch maximal bis Ende des 1. Quartals geltend gemacht werden.

Das Entgelt für die Urlaubszeit ist praktisch mit dem Gehalt identisch, das durchschnittlich die letzten 13 Wochen vor Urlaubsbeginn bezahlt wurde (§ 11 BUrlG). Etwas anderes ist das Urlaubsgeld. Dies ist eine zusätzliche Leistung, die einzelvertraglich oder auf Grund eines Tarifvertrags verbindlich sein kann.

12.2 Anrechnung von Erkrankung

Durch Krankschreibung nachgewiesene Erkankung ist von der Urlaubszeit abzuziehen. Der restliche Urlaub muß zusätzlich gegeben werden. Dagegen kann die Mitarbeiterin nicht einfach am Ende ihres Urlaubs den neu entstandenen Urlaubsanspruch anhängen. Dieser Urlaub muß neu festgesetzt werden.

> **Beispiel:**
> Urlaub vom 1.8.-26.8. Am 3.8. erkrankt die Helferin und wird vom behandelnden Arzt bis zum 14.8. krank geschrieben.
> Es entsteht hierdurch für die Mitarbeiterin ein neuerlicher Urlaubsanspruch von 12 Tagen. Sie muß aber am 27. August ihren Dienst wieder aufnehmen.
> Gleiches gilt für Kuren und Schonzeiten nach Kuren, soweit sie den Vorschriften der Lohnfortzahlung unterliegen (§ 10 BUrlG).

12.3 Unentgeltlicher Urlaub

Freistellung an Tagen, die nicht durch vertragliche Regelung gedeckt sind, kann nicht verlangt werden. Es liegt im Ermessen des Arbeitgebers, ob er hier der Helferin frei geben will. Es liegt auch in seinem Ermessen, ob er den Ausfall von der Vergütung abziehen will oder nicht. In jedem Fall sollte die Mitarbeiterin ihren Wunsch in ausreichendem Abstand vor der gewünschten Freistellung mitteilen. Die Berücksichtigung solcher Wünsche von Helferinnen sollte unter Abwägung der Praxiserfordernisse verständnisvoll und nicht kleinlich sein. Dem Praxisklima wird dies gut tun.

12.4 Arbeitsverbot

Der Urlaub soll der Erholung und der Wiedererlangung der Arbeitsfähigkeit dienen. Andere Arbeit gegen Entgelt ist daher nicht erlaubt.

> **Beispiel:**
> Eine Helferin, die zusammen mit ihrem Mann ein Haus gekauft hat, will ihre finanzielle Situation aufbessern und arbeitet in den Ferien in einem Architekturbüro als Ferienvertretung einer Sekretärin. Das ist für die Betroffene ebenso unstatthaft wie die Übernahme einer Helferinnenvertretung in einer anderen Stadt.

Schwierig ist es dagegen, wenn für eigene Zwecke hart gearbeitet wird. Wenn sich die Helferin beim Bau des eigenen Hauses im Urlaub körperlich zu stark einsetzt und dabei dem Erholungszweck des Urlaubs zuwider handelt, wird man nichts dagegen sagen können. § 8 BUrlG bezieht sich nur auf Erwerbstätigkeit.

Da der Urlaub nicht nur der Erholung, sondern auch der Krankheitsprävention dient, ist normalerweise auch die ersatzweise Abgeltung durch Geldzahlung nicht erlaubt; Ausnahme s. folgenden Abschnitt.

12.5 Die Abgeltung des Urlaubs

Nur bei Beendigung des Arbeitsverhältnisses darf der Urlaubsanspruch ganz oder teilweise in Geld abgegolten werden (§ 7, Abs 4 BUrlG). Für die Berechnung des Abgeltungsanspruchs gelten die Regelungen des § 11 Abs 1 und 2 des Bundesurlaubsgesetzes (s. Anhang H). In der Praxis läuft das meist auf eine Gehaltsfortzahlung für den ausstehenden Urlaubszeitraum hinaus.

> **Beispiel:**
> Eine Helferin kündigt aus familiären Gründen fristgerecht Mitte Mai zum 1. Juli. Der große Betriebsurlaub findet ab 10. Juli statt. Dem Arzt kann die Urlaubsgewährung in diesem Falle nicht zugemutet werden. Die Helferin hat die letzten 10 Monate unverändert ein Gehalt von 3600 DM brutto bezogen. Diese Gehaltshöhe ist Grundlage für die Berechnung der Urlaubsabgeltung.

13 Mutterschutz – Jugendschutz

13.1 Mutterschutz und Schwangerschaft
(Siehe hierzu Anhang I)

Im Falle einer Schwangerschaft gelten für das Arbeitsverhältnis die Bestimmungen des Mutterschutzgesetzes (MuSchuG)[1]. Danach besteht ein absolutes Kündigungsverbot während der Schwangerschaft und bis zu 4 Monaten nach der Entbindung. Voraussetzung ist, daß der Arbeitgeber bei Ausspruch der Kündigung von der Schwangerschaft Kenntnis hatte oder aber innerhalb von 2 Wochen nach Zugang der Kündigung davon verständigt wird (§ 9, Abs. 1 Satz 1 MuSchuG). Wenn die Arbeitnehmerin die Zweiwochenfrist unverschuldet versäumt, behält sie ihren Kündigungsschutz, sofern sie die Mitteilung an den Arbeitgeber unverzüglich nachholt. Für die Mitteilung der Schwangerschaft ist im Zweifelsfall die Arbeitnehmerin beweispflichtig. Der Nachweis der Schwangerschaft wird durch ein Zeugnis des behandelnden Arztes oder einer Hebamme erbracht. Auch für die Berechnung der Schutzfristen sind diese Zeugnisse die Unterlage.

In den neuen Bundesländern wurden entsprechend dem Einigungsvertrag noch andere Vorschriften angewandt. Der Kündigungsschutz der Mutter ist hier anders geregelt und basiert auf § 58 AGB-DDR. Dies ist für Altfälle interessant.

Wenn eine Arbeitnehmerin wegen Schwangerschaft oder Entbindung arbeitsunfähig wird, so hat sie einen Anspruch auf Lohn und Gehaltsfortzahlung wie sonst bei Erkrankungen. Arbeitet sie trotz Arbeitsfähigkeit nicht, so entfällt auch hier der Gehaltsfortzahlungsanspruch.

---

[1] Im Gebiet der ehemaligen DDR für Geburten ab 1.1.1991 gültig

Die Mitarbeiterin sollte die Tatsache ihrer Schwangerschaft dem Praxisinhaber so früh wie möglich mitteilen, damit auch in der Gestaltung der Arbeit auf sie Rücksicht genommen wird. Die Schwangere hat aber ein Recht darauf, daß die Mitteilung ihrer Schwangerschaft auf den Praxisinhaber als Arbeitgeber beschränkt bleibt.

> **Beispiel:**
> Eine Helferin teilt Ihnen mit, daß sie ein Baby erwartet. Sie antworten: „Das freut mich sehr für Sie. Hoffentlich haben Sie bis jetzt keine Schwierigkeiten. Ich werde selbstverständlich darauf bedacht sein, daß auf Ihren Zustand Rücksicht genommen wird. Haben Sie schon mit Ihren Kolleginnen darüber gesprochen, oder wünschen Sie, es noch nicht zu sagen?"

Allerdings muß die Schwangerschaft der zuständigen Behörde – dem Gewerbeaufsichtsamt – gemeldet werden.

Das einzige Arbeitsverhältnis, das vom Kündigungsschutz einer Schwangerschaft nicht berührt wird, ist das befristete Arbeitsverhältnis. Hier wird ja keine Kündigung ausgesprochen. Voraussetzung ist allerdings, daß die Befristung des Arbeitsverhältnisses sachlich und zeitlich richtig begründet ist.

Die Schwangere kann das Arbeitsverhältnis auch über einen Auflösungsvertrag beenden. Sie verliert dabei allerdings eine ganze Reihe von Rechten und Sonderleistungen, so daß dies kaum vorkommen wird.

Das Problem, inwieweit eine Täuschung vorliegt, wenn bei der Einstellung eine Schwangerschaft verschwiegen wurde, ist noch umstritten. Die Tendenz geht aber dahin, in jedem Fall einen Kündigungsschutz anzuerkennen. Hierzu liegt auch ein neueres Urteil des Europäischen Gerichtshofes vor, das auf einen unbegrenzten Kündigungsschutz hinausläuft:

In dem Verfahren hatte eine Speditionsfirma geklagt, die sich von ihrer neuen Mitarbeiterin arglistig getäuscht fühlte. Die Frau sollte für eine Sachbearbeiterin eingestellt werden, die kurz vor einem Mutterschaftsurlaub stand. Bei dem Einstellungsgespräch verschwieg sie, obwohl der Geschäftsführer danach fragte, daß sie im 5. Monat schwanger war.

„Das Urteil des Europäischen Gerichtshofes bindet uns. Unsere Rechtsordnung muß also hinnehmen, daß jemand bewußt die Unwahrheit sagt", kommentierten dies die Kasseler Richter des Bundessozialgerichtshofes (BAG, AZ.: 2 AZR 227/92).

13.2 Besonderheiten der Beschäftigung

Die Schwangere darf nicht mit anstrengenden Arbeiten betraut werden. Im Praxisalltag wird dies bedeuten, daß die werdende Mutter keine hilfsbedürftigen oder verletzten Personen zu stützen hat, ebenso, daß man sie nicht heranzieht zum Heben schwerer Gegenstände oder zum Heraussuchen alter Akten, die nur über eine Trittleiter zugänglich sind. Auch verbietet sich die Beteiligung beim Umräumen von Möbeln oder Geräten.

Nach der Geburt, wenn die Mutter wieder arbeitet, muß ihr auf Verlangen die zum Stillen erforderliche Zeit gegeben werden – mindestens 2mal täglich eine halbe Stunde oder eine Stunde am Stück. In der Praxis wird diese Bestimmung oft keine Rolle spielen; meist ist die Entfernung zwischen Arbeitsort und Wohnung zu groß. Wo aber die Möglichkeit besteht, sollte man Gelegenheit zum Stillen zu Hause bzw. etwas mehr Freizeit geben. – Aufgrund der Stillzeit darf keine Minderung des Verdienstes eintreten.

Werdende Mütter dürfen nicht mit Mehrarbeit, Nachtarbeit sowie Sonn- und Feiertagsarbeit beschäftigt werden.

Aus der Erfahrung ist noch hinzuzufügen, daß die Arbeitswilligkeit und Arbeitsbereitschaft von Schwangeren oft viel besser ist, als man es erwartet.

13.3 Beschäftigungsverbot

Die letzten 6 Wochen vor dem geschätzten Entbindungstermin darf die Schwangere nicht beschäftigt werden. Bei ausdrücklicher freiwilliger Zustimmung ist dies allerdings trotzdem möglich. Die Zustimmung ist jederzeit widerrufbar. Nach der Entbindung besteht für 8 Wochen ein absolutes Beschäftigungsverbot. Nach Früh-

oder Mehrlingsgeburten verlängert sich die Frist für das absolute Beschäftigungsverbot auf 12 Wochen.

13.4 Finanzielle Regelungen während des Mutterschutzes

Wenn die krankenversicherte Schwangere in den Mutterschutz geht, hat sie weiter Anspruch auf ihre Nettovergütung. Dies ist aber nicht eine einfache Lohnfortzahlung, sondern zunächst eine Vergütung von 25 DM pro Kalendertag als Mutterschaftsgeld durch die zuständige Krankenkasse. Der Restbetrag des vollen Nettolohns muß vom Arbeitgeber dazugelegt werden. Von diesem Zuzahlungsbetrag werden über die Umlage 2 (U 2) wiederum 80 % erstattet. Die Berechnungsgrundlage für den Aufstockungsbetrag bildet das durchschnittliche Nettogehalt der letzten 3 Monate vorher.

Berechnungsbeispiel: Die Nettobezüge betrugen in den letzten 3 Monaten vor Antritt des Entbindungsurlaubs 2 500 DM. Von der AOK wird ein Grundbetrag von 25 DM bezahlt, das sind 750 DM monatlich. Die fehlenden 1 750 DM hat der Arzt dazuzulegen. Auf 80 % dieses Betrages hat er dann einen Rückerstattungsanspruch an die AOK, die die Umlage 2 für Arbeitgeber verwaltet und in diesem Falle 1 400 DM an den Arzt zurückerstatten wird.

13.5 Erziehungsurlaub und Erziehungsgeld
(Siehe hierzu Anhang K)

Im Anschluß an den Mutterschutz kann ein Erziehungsurlaub genommen werden. Dieses Recht darf der Vater oder die Mutter in Anspruch nehmen. Der Anspruch kann auch geteilt werden. Dabei ist eine Teilzeitarbeit beider Eltern möglich. Bis vor kurzem betrug der Anspruch auf Erziehungsurlaub 18 Monate nach der Geburt (§ 4 BErzGG)[1]. Jetzt ist die mögliche Zeit eines Erziehungsurlaubs auf 3 Jahre heraufgesetzt worden. Dabei wird allerdings nicht die volle Zeitspanne durch Erziehungsgeld abgedeckt. Der Erzie-

---

[1] Das Gesetz über die Gewährung von Erziehungsgeld und Erziehungsurlaub gilt im Gebiet der ehemaligen DDR für Geburten ab dem 1.1.1991.

hungsurlaub muß spätestens 4 Wochen vor dem gewünschten Zeitpunkt des Erziehungsurlaubs dem Arbeitgeber angezeigt werden; es ist mitzuteilen, bis zu welchem Lebensmonat des Kindes der Erziehungsurlaub genommen werden soll. Bei geteiltem Erziehungsurlaub kann eine Verlängerung nur gefordert werden, wenn der vorgesehene Wechsel aus wichtigem Grund nicht stattfinden kann, z.B. wenn der als Wechselpartner vorgesehene Ehepartner einen schwereren Unfall hatte.

An ihre eigene Planung, wie sie sie dem Inhaber der Praxis vorgetragen hat, ist die Arbeitnehmerin gebunden. Das soll gewährleisten, daß sich der Arzt auf die neue Personalsituation einstellen kann. Die Vertretung einer Helferin für die Zeit des Erziehungsurlaubs oder für die Zeiten des Arbeitsverbotes während der Mutterschaft gilt als Begründung für ein befristetes Arbeitsverhältnis. Dabei kann auch eine Einarbeitungszeit mitberechnet werden.

Während der gleichen Zeit läuft das Erziehungsgeld. (Die Rechtsfragen des Erziehungsgeldes werden hier nicht behandelt, da es keine Leistung des Arbeitgebers ist.)

Ein Anspruch auf Erziehungsurlaub besteht auch dann, wenn wegen der Einkommensverhältnisse kein Erziehungsgeld beansprucht werden kann.

Weitere Bestimmungen: Das Anrecht auf Erziehungsurlaub (§ 15 BErzGG) kann durch Verträge nicht eingeschränkt werden. Während des Erziehungsurlaubs kann in der Regel nicht gekündigt werden. Ausnahmen muß die oberste Landesbehörde für zulässig erklären.

13.6 Jugendarbeitsschutzgesetz (JArbSchG)

Dieses Gesetz gilt für die Beschäftigung von Personen, die noch nicht 18 Jahre alt sind (§ 1 Satz 1 JArbSchG).

Das Gesetz gilt grundsätzlich für alle Jugendlichen, also nicht nur für Auszubildende, wie es in einer Praxis der Normalfall ist.

Die Arbeitszeit ist gesetzlich beschränkt auf 8 Stunden täglich und nicht mehr als 40 Stunden wöchentlich (§ 8 Abs. 1 JArbSchG).

Es gilt die Fünftagewoche. Der Jugendliche ist für die Berufsschulzeit freizustellen. Die Berufsschulzeit wird wie Arbeitszeit gewertet. Normalerweise sollte die Arbeitszeit zwischen 6 Uhr morgens und 20 Uhr abends liegen.

Von diesen Einschränkungen sind aber Ausnahmen erlaubt. So sind Ausnahmen von Samstags- und Sonntagsruhe in § 16 Abs. 10 und § 17 Abs. 7 benannt. Ruhepausen sind vorgeschrieben nach einer Arbeitszeit von

- 4,5–6 Stunden: 30 Minuten
- über 6 Stunden: 60 Minuten

Die für die Praxis wichtige Urlaubsregelung wird im Abschnitt Urlaub (12.1) erläutert.

14 Das Zeugnis

Vorbemerkung: Zeugnisse sind zur Beurteilung des Personals einer Praxis außerordentlich wichtig. Wenn ein Arzt von der Klinik kommt und sich niederläßt, hat er in der Regel weder im Ausstellen noch im Lesen von Arbeitszeugnissen Erfahrung, denn er hatte mit dem Personalwesen keine Berührung.

14.1 Rechtliche Voraussetzungen

Jeder Arbeitnehmer hat grundsätzlich ein einklagbares Recht auf ein Arbeitszeugnis (§ 630 BGB, § 8 BBiG; vgl. Abb. 6). Dies gilt für jedes Arbeitsverhältnis, auch für die befristete Anstellung. Eine Ausnahme bilden allenfalls nur ganz kurze Beschäftigungszeiten, tageweise, weniger als einen Monat. In diesen Fällen wird normalerweise von den Beschäftigten auch kein Zeugnis gewünscht.

Der grundsätzliche Anspruch auf ein Zeugnis kann allerdings verwirkt werden, wenn er längere Zeit nicht gestellt wird. Das bedeutet: Eine Helferin kann nicht nach vielen Jahren zurückkommen und erklären, sie habe damals beim Ausscheiden kein Zeugnis erhalten und wünsche jetzt ein qualifiziertes Zeugnis über ihre frühere Tätigkeit. Dem Arzt ist es nicht zuzumuten, sich an eine weit zurückliegende Zeit mit der hier notwendigen Genauigkeit zu erinnern.

„Der Anspruch auf Erteilung eines Zeugnisses entsteht nach der gesetzlichen Formulierung bei der Beendigung des Arbeitsverhältnisses. Die herrschende Meinung legt dies dahingehend aus, daß der Zeugnisanspruch nicht erst mit der rechtlichen Beendigung, sondern bereits angemessene Zeit vorher geltend gemacht werden kann" (Götz, 1991).

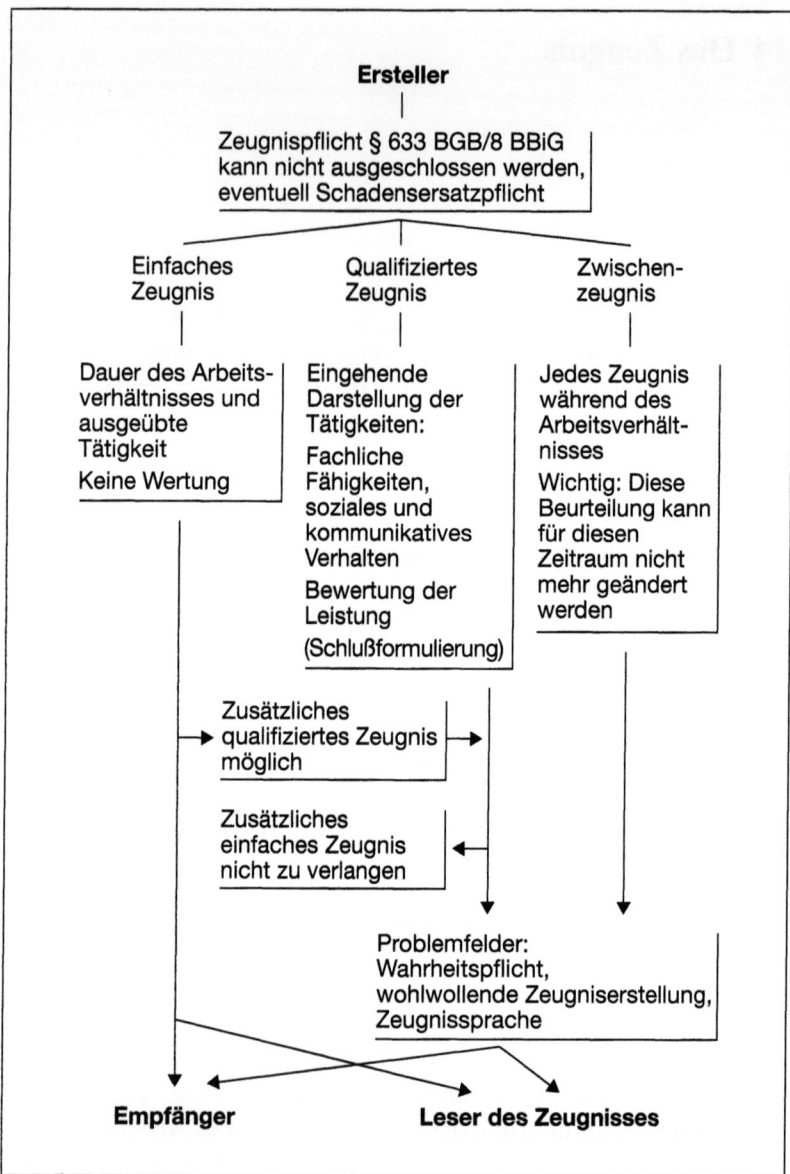

Abb.6. Erläuterungen zum Arbeitszeugnis

Vor der rechtlichen Beendigung – also vor einer Kündigung oder der Vereinbarung über eine einvernehmliche Auflösung – ist jedes ausgestellte Zeugnis ein Zwischenzeugnis, da es nicht über den ganzen Zeitraum der Beschäftigung Auskunft gibt. Bei Beendigung des Arbeitsverhältnisses ist dann das Abschlußzeugnis auszuhändigen.

14.2 Zeugnisarten

Es gibt 3 Zeugnisformen, die sich wesentlich voneinander unterscheiden (Abb. 6):
a) das einfache Arbeitszeugnis, das lediglich die Tätigkeit und die Dauer des Beschäftigungsverhältnisses dokumentiert;
b) das qualifizierte Zeugnis, das Näheres über das Arbeitsverhältnis aussagt und auch eine eingehendere Beurteilung enthält;
c) das Zwischenzeugnis, das aufgrund des Erstellungszeitpunktes von a) und b) verschieden ist.

14.3 Formale Bedingungen

In jedem Fall sind erforderlich:
- Verwendung des Praxisbogens mit Namen des Arztes und seines Fachgebiets, Ort und Datum;
- Name – und ggf. Geburtsname – der Arbeitnehmerin sowie Vorname und Geburtsdatum;
- rechtsgültiges Orginal mit dokumentenfester Unterschrift des Praxisinhabers und Praxisstempel. Radierungen oder sonstige Veränderungen machen das Zeugnis ungültig; es muß dann neu erstellt werden.

14.4 Einfaches Zeugnis

Beim einfachen Arbeitszeugnis wird auf jede Wertung der Arbeitsleistung verzichtet. Es müssen lediglich die Dauer des Arbeitsverhältnisses angegeben und die ausgeübte Tätigkeit beschrieben werden. Wurden verschiedene Tätigkeiten ausgeübt, sind sie in korrekter zeitlicher Reihenfolge anzuführen.

14.5 Qualifiziertes Zeugnis (siehe auch 14.12.1)

Die Erstellung eines qualifizierten Zeugnisses ist wesentlich komplizierter. Hier wird gewertet, die einzelnen Funktionen werden genau beschrieben; eine Beurteilung und deren Begründung sind erforderlich. Die verschiedenen Tätigkeiten müssen auch hier in der richtigen zeitlichen Reihenfolge angegeben werden, sind aber zudem genauer zu beschreiben und zu erklären.

Auf eine ärztliche Praxis bezogen sind zu beurteilen:

- das medizinische Fachwissen und seine praktische Umsetzung sowie die Bereitschaft sich fortzubilden;
- die Zusammenarbeit mit anderen Mitarbeiterinnen und mit der ärztlichen Leitung;
- Leistung und Verhalten am Telefon und im persönlichen Gespräch mit den Patienten; es sollte ausdrücklich erwähnt werden, wenn die Mitarbeiterin besonders gut mit Kindern, ggf. auch mit älteren Menschen, umgehen kann;
- die Bereitschaft zur beruflichen Leistung;
- die Fähigkeit, andere Mitarbeiterinnen zu führen und beim Anlernen zu überwachen, sowie das Vermögen, Wissen an andere zu vermitteln;
- Voraussicht und die Fähigkeit vorzuplanen sowie das Können, standardisierte Abläufe ohne besondere Anweisungen selbständig durchzuführen;
- ggf. Sonderqualifikationen wenn z. B. besondere Leistungen selbständig erbracht werden können).

Das Zeugnis endet mit zusammenfassenden Bemerkungen. Die sprachliche Übertreibung ist dabei allgemeine Übung:
„... zur Zufriedenheit" – „zur vollen Zufriedenheit" – „zur vollsten Zufriedenheit". Es ist nur eine Frage der Zeit, wann die „allervollste Zufriedenheit" üblich wird. Dadurch ist es leider schwieriger geworden, wirklich herausragende Leistungen zu be-

schreiben. Alles, was mit dem Wort „bemühen" beginnt, bedeutet, daß genau diese Dinge nicht oder nur mangelhaft erfüllt wurden. Dies gilt übrigens auch für Schulzeugnisse. Wir lesen mit Interesse (auch unter dem Gesichtspunkt selbst Zeugnisse schreiben zu müssen) das Abschlußzeugnis der Schule bei Auszubildenden, und mehr noch das vorangehende Halbjahreszeugnis, das wir meist im Bewerbungsfalle zu sehen bekommen, und bei der ausgebildeten Helferin das Abschlußzeugnis der Berufsschule.

Es ist ein Grundsatz, daß ein Zeugnis mit Wohlwollen zu erstellen ist, um der Arbeitnehmerin keine Schwierigkeiten im weiteren beruflichen Weg zu bereiten.

Gleichzeitig besteht aber die sogenannte Wahrheitspflicht. Diese beiden Grundsätze zu vereinen, kommt manchmal der Quadratur des Kreises gleich. Immerhin ist zu beachten: Grobe Verletzung der Wahrheitspflicht kann Schadensersatzforderungen durch den nachfolgenden Arbeitgeber, der sich getäuscht fühlt, nach sich ziehen.

Beim Lesen eines Zeugnisses muß man nicht nur darauf achten, was beschrieben wird, sondern auch darauf, was *nicht* geschrieben ist. Auch eine auffällige Betonung nicht so wesentlich erscheinender Dinge, sollte man nicht übersehen.

Alkoholismus ist eine Krankheit und kann praktisch im Zeugnis nicht erwähnt werden. Diebstahl oder andere strafbare Vergehen zählen nur, wenn sie nachgewiesen sind und eine Verurteilung rechtskräftig ist – und auch dann nur, wenn die Vergehen mit der Praxis zu tun hatten. Der private Bereich bleibt im Zeugnis ausgespart.

Wenn der Spagat zwischen Wohlwollen und Wahrheit zu groß wird, ist es möglich, auf die Form des einfachen Arbeitszeugnisses auszuweichen. Allerdings kann der Arbeitnehmer das qualifizierte Zeugnis trotzdem verlangen; tut er dies, so wird man ihn vorher aber auf die hier unerläßlichen weniger günstigen Aussagen aufmerksam machen.

Der Schlußabschnitt des Zeugnisses ist nochmals von Bedeutung. Auf „eigenen Wunsch" weist darauf hin, daß der Arbeitnehmer gekündigt hat, was allerdings über die Begründung dieses Wunsches nichts aussagt. Für den Arbeitnehmer wichtig ist auch die Erwähnung, daß die Kündigung wegen Ortswechsels stattfindet. Dies belegt die problemlose Kontinuität des Arbeitsverhältnisses und klärt die Frage nach dem Grund des Arbeitsplatzwechsels. „Im Einvernehmen scheidet aus ..." ist wahrscheinlich die entspannteste Formulierung für die Kündigung durch den Arbeitgeber.

In jedem Fall sollte sich der einstellende Arzt bei einer Vorstellung fragen, weshalb es in der Vorbeschäftigung zu einer Kündigung gekommen ist. Er sollte im Gespräch versuchen, dies einwandfrei zu klären. Nicht jede Kündigung muß einen zweifelhaften oder negativen Hintergrund haben. Es ist durchaus möglich, daß Helferin und Arzt in Arbeitsweise und Stil nicht zueinander gepaßt haben, obwohl die Leistungsfähigkeit der Helferin außer Frage steht. Auch kann die Kündigung die Konsequenz einer gewünschten Betriebsverkleinerung sein. Man muß also den persönlichen Eindruck bei der Vorstellung nicht geringer bewerten als das Zeugnis, dessen Abschluß wir mit Sätzen formulieren wie „Wir bedauern (außerordentlich) das Ausscheiden unserer Mitarbeiterin ..." „Wir verlieren nur sehr ungern ...".

Nach einem längeren Arbeitsverhältnis muß das Zeugnis auch einen gewissen Umfang haben. Ein kurzes Zeugnis nach einer zehnjährigen Tätigkeit bedeutet eine erhebliche Abwertung. Einer langjährigen und bewährten Mitarbeiterin kann man den Zeugnisentwurf durchaus zu lesen geben und sie nach ihren Wünschen fragen.

14.6 Zwischenzeugnis

Es gibt keine Verpflichtung, ein Zwischenzeugnis auszustellen. § 17 Abs. 2 des Manteltarifvertrages sieht allerdings die Abgabe eines Zwischenzeugnisses auf Verlangen vor. Und in der Praxis wird kaum ein Arzt die Ausstellung eines solchen Zeugnisses verweigern. Gründe dafür können sein:

– zur Vorlage und als Voraussetzung für weiterbildende Maßnahmen,
– zur Vorlage bei einer Bewerbung bei beabsichtigtem Stellenwechsel.

Aber manchmal ist der Wunsch nach einem Zwischenzeugnis auch eine versteckte Aufforderung, in Verhandlungen mit der Helferin einzutreten, weil sie mit irgendetwas unzufrieden ist (Höhe des Lohns; Arbeitszeit/Teilzeitwunsch); sie würde aber – wenn sich am Grund ihrer Beanstandung etwas ändern läßt – gerne bleiben.

Eine besondere Form des Zwischenzeugnisses ist das Zeugnis bei Veränderung der Praxisstruktur, so bei Ausscheiden eines Arztes aus dem Praxisteam oder wenn die bisherige Einzelpraxis in eine Gemeinschaftspraxis umgewandelt wird.

> **Beispiel:**
> Eine Helferin bittet um ein Zwischenzeugnis. Dies wird ihr auch gerne zugesagt. Der Arzt sieht darin einen glücklichen Umstand, denn er hat sich bereits die Kündigung überlegt (wegen zu vieler Fehlzeiten und schlechter Leistung). Im Team arbeiten 6 Helferinnen (außer 2 Auszubildenden). Um der Mitarbeiterin den Weggang zu erleichtern, schreibt er ein mehr als wohlwollendes Zeugnis. Die Helferin bleibt aber, und der Arzt entschließt sich nun doch zur Kündigung. Zu seiner Überraschung muß er jetzt feststellen, daß das nicht mehr ganz einfach ist, und zwar nicht nur, weil die Helferin Kündigungsschutz genießt (da der Betrieb die erforderliche Mindestzahl von Mitarbeiterinnen hat), sondern auch deshalb, weil es ein hervorragendes Zwischenzeugnis gibt. Der Arzt kann das Verhalten der Helferin nicht plötzlich anders beurteilen und muß für einen gewissen Zeitraum dem Zeugnis Rechnung tragen. Damit ist die Begründung einer Kündigung erheblich behindert oder gar unmöglich geworden.

14.7 Einzelelemente eines Zeugnisses – Textbausteine

Es ist vielfach üblich, ein Arbeitszeugnis aus Textbausteinen aufzubauen und zusammenzusetzen. Am einfachsten sind dabei 2 Bausteine zu erstellen: a) der Beginn, b) die Schlußformulierungen.

Beispiel für a):
Frau ...., geb. am ...., aus .... war vom .... bis zum .... in meiner ärztlichen Praxis tätig.

Bei b) verlangt der Text schon mehr Individualität, denn gerade diese Sätze sind für die Bewertung des Zeugnisses wichtig. Dennoch lassen sich Schlußformulierungen auf einige Variationen beschränken. „Wir wünschen für den weiteren beruflichen Weg alles Gute" klingt eher trocken und neutral.

„Wir bedauern sehr das Ausscheiden von Frau .... und wünschen ihr für ihren weiteren beruflichen Weg alles Gute" wirkt schon wesentlich persönlicher und hat einen positivem Unterton.

„Wir bedauern außerordentlich das Ausscheiden ...." ist vielleicht noch positiver.

Wenn formuliert ist: „Wir bedauern außerordentlich das überraschende Auscheiden von Frau ....", so muß das Wort „überraschend" interpretiert werden; es kann heißen, daß von seiten des Betriebes in keiner Weise an eine Auflösung des Arbeitsverhältnisses gedacht wurde und die Motivation der Kündigung nicht ganz verständlich war.

Viele „freiwillige" positive Aussagen enthält die Formulierung: „Wir bedauern außerordentlich das Ausscheiden von Frau ...., die ein sehr wichtiges Mitglied unseres Arbeitsteams war. Aufgrund der Versetzung ihres Ehemanns und wegen des damit unumgänglichen Ortswechsels wird das Arbeitsverhältnis leider beendet. Frau .... kann in jeder Hinsicht und uneingeschränkt empfohlen werden."

Aber wie man an diesem Beispiel deutlich merkt, kann die Bausteinmethode nur unter Vorbehalt verwendet werden; sie muß bei einem wirklich überlegten Zeugnis erheblich variiert werden.

Vorschlag: Alle alten Zeugnisses abspeichern, und zwar auf Diskette, um die Speicherkapazität des Computers nicht unnötig zu belasten und um auch den Datenschutz zu gewährleisten.

Große Firmen verwenden teilweise ausgefeilte Vordrucke. In einem ärztlichen Betrieb empfiehlt sich dies aber nicht, weil es zu unpersönlich wirkt. Man sollte auch daran denken, daß viele Helferinnen ihr Zeugnis ihren Kolleginnen zu lesen geben, und es sich daher rasch herumspricht, ob Sie sich um eine sorgfältige Beurteilung bemüht haben.

14.8 Kontroversen über den Zeugnisinhalt

Was geschieht, wenn die Helferin mit dem Inhalt ihres Zeugnisses nicht einverstanden ist? Wenn das Zeugnis in Form und Inhalt nicht den gesetzlichen Vorschriften entspricht, muß es neu erstellt werden, ebenso natürlich, wenn Fehler enthalten sind.

> **Beispiele:**
> a) Als Datum für den Antritt des Arbeitsverhältnisses wird der 1.11. angegeben, in Wirklichkeit war es der 1.1. desselben Jahres. Das muß unbedingt durch Zeugnisneuerstellung berichtigt werden.
>
> b) Eine Helferin beanstandet, daß in ihrem Zeugnis bei der Aufzählung ihrer Tätigkeiten fehlt, daß sie bei kleinen chirurgischen Eingriffen assistiert hat. Außerdem reklamiert sie, daß im Zeugnis formuliert wird: „Sie versah den Telefondienst und die Abwicklung des Schriftverkehrs *zur vollen Zufriedenheit.*" Sie wünscht, daß dies in *„zur vollsten Zufriedenheit"* geändert wird.
>
> *Besprechung:* Die Nichterwähnung der Assistenz bei kleineren chirurgischen Eingriffen ist ein Fehler des Zeugnisses. Die Helferin hat einen Anspruch auf Korrektur. Dagegen ist die Beanstandung der Formulierung „zur vollen Zufriedenheit" nicht möglich. Der Zeugnisaussteller hat einen gewissen eigenen Beurteilungsspielraum bei der Zeugniserstellung. Selbst wenn die Beurteilung „zur vollsten Zufriedenheit" zutreffender wäre, kann die Betroffene keine Änderung verlangen.

Eine Mitarbeiterin, die zunächst ein einfaches Arbeitszeugnis bekommen hat, kann später noch ein qualifiziertes verlangen. Dagegen kann keine Rückdatierung eines Zeugnisses gefordert werden. Auch gibt es keine Berechtigung, nach Erhalt eines qualifizierten Zeugnisses, zusätzlich ein einfaches Zeugnis zu verlangen.

Wird nach einer gerichtlichen Auseinandersetzung ein Zeugnis durch das Gericht vorgeschrieben, dann darf in dem Zeugnis nichts darauf hinweisen, daß es auf gerichtliche Anordnung geschrieben wurde.

14.9 Die Funktion des Zeugnisses

Jedes Zeugnis hat vom Standpunkt der Arbeitgeber zwei Seiten; einmal ist er derjenige, des es erstellt, einmal derjenige, dem es bei einer Bewerbung vorgelegt wird. Aber es ist auch zu bedenken, daß Arzthelferinnen durchaus nicht immer nur im ärztlichen Bereich ein Unterkommen finden. Von der Immobilienfirma bis zum Chefsekretariat kann eine Anstellung für sie in Betracht kommen. Und in vielen Bereichen wird die Fähigkeit, mit Menschen umzugehen, besonders geschätzt. Der mögliche künftige Arbeitgeber wird in der Regel zuerst mit den Unterlagen (Lebenslauf, Zeugnisse der Schulen mit Abschlußqualifiktion, Zeugnis des Vorarbeitgebers) konfrontiert. Dann wird er auswählen, wen er zum Vorstellungsgespräch einlädt. Wie schon unter 14.5 erwähnt, kommt es beim Zeugnislesen ebenso darauf an, was gesagt wird, wie auch darauf, was nicht vermerkt ist. Bei Interesse an einer Bewerberin lohnt es sich also, das Zeugnis mehrmals und sorgfältig zu lesen.

Bei einem gekündigten Arbeitsverhältnis oder bei Ortswechsel kann man den Vorbeschäftigenden anrufen. Bei einem ungekündigten Arbeitsverhältnis ist das wegen des Vertrauensschutzes nicht angebracht. Verwirrung stiftet, daß es „2 Klassen" von Ausstellern und Lesern von Zeugnissen gibt: solche, die die üblichen Formulierungen kennen und verwenden, und solche, denen sie fremd sind.

14.10 Der Leser eines Zeugnisses

Der Arbeitgeber, der das Zeugnis einer Bewerberin, die er normalerweise nicht kennt, liest, will möglichst umfassend und wahrheitsgemäß über deren Eigenschaften und Fähigkeiten informiert werden. Damit ist in der Vorauslese das Zeugnis das wesentlichste Kriterium der Auswahl. Bei einem abqualifizierenden Zeugnis müßte schon ein ganz besonderer Grund vorliegen oder es müßte ein eklatanter Arbeitskräftemangel herrschen, wenn dies nicht die sofortige Ablehnung der Bewerbung zur Folge hätte. Die Vorstellung ist der zweite wichtige Auswahlgesichtspunkt. Aber selbst bei einem positiven persönlichen Eindruck, wäre der Einfluß eines schlechten Zeugnisses nur schwer zu überwinden. In der Rechtsprechung führte dies zu der Auflage, daß ein Zeugnis mit Wohlwollen zu erstellen ist und daß es dem Beurteilten den Weg in die berufliche Zukunft nicht verbauen darf.

14.11 Zeugnisbeispiele

Beispiel 1

Zeugnis
über die Tätigkeit in meiner augenärztlichen Praxis.

Frau Anna B., geb. am .... aus .... war vom 1. September 1985 bis zum 31.3.1992 in meiner ärztlichen Praxis tätig.

Sie war zunächst Auszubildende für eine Lehrzeit von 3 Jahren. Im Juli 1988 konnte sie die Lehrzeit erfolgreich abschließen. Sie wurde direkt im Anschluß daran als voll ausgebildete Helferin in meine Praxis übernommen. Frau B. arbeitete immer zusammen mit anderen Helferinnen. Sie ordnete sich ausgezeichnet in das Mitarbeiterteam ein und war bei den Mithelferinnen sehr beliebt. Im Umgang mit den Patienten war Frau B. stets freundlich und hilfsbereit, handelte dabei aber auch sicher und überlegt. Dies bezieht sich auf den persönlichen Umgang mit den Patienten wie auch auf die Abwicklung des Telefonverkehrs. Frau B. hat in der Praxis alle Aufgabenbereiche durchlaufen und selbstständig ausgefüllt. Sie vermag alle hier vorkommenden und für Helferinnen durchführbaren Leistungen routiniert auszuführen. Im einzelnen sind anzuführen: die Durchführung von Sehproben, die Untersuchung mit computergestützter Refraktometrie, Untersuchungen des beidäugigen Sehens – auch am Synoptophor, Erstellung von Gesichtsfeldern am normalen Projektionsperimeter wie auch mittels Computerperimetrie, Vorbereitung und Assistenz bei kleineren Eingriffen, wie sie in einer Praxis ambulant durchgeführt werden.
Frau B. kann Patienten bei der Verpassung von Kontaktlinsen selbständig beraten und betreuen. Sie hat Erfahrung mit den verschiedensten Linsentypen. Weiterhin vermag sie die verschiedensten Formen der Fotografie im Bereich der Augen vorzubereiten und zu assistieren. Sie kann auch Fundusfotografien selbständig erstellen. Die Struktur der Praxis ergab es, daß sie häufig auch mit Kindern zu tun hatte. Sie war hierbei sehr geschickt und die Kinder mochten sie gerne. Frau B. hat sich während ihrer Tätigkeit sehr für die Praxis eingesetzt. Sie beendete das Arbeitsverhältnis wegen Ortswechsels. Ich bedaure außerordentlich das Ausscheiden einer so ausgezeichneten Mitarbeiterin. Als Praxishelferin kann sie uneingeschränkt empfohlen werden.

Dr. med. A. F.
(Praxisstempel)

Beurteilung: Das Zeugnis ist als deutlich positiv zu werten. Im einzelnen:
a) Lehrzeit in der gleichen Praxis;
b) Übernahme nach der Ausbildung.

Eine langjährige Beschäftigung nach der Übernahme vermittelt einen guten Eindruck. Die Beschäftigung bis zu einem Jahr nach einem Ausbildungsverhältnis läßt noch keine größeren Rückschlüsse zu. Erst bei längerer Dauer kommt der positive Eindruck zum Tragen.

Anders – ohne negatives Bild – ist es, wenn eine ganz spezielle Kommentierung einen abweichenden Sachverhalt klärt; zum Beispiel, daß wegen der Rückkehr einer Helferin aus dem Erziehungsjahr der Personalstand aufgefüllt war, so daß nach der Ausbildung keine oder keine langfristige Anstellung möglich war.

Weitere, hier günstig kommentierte Punkte: Einordnung in das Mitarbeiterteam, Umgangston, Umfang der Ausbildung, Umgang mit Kindern, Einsatz für die Praxis. Die letztere Bemerkung hebt den besonderen Einsatz bewußt hervor, der offenkundig überdurchschnittlich war.

Der Beendigungsgrund – ein Ortswechsel – erklärt die Kündigung des Arbeitsverhälnisses zwanglos.

Beispiel 2

Dr. med. H. X.   Y-Stadt, den ...
                                  Heinrichsallee 15
                                  Y-Stadt

Arbeitszeugnis

Frau Gerda M., geb. 15.3.1978, war vom 1.1.1990 bis 30.9.1990 in meiner internistischen Praxis beschäftigt. Sie war während dieser Zeit als ärztliche Helferin tätig.
Frau M. scheidet auf eigenen Wunsch aus. Für ihren weiteren beruflichen Weg wünsche ich ihr alles Gute.

Dr. H. X.
(Praxisstempel)

Beurteilung: Ein nüchternes einfaches Arbeitszeugnis ohne jede Wertung.

Beispiel 3

Praxisgemeinschaft Dr. A...., Dr. H...., Dr. K....
Ärzte für Chirurgie und Unfallchirurgie

Zeugnis

Frau Brigitte M., geb. am .... aus ....
war vom 1.11.1989 bis zum 30.3.1991 in unserer Gemeinschaftspraxis der Fachrichtung Chirurgie/Unfallchirurgie tätig.
Frau M. trat zunächst als Vertretung für eine Helferin ein, die in Mutterschaftsurlaub gegangen war. Sie wurde hier im gesamten Bereich unserer unfallchirurgischen Ambulanz assistierend eingesetzt. Sie unterstützte beim Verbinden und Gipsen und assistierte bei kleineren Eingriffen zu unserer vollen Zufriedenheit.
Nach Rückkehr ihrer Kollegin aus dem Mutterschaftsurlaub widmete sie sich dem ausgedehnten Schriftverkehr, der Abwicklung der Telefongespräche und der umfangreichen Abrechnung. Frau M. setzte sich hier mit viel Fleiß und Engagement erfolgreich ein.
Bei ihren Kolleginnen galt sie stets als beliebtes Mitglied unseres Teams.
Besonders hervorzuheben ist ihr Geschick im Umgang mit Menschen, so besonders auch mit älteren und behinderten Patienten.
Frau M. scheidet auf eigenen Wunsch aus. Wir wünschen ihr für ihren weiteren beruflichen und persönlichen Lebensweg alles Gute.

Für die Praxisgemeinschaft:
Dr. A....

Beurteilung: Hier ist einiges mit dem Zeugnis ausgesagt. Offensichtlich war die Anfangszeit, in der die Helferin die Kollegin vertrat, gleichzeitig auch eine Probezeit, in der festgestellt wurde, ob sie für eine vielseitige und volle Verwendung geeignet sei; dies wurde verneint.

Der anschließende Einsatz im Büro- und Anmeldebereich war dagegen erfolgreicher. Das Zeugnis vermittelt den Eindruck einer freundlichen, loyalen und arbeitswilligen Helferin, die ihre Stärken im Verwaltungsbereich hat. Der Grund für die Beendigung des Arbeitsverhältnisses ist nicht klar ersichtlich. Es kann sein, daß der Helferin die Beschränkung auf den Bürobereich auf die Dauer nicht gefallen hat. Es ist auch möglich, daß man ihr die Kündigung nahelegte.

14.12 Probleme der Beurteilung

Bei der Beurteilung eines Arbeitszeugnisses muß man bedenken, daß nicht alle Zeugnisersteller mit den üblichen Formulierungen vertraut sind. Oft sind sie sich des negativen Bildes gar nicht bewußt, das ihre Formulierungen ergeben. In einer ärztlichen Praxis kann so etwas natürlich eher vorkommen als in einem großen Betrieb mit eigener Personalabteilung. Wenn die in Aussicht genommene Arbeitskraft nicht mehr in einem Beschäftigungsverhältnis steht oder dieses schon gekündigt ist, dann ist die telefonische Erkundigung beim vorigen Arbeitgeber sicherlich eine wesentliche Hilfe. Gerade die spontane Antwort kann sehr aufschlußreich sein. Kommt diese Antwort sofort und ohne Zögern? Oder antwortet der Befragte langsam und bedacht, sich jede Formulierung genau überlegend? Man kann sich vorher ein paar (in gleichen Fällen wiederverwendbare) Fragen zurechtlegen. Aber auch ein solches Telefongespräch wird keinen endgültigen Aufschluß bringen, und man wird nicht erwarten dürfen, daß der Partner erklärt: „Diese Helferin würde ich nicht nehmen." Umgekehrt ist eine spontane, detaillierte und deutlich positive Auskunft am Telefon allerdings wesentlich aussagekräftiger. Nichtsdestoweniger wird ein deutlich zurückhaltendes Verhalten auch für sich sprechen. Das vorgelegte Zeugnis bleibt ein Hauptkriterium bei der Einstellung von Mitarbeiterinnen, ist jedoch stets im Zusammenhang mit allen anderen Gesichtspunkten, insbesondere mit dem persönlichen Eindruck bei der Vorstellung, zu werten.

14.12.1 Beispiele für Formulierungen in Zeugnissen und deren Interpretation

Interessant ist es, Formulierungen und mögliche Interpretationen, wie sie in der Wirtschaft gebraucht werden, kennen zu lernen; auch dann, wenn es im Zeugnis eines Arztes vielleicht anders ausgedrückt würde.*

(Interpretationen sind als kursive Textteile wiedergegeben).

Leistungen – Allgemein
Außergewöhnlich
Seine/ihre Leistungen haben in jeder Hinsicht unsere volle Anerkennung gefunden: wir waren mit seinen/ihren Leistungen in jeder Hinsicht zufrieden.

Sehr gute Leistungen
Er/sie hat die ihm/ihr übertragenen Arbeiten stets zu unserer vollsten Zufriedenheit erledigt: seine/ihre Leistungen haben unsere volle Anerkennung gefunden; wir waren mit seinen/ihren Leistungen stets sehr zufrieden.

Sehr gut – gut
Er/sie hat die ihm/ihr übertragenen Arbeiten stets zu unserer vollen Zufriedenheit erledigt: mit seinem/ihrem Fleiß, seinen/ihren Leistungen und seiner Führung waren wir in jeder Hinsicht zufrieden (Lohnempfänger).

Gut
Seine/ihre Leistungen waren gut: ... in jeder Hinsicht und in bester Weise entsprochen; er/sie hat die ihm/ihr übertragenen Arbeiten stets zu unserer vollen Zufriedenheit erledigt; mit seinem/ihrem Fleiß, seinen/ihren Leistungen sowie seiner/ihrer Führung waren wir sehr zufrieden (Lohnempfänger).

---

* Auszug aus Mehrmann E, Wirtz T (1992) Personalmanagement. Econ Taschenbuch Verlag, Düsseldorf, S. 145–150; mit freundlicher Genehmigung des Verlags.

Das Zeugnis

Gut – zufriedenstellend
...jederzeit/stets zu unserer Zufriedenheit ...; wir waren mit seinen/ihren Leistungen jederzeit/stets zufrieden; ...in bester Weise entsprochen.

Befriedigend
Er/sie hat die ihm/ihr übertragenen Arbeiten zu unserer vollen Zufriedenheit erledigt; ...in jeder Hinsicht entsprochen: mit seinen/ihren Leistungen und seiner/ihrer Führung waren wir zufrieden (Lohnempfänger).

Ausreichend
Er/sie hat die ihm/ihr übertragenen Arbeiten zu unserer Zufriedenheit erledigt. Seine/ihre Leistungen und seine/ihre Führung waren befriedigend (Lohnempfänger).

Mangelhaft
Er/sie hat die ihm/ihr übertragenen Arbeiten im großen und ganzen zu unserer Zufriedenheit erledigt; er/sie hat sich mit großem Eifer an diese Aufgabe herangemacht und war erfolgreich; wir bestätigen Herrn/Frau ..., geboren am ..., daß er/sie vom ... bis ... bei uns als ... beschäftigt war (Lohnempfänger).

Ungenügend
Er/sie hat sich bemüht, die ihm/ihr übertragenen Arbeiten zu unserer Zufriedenheit zu erledigen; er/sie hat sich stets bemüht ...; er/sie hat die ihm/ihr übertragenen Arbeiten zu unserer Zufriedenheit erledigt; mit seinen/ihren Leistungen waren wir zufrieden: er/sie erledigte die ihm/ihr übertragenen Arbeiten mit Fleiß und war stets bestrebt, sie termingerecht zu beenden: er/sie bemüht sich mit großem Fleiß, die ihm/ihr übertragenen Aufgaben zu unserer Zufriedenheit zu erfüllen.

Leistungen – Spezialformulierungen

Sichere Beherrschung des eigenen Aufgabenbereiches; findet selbständig gute Lösungen; sichere Orientierung in neuen Situationen.
Er/sie besitzt ein umfassendes und vielseitiges Fachkönnen; er/sie beherrscht seinen/ihren Arbeitsbereich sicher und selbständig; er/sie besitzt ein umfassendes Fachkönnen; er/sie beherrschte seinen/ihren Arbeitsbereich sicher und selbständig.

Beherrschung des eigenen Arbeitsgebietes sicher und weitgehend selbständig; bedarf nur selten der Beratung; stellt sich auf veränderte Aufgaben und Situationen schnell ein.
Er/sie besitzt ein sehr gutes Fachkönnen: er/sie beherrschte seinen/ihren Aufgabenbereich sicher und selbständig.

Beherrscht die Materie des eigenen Arbeitsgebietes; bedarf nur in begrenztem Umfang der Beratung und Arbeitsanleitung; kann sich auf veränderte Aufgaben oder Situationen einstellen.
Das Fachkönnen des/der Herrn/Frau ... entsprach stets den Anforderungen der Tätigkeit. Er/Sie beherrschte die Materie des eigenen Arbeitsgebietes gut.

Beherrscht im wesentlichen die Materie des eigenen Gebietes; bedarf gelegentlich der eingehenden und detaillierten Beratung; stellt sich auf neue Aufgaben und Situationen nicht ohne Schwierigkeiten ein.
Das Fachkönnen des/der Herrn/Frau ... entsprach den Anforderungen der Tätigkeit.

Leistungen – Spezialformulierungen (Arbeitsqualität)

Das Arbeitsergebnis übertrifft die zu erwartende Arbeitsqualität; sie liegt weit über dem Durchschnitt vergleichbarer Mitarbeiter; stets äußerste Sorgfalt, größte Genauigkeit.
Seine/ihre Aufgaben erledigte er/sie stets mit äußerster Sorgfalt und größter Genauigkeit zu unserer vollsten Zufriedenheit. Seine/ihre Aufgaben erledigte er/sie stets mit Sorgfalt und Genauigkeit zu unserer vollsten Zufriedenheit.

Die Arbeitsqualität liegt über dem Durchschnitt; wenig Beanstandungen; selten Flüchtigkeitsfehler; stets Sorgfalt und Genauigkeit.
Seine/ihre Aufgaben erledigte er/sie stets mit Sorgfalt und Genauigkeit zu unserer vollsten Zufriedenheit.

Die Arbeitsqualität entspricht den Erwartungen; Beanstandungen werden eingesehen und selbständig verbessert; Genauigkeit und Sorgfalt entsprechen den zu stellenden Anforderungen.
Seine/ihre Aufgaben erledigte er/sie mit Sorgfalt und Genauigkeit zu unserer vollen Zufriedenheit.

Sonstige
Ist ein Bürokrat, ohne Initiative.
...hat alle Arbeiten ordnungsgemäß erledigt.

Eigeninitiative ist nicht seine/ihre Stärke.
Er/sie hat alle Arbeiten ordnungsgemäß erledigt.

Mitläufer.
Mit seinen/ihren Vorgesetzten ist er/sie gut zurechtgekommen.

Unangenehmer Mitarbeiter/in.
Er/sie war sehr tüchtig und wußte sich gut zu verkaufen.

Seine/ihre Leistungen liegen unter Durchschnitt.
Wegen seiner/ihrer Pünktlichkeit war er/sie stets ein gutes Vorbild.

Hat versagt.
Er/sie bemühte sich, den Anforderungen gerecht zu werden.

Eifrig, aber nicht tüchtig.
Alle Arbeiten erledigte er/sie mit großem Fleiß und Interesse.

Er/sie hat sich angestrengt, aber nichts geleistet.
Er/sie war immer mit Interesse bei der Sache.

Er/sie war faul und hat nichts geleistet.
Er/sie zeigte für seine/ihre Arbeit Verständnis.

Er/sie hat getan, was er/sie konnte, aber viel ist dabei nicht herausgekommen.
Er/sie hat sich im Rahmen seiner/ihrer Fähigkeiten eingesetzt.

Fortbildung
Positiv.
Besonders begrüßen wir das Bestreben von Herrn/Frau ..., sich durch den Besuch von Fachkursen und durch das Ausnützen anderer Fortbildungsmöglichkeiten über die neueren Entwicklungen zu orientieren und sich mit dem gegenwärtigen Erkenntnisstand seines/ihres Fachgebietes vertraut zu machen.

Sozialverhalten
Für Vorgesetzte ist er/sie ein schwerer Brocken.
Im Kollegenkreis galt er/sie als tolerante(r) Mitarbeiter/in.

Viele Mitarbeiter sahen ihn/sie lieber von hinten als von vorne.
Wir lernten ihn/sie als umgänglichen Kollegen/in kennen.

Er/sie ist zur Stelle, wenn man ihn/sie braucht, allerdings ist er/sie nicht immer brauchbar.
Er/sie ist ein zuverlässiger (gewissenhafter) Mitarbeiter.

Er/sie neigt zu übertriebenem Alkoholgenuß.
Durch seine/ihre Geselligkeit trug er/sie zur Verbesserung des Betriebsklimas bei.

Kündigungsgrund
Verläßt das Unternehmen auf eigenen Wunsch.
Herr/Frau ... verläßt uns am ... auf eigenen Wunsch.

Unternehmen hat gekündigt.
Das Arbeitsverhältnis endet am ...; wir haben uns im gegenseitigen Einverständnis (Einvernehmen) getrennt.

Schlußformulierungen

Wir danken Herrn/Frau ... für seine/ihre Mitarbeit und wünschen ihm/ihr für die Zukunft alles Gute.

Für seinen/ihren weiteren Berufs- und Lebensweg wünschen wir ihm/ihr alles Gute und viel Erfolg.

Unsere besten Wünsche begleiten ihn/sie für die Zukunft.

Mit dem Dank für die geleistete Arbeit verbinden wir die besten Wünsche für die Zukunft.

Mit dem Dank für die geleistete Arbeit verbinden wir die besten Wünsche für eine weitere erfolgreiche Zusammenarbeit (innerbetriebliche Veränderung).

Anhang

Anhang A

Berufsbildungsgesetz (BBiG)
vom 14.8.1969
(auszugsweise)

§ 1. (Berufsbildung)
(1) Berufsbildung im Sinne dieses Gesetzes sind die Berufsausbildung, die berufliche Fortbildung und die berufliche Umschulung.
(2) Die Berufsausbildung hat eine breit angelegte berufliche Grundbildung und die für die Ausübung einer qualifizierten beruflichen Tätigkeit notwendigen fachlichen Fertigkeiten und Kenntnisse in einem geordneten Ausbildungsgang zu vermitteln. Sie hat ferner den Erwerb der erforderlichen Berufserfahrungen zu ermöglichen.

§ 3. (Vertrag)
(1) Wer einen anderen zur Berufsausbildung einstellt (Ausbildender), hat mit dem Auszubildenden einen Berufsausbildungsvertrag zu schließen.

§ 13. (Probezeit)
Das Berufsausbildungverhältnis beginnt mit der Probezeit. Sie muß mindestens einen Monat und darf höchstens drei Monate betragen.

§ 14. (Beendigung)
Das Berufsausbildungverhältnis endet mit dem Ablauf der Ausbildungszeit.
(2) Besteht der Auszubildende vor Ablauf der Ausbildungzeit die Abschlußprüfung, so endet das Berufsausbildungsverhältnis mit Bestehen der Abschlußprüfung.
(3) Besteht der Auszubildende die Abschlußprüfung nicht, so verlängert sich das Berufsausbildungsverhältnis auf sein Verlangen bis zur nächstmöglichen Wiederholungsprüfung, höchstens um ein Jahr.

§ 15. (Kündigung)

(1) Während der Probezeit kann das Berufsausbildungsverhältnis jederzeit ohne Einhalten einer Kündigungsfrist gekündigt werden.
(2) Nach der Probezeit kann das Ausbildungsverhältnis nur gekündigt werden
1. aus einem wichtigen Grund ohne Einhaltung einer Kündigungsfrist,
2. vom Auszubildenden mit einer Kündigungsfrist von vier Wochen, wenn er die Berufsausbildung aufgeben oder sich für eine andere Berufstätigkeit ausbilden lassen will.
(3) Die Kündigung muß schriftlich und in den Fällen des Absatzes 2
unter Angabe der Kündigungsgründe erfolgen.
(4) Eine Kündigung aus einem wichtigen Grund ist unwirksam, wenn die ihr zugrunde liegenden Tatsachen dem zur Kündigung Berechtigten länger als zwei Wochen bekannt sind. Ist ein vorgesehenes Güteverfahren vor einer außergerichtlichen Stelle eingeleitet, so wird bis zu dessen Beendigung der Lauf dieser Frist gehemmt.

§ 16. (Schadensersatz bei vorzeitiger Beendigung)

(1) Wird das Berufsausbildungsverhältnis nach der Probezeit vorzeitig gelöst, so kann der Ausbildende oder der Auszubildende Ersatz des Schadens verlangen, wenn der Andere den Grund für die Auflösung zu vertreten hat. Dies gilt nicht im Falle des § 15 Abs. 2 Nr. 2.
(2) Der Anspruch erlischt, wenn er nicht innerhalb von drei Monaten nach Beendigung des Berufsausbildungsverhältnisses geltend gemacht wird.

§ 17. (Weiterarbeit)

Wird der Auszubildende im Anschluß an das Berufsausbildungverhältnis beschäftigt, ohne daß hierüber ausdrücklich etwas vereinbart worden ist, so gilt ein Arbeitsverhältnis auf unbestimmte Zeit als begründet.

§ 19. (Andere Vertragsverhältnisse)

Soweit nicht ein Arbeitsverhältnis vereinbart ist, gelten für Personen, die eingestellt werden, um berufliche Kenntnisse,

Fertigkeiten oder Erfahrungen zu erwerben, ohne daß es sich um eine Berufsausbildung im Sinne dieses Gesetzes handelt, die §§ 3 bis 18 mit der Maßgabe, daß die gesetzliche Probezeit abgekürzt, auf die Vertragsniederschrift verzichtet und bei vorzeitiger Lösung des Vertragsverhältnisses nach Ablauf der Probezeit abweichend von § 16 Abs. 1 Satz 1 Schadensersatz nicht verlangt werden kann.

Anhang B

Manteltarifvertrag für Arzthelferinnen

Zwischen der Arbeitsgemeinschaft zur Regelung der Arbeitsbedingungen der Arzthelferinnen, Herbert-Lewin-Straße 1, 50931 Köln, und dem Berufsverband der Arzt-, Zahnarzt- und Tierarzthelferinnen e.V., Bissenkamp 12-16, 44135 Dortmund, der Deutschen Angestellten-Gewerkschaft, Karl-Muck-Platz 1, 20335 Hamburg, dem Verband der weiblichen Arbeitnehmer, Konstantinstraße 33, 53179 Bonn, und der Gewerkschaft öffentliche Dienste, Transport und Verkehr, Theodor-Heuss-Straße 2, 70174 Stuttgart, wird folgender Manteltarifvertrag abgeschlossen:

§ 1 Geltungsbereich

(1) Dieser Tarifvertrag gilt für Arzthelferinnen*, die im Bundesgebiet in den Praxen niedergelassener Ärzte tätig sind. Liegt der Beschäftigungsort im Beitrittsgebiet, so gilt dieser Vertrag, soweit in den nachfolgenden Vorschriften nichts Abweichendes bestimmt wird.

(2) Arzthelferinnen im Sinne dieses Tarifvertrages sind die Angestellten, deren Tätigkeit dem Berufsbild der Arzthelferin entspricht und die die entsprechende Prüfung vor der Ärztekammer bestanden haben.
Sprechstundenschwestern und Sprechstundenhelferinnen sowie staatlich geprüfte Kranken- und Kinderkrankenschwestern sind den Arzthelferinnen im Sinne dieses Tarifvertrages gleichgestellt, sofern sie eine Tätigkeit als Arzthelferin ausüben.

---

* Nachfolgend wird durchgängig die weibliche Berufsbezeichnung verwendet.

Angestellte ohne Lehrabschlußprüfung in der Tätigkeit von Arzthelferinnen, die am 1. April 1969 das 21. Lebensjahr vollendet hatten und die an diesem Stichtage mindestens fünf Jahre als Arzthelferin tätig waren, werden den Arzthelferinnen gleichgestellt.

(3) Dieser Tarifvertrag gilt entsprechend auch für Auszubildende.

§ 2 Arbeitsvertrag

(1) Der Arbeitsvertrag wird schriftlich abgeschlossen; der Arzthelferin ist eine Ausfertigung auszuhändigen. Nebenabreden sind nur wirksam, wenn sie schriftlich vereinbart werden. Vereinbarungen im Arbeitsvertrag, die Bestimmungen dieses Tarifvertrages einschränken, sind unwirksam.

(2) Im Arbeitsvertrag sind zwingend zu regeln
- die übliche tägliche Arbeitszeit**,
- die Zusammensetzung des Gehaltes aus tariflicher Eingruppierung und übertariflichen Zulagen,
- die Anzahl der Urlaubstage.

§ 3 Probezeit

(1) Die ersten drei Monate der Tätigkeit gelten als Probezeit. Die Probezeit kann einvernehmlich bis zu weiteren drei Monaten verlängert werden.

(2) Die Probezeit entfällt, wenn die Arzthelferin in unmittelbarem Anschluß an ein erfolgreich abgeschlossenes Ausbildungsverhältnis in derselben Praxis weiterhin tätig ist.

** d.h., daß Beginn und Ende der täglichen Arbeitszeit festgelegt werden müssen.

§ 4 Schweigepflicht

Die Arzthelferin ist in die Schweigepflicht des Arztes (§ 203 StGB*) eingebunden. Sie hat insbesondere alle Praxisvorgänge sowie den Personenkreis der Patienten geheimzuhalten. Dies gilt auch nach Beendigung des Arbeitsverhältnisses.

§ 5 Ärztliche Untersuchungen

(1) Die Arzthelferin hat vor ihrer Einstellung durch das Zeugnis eines von ihr frei gewählten Arztes nachzuweisen, daß gegen ihre Tätigkeit keine gesundheitlichen Bedenken bestehen. Der Befund der ärztlichen Untersuchung ist für die Arzthelferin bestimmt. Die Kosten der Untersuchung trägt der Arbeitgeber. Die Unfallverhütungsvorschriften sind einzuhalten und den Arbeitnehmerinnen und Arbeitnehmern der Praxis auszuhändigen.

(2) Aus Gründen der Gesundheitspflege und zur Verhütung von Berufserkrankungen sind Arbeitgeber und Arbeitnehmer verpflichtet, die zum Schutze der Arzthelferinnen notwendigen, mindestens aber die gesetzlich vorgeschriebenen ärztlichen Untersuchungen vornehmen zu lassen. Vor Aufnahme einer Arbeit an Bildschirmarbeitsplätzen ist eine augenärztliche Vorsorgeuntersuchung nach den berufsgenossenschaftlichen Grundsätzen erforderlich, die in notwendigen Abständen zu wiederholen ist.

§ 6 Arbeitszeit

(1) Die regelmäßige Arbeitszeit beträgt ausschließlich der Pausen durchschnittlich 38,5 Stunden wöchentlich. Im Beitrittsgebiet beträgt die regelmäßige Arbeitszeit ausschließlich der Pausen 40 Stunden wöchentlich, ab dem 1. Januar 1993 durchschnittlich 39 Stunden wöchentlich.

(2) Beginn und Ende der täglichen Arbeitszeit richten sich nach den Erfordernissen der Praxis. Änderungen der regelmäßigen

---

* § 203 im Wortlaut, s. S. 209

täglichen Arbeitszeit gelten als Vertragsänderung. Die Bestimmungen der Absätze 3 und 4 bleiben unberührt.

(3) Läßt sich eine durchgehende tägliche Arbeitszeit nicht einrichten, so ist der Arzthelferin eine zusammenhängende Mittagspause von 1 1/2 Stunden zu gewähren.

(4) Die wöchentliche Arbeitszeit ist so zu verteilen, daß in jeder Woche ein ganzer Tag oder zwei halbe Tag arbeitsfrei bleiben. Dabei muß gewährleistet sein, daß die Nachmittage an Samstagen (ab 12.00 Uhr) arbeitsfrei sind. Samstagsarbeit innerhalb der regelmäßigen wöchentlichen Arbeitszeit ist mit einem Zuschlag zu vergüten. Der 24. und der 31. Dezember sind arbeitsfrei unter Fortzahlung des Gehaltes.

(5) Der Arbeitgeber ist berechtigt, die Arzthelferin an den Tagen, an denen er selbst zum Notfalldienst eingeteilt ist, auch außerhalb der regelmäßigen wöchentlichen Arbeitszeit zu beschäftigen. Es besteht keine Verpflichtung der Arzthelferin, an freiwillig übernommenen zusätzlichen Notdiensten teilzunehmen, sofern es sich dabei nicht um eine Vertretung wegen der Erkrankung eines anderen Arztes oder vergleichbarer wichtiger Gründe handelt. Besteht für einen Arbeitgeber in seinem Bezirk kein geregelter Notfalldienst, so findet diese Bestimmung sinngemäß Anwendung. Die Notfallpläne sind dem Praxispersonal auf Wunsch zugänglich zu machen.

(6) Für Jugendliche gelten die Bestimmungen des Jugendarbeitsschutzgesetzes. Gemäß § 21a Abs. 1 Nr. 3 JuAbSchG kann abweichend von § 12 die Schichtzeit bis auf 11 Stunden täglich verlängert werden (Schichtzeit: tägliche Arbeitszeit unter Hinzurechnung der Ruhepausen).

§ 7 Überstunden, Samstags-, Sonntags-, Feiertags- und Nachtarbeit, Arbeit am 24. und 31. Dezember, Rufbereitschaft und Bereitschaftsdienst

(1) Als Überstunden gelten die über die regelmäßige wöchentliche tarifliche Arbeitszeit hinaus geleisteten Arbeitsstunden, soweit innerhalb eines Zeitraumes von längstens drei Wochen keine entsprechende Freizeit für diese Arbeitsstunden ge-

währt wird. Freizeitausgleich bei Mehrarbeit hat mit dem entsprechenden Zeitzuschlag zu erfolgen.
Samstags- und Sonntagsarbeit bzw. Arbeit an gesetzlichen Feiertagen sowie Arbeit am 24. und 31. Dezember ist die an diesen Tagen geleistete Arbeit in der Zeit von 0.00 bis 24.00 Uhr. Als Nachtarbeit gilt die Arbeit, die in der Zeit von 20.00 bis 7.00 Uhr geleistet wird. Rufbereitschaft und Bereitschaftsdienst innerhalb der wöchentlichen Arbeitszeit gelten nicht als Überstunden.

(2) Zum Zwecke der Vergütungsberechnung eines Bereitschaftsdienstes oder einer Rufbereitschaft wird die Zeit eines Bereitschaftsdienstes oder einer Rufbereitschaft wie folgt als Arbeitszeit gewertet:
- Bereitschaftsdienst
  Bewertung als Arbeitszeit 60%
- Rufbereitschaft
  Bewertung als Arbeitszeit 30%

Liegt der Bereitschaftsdienst oder die Rufbereitschaft außerhalb der regelmäßigen wöchentlichen Arbeitszeit, so ist der entsprechende Vergütungssatz für Überstunden anzurechnen.

(3) Unter Bereitschaftsdienst wird die Verpflichtung der Arzthelferin verstanden, sich auf Anforderung des Arztes außerhalb der regelmäßigen Arbeitszeit an einem vom Arzt bestimmten Ort aufzuhalten, um im Bedarfsfall bei der Patientenversorgung die Arbeit aufnehmen zu können. Bereitschaftsdienst liegt nicht mehr vor, wenn die Tätigkeit der Arzthelferin über den Notfalldienst hinausgeht. Rufbereitschaft ist die Zeit, in der die Arzthelferin sich entsprechend der Anordnung des Arztes außerhalb der regelmäßigen Arbeitszeit an einer dem Arzt anzuzeigenden Stelle aufhält, um auf Abruf die Arbeit aufzunehmen.

(4) Der Arzt darf Bereitschaftsdienst nur anordnen, wenn zu erwarten ist, daß zwar Arbeit anfällt, erfahrungsgemäß aber die Zeit ohne Arbeitsleistung überwiegt. Rufbereitschaft ist vom Arzt nur dann anzuordnen, wenn erfahrungsgemäß lediglich in Ausnahmefällen Arbeit anfällt.

(5) Die Höhe der Zuschläge für Überstunden, Samstags-, Sonntags-, Feiertags- und Nachtarbeit sowie für Arbeit am 24. und 31. Dezember wird im Gehaltstarifvertrag festgelegt.

§ 8 Arbeitsversäumnis, Arbeitsunfähigkeit

(1) Bei nicht genehmigtem Fernbleiben hat die Arzthelferin insoweit keinen Anspruch auf die Fortzahlung des Gehalts.

(2) Die Arbeitsunfähigkeit ist ohne schuldhaften Verzug anzuzeigen. Bei einer Arbeitsunfähigkeit von mehr als drei Kalendertagen hat die Arzthelferin spätestens an dem darauffolgenden Arbeitstag eine ärztliche Bescheinigung über die Arbeitsunfähigkeit und ihre voraussichtliche Dauer vorzulegen.

§ 9 Gehaltsfortzahlung in besonderen Fällen

Die Arzthelferin hat bei unverschuldetem Arbeitsversäumnis infolge eines in ihrer Person liegenden Grundes sowie bei durch Unfall verursachter Arbeitsunfähigkeit Anspruch auf Fortzahlung des Gehaltes bis zum Ende der sechsten Woche.

§ 10 Gehalt, 13. Monatsgehalt, Urlaubsgeld und vermögenswirksame Leistungen

(1) Die Arzthelferin erhält ein Gehalt nach Maßgabe des jeweils geltenden Gehaltstarifvertrages.

(2) Die Berufsjahre zählen vom Ersten des Monats an, in dem die Prüfung zur Arzthelferin bestanden wurde. Die Berufsjahre der Sprechstundenschwestern, Sprechstundenhelferinnen

und Krankenschwestern im Beitrittsgebiet werden anerkannt. Unterbricht die Arzthelferin ihre berufliche Tätigkeit, so ist die dazwischenliegende Zeit zur Hälfte auf die Berufsjahre anzurechnen; dies gilt auch für Zeiten des Erziehungsurlaubes. Hat die Arzthelferin vor ihrer Prüfung (§ 1 Abs. 2) eine berufsnahe Tätigkeit ausgeübt, so ist diese Zeit der Tätigkeit zur Hälfte auf die Berufsjahre nach Satz 1 anzurechnen.

Werden Angestellte ohne Lehrabschlußprüfung Arzthelferinnen gemäß § 1 Abs. 2 Satz 3 gleichgestellt, so sind die ersten zwei Jahre der Berufstätigkeit bei der Ermittlung der Berufsjahre nicht anzurechnen.

(3) Die Bezüge werden monatlich, und zwar am 15. des laufenden Kalendermonates gezahlt. Der Arzthelferin ist eine schriftliche Gehaltsabrechnung zur Verfügung zu stellen, aus welcher sich die Zusammensetzung des Gehaltes und die einzelnen Abzüge ergeben.

(4) Die Arzthelferin erhält spätestens zum 1. Dezember eines jeden Kalenderjahres ein 13. Monatsgehalt in Höhe des letzten vollen Monatsgehaltes. Unregelmäßige Zahlungen (für Mehr-, Sonntags-, Feiertags- und Nachtarbeit sowie für Arbeit am 24. und 31. Dezember gem. § 7) oder unregelmäßige Abzüge (z.B. wegen unbezahlten Urlaubs oder Krankheit) werden bei der Bemessung nicht berücksichtigt.

(5) Hat das Arbeitsverhältnis nicht während des gesamten Kalenderjahres bestanden, so ermäßigt sich das 13. Monatsgehalt; für jeden angefangenen Monat des Arbeitsverhältnisses zu diesem Arbeitgeber oder dessen Rechtsvorgänger ist ein Zwölftel des 13. Monatsgehaltes zu zahlen. Ein angefangener Monat wird bei der Berechnung des 13. Gehaltes voll einbezogen, wenn die Arzthelferin in diesem Monat mindestens 15 Kalendertage im Arbeitsverhältnis stand. Bei der Berechnung werden nur solche Monate gerechnet, in denen die Arzthelferin Entgelt oder während der Schutzfristen nach dem Mutterschutzgesetz Mutterschaftsgeld oder bei weiterbestehendem Arbeitsverhältnis Krankengeld erhalten hat.

Bei Änderung der Vergütungshöhe während des Kalenderjahres aufgrund einer Änderung des Beschäftigungsumfanges oder Übernahme einer Auszubildenden in ein Arbeitsverhältnis ist aus den Bezügen für das gesamte Kalenderjahr das durchschnittliche Monatsgehalt zu ermitteln und bei der Berechnung des 13. Gehaltes zugrunde zu legen.

Endet das Arbeitsverhältnis innerhalb der dreimonatigen Probezeit gemäß § 3 Abs. 1 Satz 1, so entfällt der Anspruch auf Zahlung eines anteiligen 13. Gehaltes.

Endet das Arbeitsverhältnis jedoch innerhalb der verlängerten Probezeit gemäß § 3 Abs. 1 Satz 2, so ist das anteilige 13. Gehalt für den gesamten Beschäftigungszeitraum zu zahlen.

(6) Die Arzthelferin erhält nach Ablauf der Probezeit eine vermögenswirksame Leistung von 52,— DM monatlich, im Beitrittsgebiet ab 1.1.1993 von 26,— DM monatlich, ab 1.1.1994 von 52,— DM monatlich.

Teilzeitbeschäftigte mit einer geringeren als einer regelmäßigen durchschnittlichen Arbeitszeit von 18 Stunden wöchentlich haben nach der Probezeit Anspruch auf 26,— DM vermögenswirksame Leistungen monatlich, im Beitrittsgebiet ab 1.1.1993 auf 13,— DM monatlich, ab 1.1.1994 auf 26,— DM monatlich.

Auszubildende ab dem zweiten Ausbildungsjahr haben ebenfalls Anspruch auf 26,— DM vermögenswirksame Leistungen monatlich, im Beitrittsgebiet ab 1.1.1993 auf 13,— DM monatlich, ab 1.1.1994 auf 26,— DM monatlich.

(7) Die Arzthelferin gemäß § 1 (2) erhält ab dem Jahre 1993 am 1. Juli eines jeden Kalenderjahres ein Urlaubsgeld, wenn sie an diesem Tag sechs Monate bei diesem Arbeitgeber oder dessen Rechtsvorgänger beschäftigt war und mindestens für einen Teil des Monats Juli Anspruch auf Entgelt oder - während der Schutzfristen nach dem Mutterschutzgesetz - Mutterschaftsgeld oder - bei weiterbestehendem Arbeitsverhältnis - Krankengeld erhalten hat. Das Urlaubsgeld wird nach folgender Staffelung gezahlt:

Praxiszugehörigkeit 6 Monate (0,5 Jahr) am 01.07. des Kalenderjahres: 200,— DM

Praxiszugehörigkeit 30 Monate (2,5 Jahre) am 01.07. des Kalenderjahres: 250,— DM
Praxiszugehörigkeit 54 Monate (4,5 Jahre) am 01.07. des Kalenderjahres: 300,— DM
Praxiszugehörigkeit 78 Monate (6,5 Jahre) am 01.07. des Kalenderjahres: 350,— DM
Praxiszugehörigkeit 102 Monate (8,5 Jahre) am 01.07. des Kalenderjahres: 400,— DM
Praxiszugehörigkeit 126 Monate (10,5 Jahre) am 01.07. des Kalenderjahres : 450,— DM

Die Ausbildungszeit bei demselben Arbeitgeber oder dessen Rechtsnachfolger wird als Beschäftigungszeit nach Satz 1 anerkannt. Teilzeitbeschäftigte Arzthelferinnen haben Anspruch auf eine anteilige Leistung, die sich nach dem Verhältnis ihrer vertraglichen Arbeitszeit zu der tariflichen wöchentlichen Arbeitszeit bemißt.

§ 11 Teilzeitarbeit

(1) Nicht voll beschäftigte Arzthelferinnen erhalten von dem Gehalt, das für vollberufstätige Arzthelferinnen festgelegt ist, den Teil, der dem Maß der mit ihnen vereinbarten Teilzeit entspricht, und zwar pro Stunde 1/167 des jeweiligen Monatsgehaltes. Im Beitrittsgebiet sind hierfür in 1992 1/173, in 1993 1/169 des jeweiligen Monatsgehaltes zugrunde zu legen.

(2) Die übliche tägliche Arbeitszeit ist in den schriftlichen Arbeitsvertrag aufzunehmen*.

(3) Gegen den Willen der Betroffenen darf keine Umwandlung von Vollzeit- auf Teilzeitarbeit oder Teilzeit- auf Vollzeitarbeit erfolgen.

(4) Die von Teilzeitkräften geleistete Mehrarbeit ist zu vergüten. Ein Überstundenzuschlag fällt erst dann an, wenn sie über die tarifvertraglich vereinbarte Arbeitszeit für Vollzeitkräfte hinausgeht.

---
* d.h., daß Beginn und Ende der täglichen Arbeitszeit festgelegt werden müssen.

(5) Teilzeitbeschäftigte haben Anspruch auf Urlaub wie Vollzeitbeschäftigte. Ist die Arbeitszeit nicht gleichmäßig auf alle Arbeitstage der Woche verteilt, so sind sämtliche Arbeitstage der Woche auf den Urlaubsanspruch anzurechnen.

§ 12 Schutz- und Berufskleidung

Der Arbeitgeber stellt der Arzthelferin die notwendige Schutz- und Berufskleidung, mindestens jedoch 2 Berufskittel pro Jahr, unentgeltlich zur Verfügung. Ebenso trägt der Arbeitgeber die Kosten der Reinigung der Schutz- und Berufskleidung.

§ 13 Sachbezüge

Für die Gewährung von Kost und Wohnung sind die hierfür amtlich festgesetzten Bewertungssätze anzurechnen, jedoch nicht mehr als die Hälfte der Vergütung.

§ 14 Urlaub

(1) Die Arzthelferin hat in jedem Kalenderjahr Anspruch auf bezahlten Urlaub. Der Urlaub soll unter Berücksichtigung der Belange der Praxis und der Wünsche der Arzthelferin nach Möglichkeit zusammenhängend gewährt und rechtzeitig (mindestens vier Monate vorher) festgelegt werden.

(2) Die Arzthelferin erwirbt mit jedem Beschäftigungsmonat einen Urlaubsanspruch in Höhe von 1/12tel des Jahresurlaubs. Der volle Jahresurlaubsanspruch kann erst nach Ablauf von 6 Monaten Tätigkeit in derselben Praxis geltend gemacht werden.

(3) Der Urlaub beträgt jährlich 26 Arbeitstage. In dem Kalenderjahr, in dem die Arzthelferin das 30. Lebensjahr vollendet, erhöht sich der Jahresurlaub auf 28 Arbeitstage, in dem Kalenderjahr, in dem sie das 40. Lebensjahr vollendet, erhöht sich der Urlaub auf 30 Arbeitstage.

(4) Die Bestimmungen des Jugendarbeitsschutzgesetzes gelten, wenn sie günstiger als die tariflichen Regelungen sind.

(5) Für die Berechnung des Urlaubsanspruches gelten als Arbeitstage alle Kalendertage mit Ausnahme der Samstage, Sonntage und gesetzlichen Feiertage.
Auszubildenden ist der Urlaub so zu gewähren, daß der Berufsschulunterricht nicht beeinträchtigt wird.

(6) Zwei Wochen des zustehenden Erholungsurlaubes müssen der Arzthelferin nach Absprache mit Arbeitgeber und Mitarbeiterinnen nach eigenen zeitlichen Wünschen gewährt werden.

(7) Anspruch auf ein Zwölftel des Jahresurlaubs für jeden vollen Monat des Bestehens des Arbeitsverhältnisses hat die Arzthelferin, die im laufenden Kalenderjahr in die Praxis eintritt oder ausscheidet; der angefangene Monat wird bei der Bemessung des Urlaubsanspruchs voll einbezogen, wenn die Arzthelferin in diesem Monat mindestens 15 Kalendertage im Arbeitsverhältnis stand. Der Anspruch nach Satz 1 besteht nicht, wenn die Arzthelferin von ihrem früheren Arbeitgeber für diese Kalendermonate bereits Urlaub erhalten hat. Bruchteile von Urlaubstagen, die mindestens einen halben Tag ergeben, sind auf volle Urlaubstage aufzurunden.

(8) Bei verschuldeter fristloser Entlassung reduziert sich der Urlaubsanspruch auf den gesetzlichen Mindesturlaub.

(9) Erkrankt die Arzthelferin während des Urlaubs, so hat sie ihrem Arbeitgeber unter Vorlage einer ärztlichen Bescheinigung unverzüglich Mitteilung über die Arbeitsunfähigkeit zu machen. Der Urlaub ist dann für die Dauer der Arbeitsunfähigkeit unterbrochen. Nach Wiederherstellung der Arbeitsfähigkeit ist der Rest des Urlaubs - je nach Vereinbarung - sofort oder zu einem späteren Zeitpunkt zu gewähren.

(10) Konnte der Urlaub wegen Arbeitsunfähigkeit oder aus betrieblichen Gründen bis Ende des Kalenderjahres nicht angetreten werden, so ist er innerhalb der nächsten drei Monate zu gewähren und zu nehmen.

(11) Der Arzthelferin ist beim Ausscheiden aus der Praxis eine Bescheinigung darüber auszustellen, ob und wie lange im Laufe des Kalenderjahres Urlaub gewährt wurde. Die Arzthelferin ist verpflichtet, diese Bescheinigung bei der folgenden Einstellung vorzulegen.

§ 15 Arbeitsbefreiung

(1) In den nachstehenden Fällen wird auf Antrag Arbeitsbefreiung unter Fortzahlung des Gehaltes gewährt:

a) Zwei Arbeitstage
- bei Eheschließung der Arzthelferin,
- bei Eheschließung ihrer Kinder,
- bei Silberhochzeit der Arzthelferin,
- bei Gründung eines eigenen Hausstandes bei weiterbestehendem Arbeitsverhältnis,
- bei Niederkunft der Ehefrau eines Arzthelfers.

b) Bis zu drei Arbeitstagen
- bei Todesfällen von Eltern, Ehegatten oder Lebensgefährten, Kindern, Geschwistern und Großeltern der Arzthelferin,
- bei schwerer Erkrankung der mit der Arzthelferin in häuslicher Gemeinschaft lebenden Familienmitglieder oder des Lebensgefährten, sofern ein Arzt bescheinigt, daß die Anwesenheit der Arzthelferin zur vorläufigen Pflege erforderlich ist.

c) Bis zu drei Arbeitstagen pro Jahr für die Teilnahme an berufsbezogenen Fortbildungsmaßnahmen. Die Bestätigung über die Teilnahme und deren Ergebnis ist dem Arbeitgeber vorzulegen.

Arbeitstage im Sinne dieser Befreiungsvorschrift sind alle Kalendertage mit Ausnahme der Samstage, Sonntage und gesetzlichen Feiertage.

(2) Mitglieder der Tarifkommission sind für eine Sitzung zur Vorbereitung von Tarifverhandlungen sowie für Tarif-

verhandlungen mit ärztlichen Arbeitgebern unter Fortzahlung der Bezüge von der Arbeit freizustellen. Gleiches gilt für Mitglieder von Berufsbildungsausschüssen bei den Ärztekammern.

§ 16 Kündigung

(1) Das Arbeitsverhältnis kann mit einer Frist von sechs Wochen zum Schluß eines Kalendervierteljahres gekündigt werden.

(2) Innerhalb der Probezeit ist die Kündigung bis zum 15. eines jeden Monats zum Monatsende zulässig.

(3) Die außerordentliche Kündigung richtet sich nach den gesetzlichen Vorschriften (§ 626 BGB).

(4) Nach mindestens fünfjähriger Beschäftigungsdauer bei demselben Arbeitgeber oder dessen Rechtsvorgänger verlängert sich die Kündigungsfrist für den Arbeitgeber auf drei Monate zum Quartalsende.

(5) Die Kündigungsfrist erhöht sich arbeitgeberseitig nach einer Beschäftigungsdauer bei demselben Arbeitgeber oder dessen Rechtsvorgänger von 8 Jahren auf 4 Monate, nach einer Beschäftigungsdauer von 10 Jahren auf 5 Monate und nach einer Beschäftigungsdauer von 12 Jahren auf 6 Monate zum Quartalsende.

(6) Beim Tode des Arbeitgebers verbleibt es bei den gesetzlichen Regelungen.
(7) Die Kündigung bedarf der Schriftform.

§ 17 Zeugnis

(1) Die Arzthelferin hat nach Kündigung des Arbeitsverhältnisses Anspruch auf umgehende Aushändigung eines Zeugnisses.

(2) Die Arzthelferin ist berechtigt, während des Arbeitsverhältnisses ein Zwischenzeugnis zu verlangen.

(3) Das Zeugnis muß Auskunft geben über Art und Dauer der Tätigkeit. Es ist auf Wunsch der Arzthelferin auf Leistung und Führung im Dienst zu erstrecken.

§ 18 Sterbegeld

Stirbt eine Arzthelferin, so wird das Gehalt für den Sterbemonat und einen weiteren Monat an:

a) den überlebenden Ehegatten oder Lebensgefährten,

b) die unterhaltsberechtigten Kinder oder

c) ihre Eltern oder einen Elternteil, wenn die Verstorbene überwiegend zum Unterhalt beigetragen hat,

als Sterbegeld gezahlt.

§ 19 Ausschlußfristen

Ansprüche aus dem Arbeitsverhältnis sind innerhalb einer Frist von zwölf Monaten nach ihrem Entstehen schriftlich geltend zu machen.

§ 20 Wahrung des Besitzstandes

Waren für die Arzthelferin vor Inkrafttreten dieses Tarifvertrages günstigere Arbeits- und Gehaltsbedingungen vereinbart, so werden diese durch diesen Vertrag nicht berührt.

§ 21 Inkrafttreten und Laufzeit

(1) Dieser Manteltarifvertrag tritt am 1. November 1992 in Kraft.

(2) Dieser Tarifvertrag kann mit einer Frist von 3 Monaten zum Schluß eines Kalendervierteljahres gekündigt werden, frühestens zum 31. Dezember 1994.

Protokollnotiz zu § 6 „Arbeitszeit"

Die Tarifvertragsparteien kommen überein, über weitere Veränderung der Arbeitszeit im Beitrittsgebiet in den Tarifverhandlungen 1993 zu verhandeln.

Protokollnotiz zu § 11 „Teilzeitarbeit"

Im Beitrittsgebiet führt die Arbeitszeitverkürzung für Teilzeitkräfte bei vertraglich vereinbartem Arbeitszeitvolumen zu einer anteiligen Erhöhung der Vergütung.
Sieht der Arbeitsvertrag hinsichtlich der vereinbarten Arbeitszeit einen Bruchteil der regelmäßigen Arbeitszeit vor, so kann die Arzthelferin die Beibehaltung des bisherigen Arbeitszeitvolumens verlangen, sofern sich durch eine anteilige Reduzierung der Arbeitszeit eine Veränderung des sozialversicherungsrechtlichen Status ergeben würde.

Frankfurt, den 16. September 1992

Arbeitsgemeinschaft zur Regelung der Arbeitsbedingungen der Arzthelferinnen (AAA)

gez. Unterschrift

Deutsche Angestellten-Gewerkschaft
- Bundesvorstand -
(DAG)

gez. Unterschrift

Anhang C

Gehaltstarifvertrag für Arzthelferinnen

Zwischen der Arbeitsgemeinschaft zur Regelung der Arbeitsbedingungen der Arzthelferinnen, Herbert-Lewin-Straße 1, 50931 Köln, und dem Berufsverband der Arzt-, Zahnarzt- und Tierarzthelferinnen e.V., Bissenkamp 12-16, 44135 Dortmund, der Deutschen Angestellten-Gewerkschaft, Karl-Muck-Platz 1, 20355 Hamburg, dem Verband der weiblichen Arbeitnehmer, Konstantinstraße 33, 53179 Bonn, und der Gewerkschaft öffentliche Dienste, Transport und Verkehr, Theodor-Heuss-Straße 2, 70174 Stuttgart, wird folgender Gehaltstarifvertrag abgeschlossen:

§ 1 Begriffsbestimmung

(1) Arzthelferinnen im Sinne dieses Tarifvertrages sind die Angestellten, deren Tätigkeit dem Berufsbild der Arzthelferin entspricht und die die entsprechende Prüfung vor der Ärztekammer bestanden haben.
Sprechstundenschwestern und Sprechstundenhelferinnen sowie staatlich geprüfte Kranken- und Kinderkrankenschwestern sind den Arzthelferinnen im Sinne dieses Tarifvertrages gleichgestellt, sofern sie eine Tätigkeit als Arzthelferin ausüben.
Angestellte ohne Lehrabschlußprüfung in der Tätigkeit von Arzthelferinnen, die am 1. April 1969 das 21. Lebensjahr vollendet hatten und die an diesem Stichtage mindestens fünf Jahre als Arzthelferin tätig waren, werden den Arzthelferinnen gleichgestellt.

(2) Dieser Tarifvertrag gilt entsprechend auch für Auszubildende.

§ 2 Anwendungsbereich

(1) Dieser Gehaltstarifvertrag bestimmt unmittelbar und zwingend den Inhalt aller Arbeitsverträge zwischen einem Mitglied der Arbeitsgemeinschaft zur Regelung der Arbeitsbedingungen der Arzthelferinnen und einem Mitglied der tarifvertragschließenden Arbeitnehmerorganisationen.

(2) Sind nicht beide Partner des Arbeitsvertrages Mitglied der Tarifvertragspartner, so gelten die tariflichen Bestimmungen, wenn im Arbeitsvertrag auf diesen Gehaltstarifvertrag oder auf den Gehaltstarifvertrag in der jeweils gültigen Fassung ausdrücklich oder stillschweigend Bezug genommen wird.

§ 3 Gehälter für voll- und teilzeitbeschäftigte Arzthelferinnen

(1) Ab 1. November 1992 gilt folgende Gehaltstabelle für vollbeschäftigte Arzthelferinnen:

Berufsjahr	Tätigkeits-gruppe I	Tätigkeits-gruppe II	Tätigkeits-gruppe III	Tätigkeits-gruppe IV
1. - 3.	2.170	—	—	—
4. - 6.	2.370	2.483	—	—
7. - 10.	2.570	2.693	2.815	3.060
11. - 16.	2.720	2.850	2.980	3.240
17. - 22.	2.895	3.034	3.173	3.450
ab dem 23.	3.070	3.218	3.365	3.660

(2) Arzthelferinnen im Beitrittsgebiet erhalten ab 1. November 1992 65%, ab 1. Februar 1993 70% der Gehälter in den westlichen Bundesländern.

(3) Für die Zeit vom 1. Juli 1992 bis 31. Oktober 1992 gelten die im Gehaltstarifvertrag vom 3. Juli 1990 festgelegten Gehälter und Ausbildungsvergütungen weiter. Vollbeschäftigte Arzthelferinnen in den westlichen Bundesländern erhalten eine einmalige Zahlung in Höhe von 700,— DM; sie ist mit dem

Gehalt für den Monat November 1992 zu zahlen.* Teilzeitbeschäftigte Arzthelferinnen erhalten die einmalige Zahlung anteilig.

(4) Für die Eingruppierung in die Tätigkeitsgruppen ist vom Berufsbild der Arzthelferin, wie es sich aus der Ausbildungsverordnung ergibt, sowie von den ihr in rechtlich zulässiger Weise übertragenen Tätigkeiten (Delegationsfähigkeit) auszugehen. Die Gesamtverantwortung des Arztes bleibt dabei immer unberührt. Unter Zugrundelegung dieses rechtlichen Rahmens gelten für die Eingruppierung folgende Definitionen:

Tätigkeitsgruppe I:	Ausführen von Tätigkeiten nach Anweisungen, wobei Fachkenntnisse vorausgesetzt werden, wie sie durch eine abgeschlossene Berufsausbildung als Arzthelferin mit der Prüfung vor der Ärztekammer erworben werden.
Tätigkeitsgruppe II:	Ausführen von Tätigkeiten nach allgemeinen Anweisungen, wobei vertiefte Fachkenntnisse vorausgesetzt werden, die über die Anforderungen in Gruppe I hinaus erworben worden sind. Es werden 3 Berufsjahre vorausgesetzt.
Tätigkeitsgruppe III:	Weitgehend selbständiges Ausführen von Tätigkeiten, die gründliche Fachkenntnisse und mehrjährige Erfahrungen sowie Fortbildung oder die Aneignung zusätzlicher Kenntnisse auf einem bestimmten Gebiet erfordern und die in der Regel mit Übernahme von besonderer Verantwortung verbunden sind. Es werden 6 Berufsjahre vorausgesetzt.

---

* Wurden bereits außertarifliche Leistungen erbracht, so mindert sich die Einmalzahlung um die Höhe dieser Leistungen, sofern individualvertragliche Regelungen dem nicht entgegenstehen.

Tätigkeitsgruppe IV: Selbständiges Ausführen von Tätigkeiten, die besondere Anforderungen an das fachliche Können und das Verantwortungsbewußtsein stellen und die in der Regel mit Leitungsfunktionen (Personalführung, Weisungsbefugnis) verbunden sind.

(5) Nicht voll berufstätige Arzthelferinnen erhalten pro Stunde der mit ihnen vereinbarten Arbeitszeit 1/167 des jeweiligen Monatsgehaltes für vollberufstätige Arzthelferinnen ihrer Tätigkeitsgruppe, im Beitrittsgebiet 1/173, ab 1. Januar 1993 1/169.

§ 4 Ausbildungsvergütung

(1) Die Ausbildungsvergütung beträgt für die Zeit ab 1. November 1992
im 1. Jahr monatlich DM 800,—
im 2. Jahr monatlich DM 880,—
im 3. Jahr monatlich DM 960,—

(2) Im Beitrittsgebiet beträgt die Ausbildungsvergütung ab 1. November 1992
im 1. Jahr monatlich DM 610,—
im 2. Jahr monatlich DM 800,—
im 3. Jahr monatlich DM 880,—

(3) In besonderen Fällen kann auf Antrag auf Spitzenbeträge verzichtet werden.

§ 5 Abrechnung

Die Arzthelferin hat Anspruch auf eine schriftliche Abrechnung ihrer Bezüge.

§ 6 Zuschläge

(1) Für Überstunden, Samstags-, Sonntags-, Feiertags- und Nachtarbeit sowie für Arbeit am 24. und am 31.12. sind Zuschläge zu zahlen, die nach Arbeitsstunden berechnet werden. Dabei wird ein Stundensatz von
1/167
des Monatsgehaltes zugrundegelegt.
Im Beitrittsgebiet beträgt der Stundensatz
1/173,
ab 1. Januar 1993
1/169.

(2) Der Zuschlag beträgt je Stunde

a) für Überstunden, für Arbeit am Samstag, am 24. und 31. Dezember 25 Prozent

b) für Sonn- und Feiertagsarbeit 50 Prozent

c) für Arbeiten am Neujahrstag, dem 1. Mai sowie an den Oster-, Pfingst- und Weihnachtsfeiertagen 10 Prozent

d) für Nachtarbeit 50 Prozent.

(3) Besteht für dieselbe Zeit Anspruch auf mehrere Zuschlagsätze, so ist nur der höchste Zuschlag zu zahlen.

§ 7 Wahrung des Besitzstandes

Waren für die Arzthelferin vor Inkrafttreten dieses Tarifvertrages günstigere Gehaltsbedingungen vereinbart, so werden diese durch diesen Vertrag nicht berührt.

§ 8 Inkrafttreten und Laufzeit

(1) Dieser Gehaltstarifvertrag ersetzt den Gehaltstarifvertrag vom 3. Juli 1990.

(2) Dieser Gehaltstarifvertrag kann mit einer Frist von drei Monaten zum Quartalsende schriftlich gekündigt werden, frühestens zum 30. Juni 1993.

Protokollnotizen

I. Zu § 3(1) (Berufsjahre)
Die Berufsjahre zählen vom Ersten des Monats an, in dem die Prüfung zur Arzthelferin bestanden wurde. Die Berufsjahre der Sprechstundenschwestern, Sprechstundenhelferinnen und Krankenschwestern im Beitrittsgebiet werden anerkannt. Unterbricht die Arzthelferin ihre berufliche Tätigkeit, so ist die dazwischen liegende Zeit zur Hälfte auf die Berufsjahre anzurechnen; dies gilt auch für Zeiten des Erziehungsurlaubes. Hat die Arzthelferin vor ihrer Ausbildung eine berufsnahe Tätigkeit ausgeübt, so ist diese Zeit zur Hälfte auf die Berufsjahre anzurechnen. Werden Angestellte ohne Lehrabschlußprüfung Arzthelferinnen gemäß § 1 Abs. 3 gleichgestellt, so sind die ersten zwei Jahre der Berufstätigkeit bei der Ermittlung der Berufsjahre nicht anzurechnen.

II. Zu § 3(2) (Eingruppierung in die Tätigkeitsgruppen)
Die Tätigkeitsgruppen I bis IV bauen inhaltlich aufeinander auf in dem Sinne, daß höhere Tätigkeitsgruppen Tätigkeiten aus den darunter liegenden Tätigkeitsgruppen mitumfassen. Die Eingruppierung in eine Tätigkeitsgruppe erfolgt nach den in den Tätigkeitsgruppen I bis IV jeweils genannten Kriterien und muß im jeweiligen Einzelarbeitsvertrag vereinbart werden.

Vertretungen in den Zeiten von Erholungsurlaub oder Krankheit bis zu sechs Wochen führen nicht zu einer Höhergruppierung.

Übt eine Arzthelferin verschieden zu bewertende Tätigkeiten aus, so kommt es auf das Gesamtbild und die Bewertung ihrer verschiedenen Tätigkeiten nach den Tätigkeitsdefinitionen an. Sie erhält Gehalt nach der höheren Tätigkeitsgruppe, wenn die Tätigkeiten nach dieser Gruppe regelmäßig mehr als die Hälfte der gesamten Arbeitszeit in Anspruch nehmen.

1. Zu Tätigkeitsgruppe II:
   (Zuschlag auf die Vergütung nach Tätigkeitsgruppe I: 5%)

   In diese Gruppe fällt u.a. das Ausführen von delegationsfähigen Leistungen am Patienten nach allgemeinen Anweisungen (z.B. im Bereich der physikalischen Therapie, der Erstellung eines EKG's und/oder weitere vergleichbare Leistungen) sowie Unterstützung bei der Erstellung der Privatabrechnung und/oder der Kassenabrechnung und im Bereich der Praxisorganisation.

2. Zu Tätigkeitsgruppe III:
   (Zuschlag auf die Vergütung nach Tätigkeitsgruppe I: 10%)

   In diese Gruppe fallen Tätigkeiten in Betreuung und Anleitung von Auszubildenden, Tätigkeiten in der Patientenberatung (z.B. bei Diätfragen), betreuende Tätigkeiten im Rahmen von Patientengruppen sowie der Prävention; weiterhin gemäß § 46 Abs. 1 BBiG weitergebildete Arzthelferinnen (Arztfachhelferinnen) mit entsprechender Abschlußprüfung und gemäß § 23 Nr. 4 Röntgenverordnung vorgebildete Arzthelferinnen.

3. Zu Tätigkeitsgruppe IV:
   (Zuschlag auf die Vergütung nach Tätigkeitsgruppe I: 20%)

In diese Gruppe fallen Tätigkeiten mit Leitungsfunktionen, d.h. übertragene Weisungsbefugnisse in Praxen mit überdurchschnittlich großem Personalbestand sowie Tätigkeiten im organisatorischen und kaufmännischen Verwalten unter wirtschaftlichen Gesichtspunkten.

III. Zu § 3(2)
Bei den Begriffen „Anweisung", „allgemeine Anweisung", „weitgehend selbständig" sowie „selbständig" im Sinne des Ausführens von Tätigkeiten nach den Tätigkeitsgruppen I bis IV sind die Verordnung der Bundesregierung über die Berufsausbildung zur Arzthelferin vom 10.12.1985 (BGBl. Jahrgang 1985, Teil I, S. 2200 bis 2208) sowie die Stellungnahme der Bundesärztekammer zur Delegationsfähigkeit ärztlicher Leistungen zu berücksichtigen; dies sind die Stellungnahme des Vorstandes der Bundesärztekammer zur „Vornahme von Injektionen, Infusionen und Blutentnahmen durch Angehörige der medizinischen Assistenzberufe" vom 16.02.1974, die von der Bundesärztekammer mitgetragene Stellungnahme der Deutschen Krankenhausgesellschaft zu „Injektionen, Infusionen und Blutentnahmen durch das Krankenpflegepersonal" vom 11.3.1980 sowie die im Jahr 1988 abgegebene Stellungnahme der Vorstände von Bundesärztekammer und Kassenärztlicher Bundesvereinigung zu „Anforderungen an die persönliche Leistungserbringung" (Deutsches Ärzteblatt, Heft 38 vom 22.09.1988, S. 2604f.).

Frankfurt, den 16. September 1992

Arbeitsgemeinschaft zur Regelung der Arbeitsbedingungen der Arzthelferinnen

gez. Unterschrift

Deutsche Angestellten-Gewerkschaft

- Bundesvorstand -

gez. Unterschrift

Anhang D

Gesetzestexte zur Schweigepflicht und zum Zeugnisverweigerungsrecht

(Man kann die nachfolgenden Gesetzestexte jeweils allen von der Verschwiegenheitspflicht betroffenen Mitarbeiterinnen geben und sich dies durch Unterschrift bestätigen lassen).

Strafgesetzbuch (StGB) (im Auszug)

§ 203. (Verletzung von Privatgeheimnissen)

(1) Wer unbefugt ein fremdes Geheimnis, namentlich ein zum persönlichen Lebensbereich gehörendes Geheimnis oder ein Betriebs- oder Geschäftsgeheimnis, offenbart, das ihm als
1. Arzt, Zahnarzt, Tierarzt, Apotheker oder Angehörigen eines anderen Heilberufs, der für die Berufsausübung oder die Führung der Berufsbezeichnung eine staatlich geregelte Ausbildung erfordert, ...
6. Angehörigen eines Unternehmens der privaten Kranken-Unfall- oder Lebensversicherung oder einer privatärztlichen Verrechnungsstelle anvertraut worden oder sonst bekannt geworden ist, wird mit Freiheitsstrafe bis zu einem Jahr oder mit Geldstrafe bestraft.

(3) Den in Absatz 1 Genannten stehen ihre berufsmäßig tätigen Gehilfen und die Personen gleich, die bei ihnen zur Vorbereitung auf den Beruf tätig sind. ....

(4) Die Absätze 1 - 3 sind auch anzuwenden, wenn der Täter das fremde Geheimnis nach dem Tod des Betroffenen unbefugt offenbart.

Das Zeugnisverweigerungsrecht
Strafprozeßordnung (StPO) (im Auszug)

§ 53. (Zeugnisverweigerungsrecht aus beruflichen Gründen)
(1) Zur Verweigerung des Zeugnisses sind ferner berechtigt
....
3. Rechtsanwälte, Patentanwälte, Notare, Wirtschaftsprüfer, vereidigte Buchprüfer, Steuerberater und Steuerbevollmächtigte, Ärzte, Zahnärzte, Apotheker und Hebammen über das, was ihnen in dieser Eigenschaft anvertraut worden oder bekannt geworden ist; ......

(2) Die in Absatz 1 Nr. 2 bis 3b Genannten dürfen das Zeugnis nicht verweigern, wenn sie von der Verpflichtung zur Verschiegenheit entbunden sind.

§ 53a. (im Auszug)
(Zeugnisverweigerungsrecht der Berufshelfer)

(1) Den in § 53 Abs. 1 Nr. 1 bis 4 Genannten stehen ihre Gehilfen und die Personen gleich, die zur Vorbereitung auf den Beruf an der berufsmäßigen Tätigkeit teilnehmen. Über die Ausübung des Rechtes dieser Hilfspersonen, das Zeugnis zu verweigern, entscheiden die in § 53 Abs. 1 Nr. 1 bis 4 Genannten, es sei denn, daß diese Entscheidung in absehbarer Zeit nicht herbeigeführt werden kann.

(2) Die Entbindung von der Verpflichtung zur Verschwiegenheit (§ 53 Abs. 2) gilt auch für die Hilfspersonen.

Das Zeugnisverweigerungrecht
Die Bestimmungen der Zivilprozeßordnung (ZPO) (im Auszug)

§ 383. (Zeugnisverweigerung aus persönlichen Gründen)
(1) Zur Verweigerung des Zeugnisses sind berechtigt:
....

6. Personen, denen kraft ihres Amtes, Standes oder Gewerbes Tatsachen anvertraut sind, deren Geheimhaltung durch ihre Natur oder durch gesetzliche Vorschrift geboten ist, in betreff der Tatsachen, auf welche die Verpflichtung zur Verschwiegenheit sich bezieht. ....

§ 385 (Zeugnispflicht trotz Verweigerungsrecht) (im Auszug)
(2) Die in § 383 Nr. 4,6 bezeichneten Personen dürfen das Zeugnis nicht verweigern, wenn sie von der Verpflichtung zur Verschwiegenheit entbunden sind.

(Das Zeugnisverweigerungrecht ist auch für die anderen Gerichtszweige und im Verwaltungsverfahren analog geregelt.)

Anhang E

Bestimmungen des Bürgerlichen Gesetzbuches (BGB)
(auszugsweise)

Die interessierenden Teile - mit Ausnahme von §§ 187, 293 und 295 - sind unter „sechster Titel Dienstvertrag" in §§ 611 - 630 aufgeführt.

§ 187. (Fristbeginn)
(1) Ist für den Anfang einer Frist ein Ereignis oder ein in den Lauf eines Tages fallender Zeitpunkt maßgebend, so wird bei der Berechnung der Frist der Tag nicht mitgerechnet, in welchen das Ereignis oder der Zeitpunkt fällt.

§ 293 (Annahmeverzug)
Der Gläubiger kommt in Verzug, wenn er die ihm angebotene Leistung nicht annimmt.

§ 295 (Wörtliches Angebot)
Ein wörtliches Angebot des Schuldners genügt, wenn der Gläubiger ihm erklärt hat, daß er die Leistung nicht annehmen werde. ....

§ 611. (Wesen des Dienstvertrags)
(1) Durch den Dienstvertrag wird derjenige, welcher Dienste zusagt, zur Leistung der versprochenen Dienste, der andere Teil zur Gewährung der vereinbarten Vergütung verpflichtet.
(2) Gegenstand des Dienstvertrags können Dienste jeder Art sein.

§ 613. (Höchstpersönliche Verpflichtung und Berechtigung)
Der zur Dienstleistung Verpflichtete hat die Dienste im Zweifel in Person zu leisten. Der Anspruch auf die Dienste ist im Zweifel nicht übertragbar.

§ 613a. (Rechte und Pflichten bei Betriebsübergang)
(1) Geht ein Betrieb oder Betriebsteil durch Rechtsgeschäft auf einen anderen Inhaber über, so tritt dieser in die Rechte und Pflichten aus den im Zeitpunkt des Übergangs bestehenden Arbeitsverhältnissen ein. Sind diese Rechte und Pflichten durch Rechtsnormen eines Tarifvertrags oder durch eine Betriebsvereinbarung geregelt, so werden sie Inhalt des Arbeitsverhältnisses zwischen dem neuen Inhaber und dem Arbeitnehmer und dürfen nicht vor Ablauf eines Jahres nach dem Zeitpunkt des Übergangs zum Nachteil des Arbeitnehmers geändert werden.

(4) Die Kündigung des Arbeitsverhältnisses eines Arbeitnehmers durch den bisherigen Arbeitgeber oder durch den neuen Inhaber wegen des Übergangs eines Betriebs oder eines Betriebsteils ist unwirksam. Das Recht zur Kündigung des Arbeitsverhältnisses aus anderen Gründen bleibt unberührt.

§ 614. (Fälligkeit der Vergütung)
Die Vergütung ist nach der Leistung der Dienste zu entrichten. Ist die Vergütung nach Zeitabschnitten bemessen, so ist sie nach Ablauf der einzelnen Zeitabschnitte zu entrichten.

§ 620. (Ende des Dienstverhältnisses)
(1) Das Dienstverhältnis endigt mit dem Ablaufe der Zeit, für die es eingegangen ist.

(2) Ist die Dauer des Dienstverhältnisses weder bestimmt noch aus der Beschaffenheit oder dem Zweck der Dienste zu entnehmen, so kann jeder Teil das Dienstverhältnis nach Maßgabe der §§ 621, 622 kündigen.

§ 622. (Kündigungsfrist bei Arbeitsverhältnissen)
(1) Das Arbeitsverhältnis eines Angestellten kann unter Einhaltung einer Kündigungsfrist von sechs Wochen zum Schluß eines Kalendervierteljahres gekündigt werden. Eine kürzere Kündigungsfrist kann einzelvertraglich nur vereinbart werden, wenn sie einen Monat nicht unterschreitet und die Kündigung nur für den Schluß eines Kalendermonats zugelassen wird.

(2) Das Arbeitsverhältnis eines Arbeiters kann unter Einhaltung einer Kündigungsfrist von zwei Wochen gekündigt werden.

Hat das Arbeitsverhältnis in demselben Betrieb oder Unternehmen fünf Jahre bestanden, so erhöht sich die Kündigungsfrist auf einen Monat zum Monatsende, hat es zehn Jahre bestanden, so erhöht sich die Kündigungsfrist auf zwei Monate zum Monatsende. Hat es zwanzig Jahre bestanden, so erhöht sich die Kündigungsfrist auf drei Monate zum Ende des Kalendervierteljahres; bei der Berechnung der Beschäftigungsdauer werden Zeiten, die vor der Vollendung des fünfundzwanzigsten Lebensjahres liegen, nicht berücksichtigt.

(3) Kürzere als die in den Absätzen 1 und 2 genannten Kündigungsfristen können durch Tarifvertrag vereinbart werden. Im Geltungsbereich eines solchen Tarifvertrages gelten die abweichenden tarifvertraglichen Bestimmungen zwischen nicht tarifgebundenen Arbeitgebern und Arbeitnehmern, wenn ihre Anwendung zwischen ihnen vereinbart ist.

(4) Ist ein Arbeitnehmer zur vorübergehenden Aushilfe eingestellt, so können kürzere als die in Absatz 1 und Absatz 2 Satz 1 genannten Kündigungsfristen auch einzelvertraglich vereinbart werden; dies gilt nicht, wenn das Arbeitsverhältnis über die Zeit von drei Monaten hinaus fortgesetzt wird.

(5) Für die Kündigung des Arbeitsverhältnisses durch den Arbeitnehmer darf einzelvertraglich keine längere Frist vereinbart werden als für die Kündigung durch den Arbeitgeber.

§ 625. (Stillschweigende Verlängerung)
Wird das Dienstverhältnis nach dem Ablaufe der Dienstzeit von dem Verpflichteten mit Wissen des anderen Teiles forgesetzt, so gilt es als auf unbestimmte Zeit verlängert, sofern nicht der andere Teil unverzüglich widerspricht.

§ 626. (Fristlose Kündigung aus wichtigem Grund)
(1) Das Dienstverhältnis kann von jedem Vertragsteil aus wichtigem Grund ohne Einhaltung einer Kündigungsfrist gekündigt werden, wenn Tatsachen vorliegen, auf Grund derer dem Kündigenden unter Berücksichtigung aller Umstände des Einzelfalles und unter Abwägung der Interessen beider Vertragsteile die Fortsetzung des Dienstverhältnisses bis zum Ablauf der Kündigungsfrist oder bis zu der vereinbarten Beendigung des Dienstverhältnisses nicht zugemutet werden kann.

(2) Die Kündigung kann nur innerhalb von zwei Wochen erfolgen. Die Frist beginnt mit dem Zeitpunkt, in dem der Kündigungsberechtigte von den für die Kündigung maßgebenden Tatsachen Kenntnis erlangt. Der Kündigende muß den anderen Teil auf Verlangen den Kündigungsgrund unverzüglich schriftlich mitteilen.

§ 629. (Freizeit zur Stellungssuche)
Nach der Kündigung eines dauernden Dienstverhältnisses hat der Dienstberechtigte dem Verpflichteten auf Verlangen angemessene Zeit zum Aufsuchen eines anderen Dienstverhältnisses zu gewähren.

§ 630. (Pflicht zur Zeugniserteilung)
Bei der Beendigung eines dauernden Dienstverhältnisses kann der Verpflichtete von dem anderen Teile ein schriftliches Zeugnis über das Dienstverhältnis und dessen Dauer fordern. Das Zeugnis ist auf Verlangen auf die Leistungen und die Führung im Dienste zu erstrecken.

Anhang F

Arbeitsvertrag für Arzthelfer/Arzthelferinnen

Arbeitsvertrag zwischen Herrn/Frau/Frl.

_____
(Name des ärztlichen Arbeitgebers)

in _____
(Praxisanschrift)

und Herrn/Frau/Frl. _____
(Name des Arzthelfers/der Arzthelferin)

in _____
(Anschrift)

wird folgender Vertrag geschlossen:

§ 1

(1) Herr/Frau/Frl. _____ wird mit Wirkung vom _____ in der Praxis des Arbeitgebers als Arzthelfer/Arzthelferin eingestellt.

(2) Der Arbeitsvertrag wird auf unbestimmte Zeit abgeschlossen.*/
Der Arbeitsvertrag wird bis zum _____ abgeschlossen.*

(3) Die ersten drei Monate der Tätigkeit gelten als Probezeit.*/
Eine Probezeit wird im Hinblick auf die in dieser Praxis vorangegangene Ausbildung zum Arzthelfer/zur Arzthelferin nicht vereinbart.*

---
* Nichtzutreffendes bitte streichen:

Nachdruck mit freundlicher Genehmigung der Bundesärztekammer

§ 2
Der Arbeitsbereich richtet sich nach dem geltenden Ausbildungsberufsbild zum Arzthelfer/zur Arzthelferin (vgl. Anlage).

§ 3
(1) Der Arzthelfer/die Arzthelferin hat die übertragenen Obliegenheiten gewissenhaft wahrzunehmen und das Verhalten den besonderen Aufgaben der ärztlichen Praxis anzupassen. Der Arzthelfer/die Arzthelferin ist verpflichtet, alle Anordnungen des Arbeitgebers und die gesetzlichen Vorschriften, insbesondere der Berufsgenossenschaft, zur Verhütung von Arbeitsunfällen und Berufskrankheiten gewissenhaft zu befolgen.

(2) Der Arzthelfer/die Arzthelferin ist insbesondere verpflichtet
- alle Praxisvorgänge sowie den Personenkreis der Patienten geheimzuhalten (§ 203 StGB*), und zwar auch nach Beendigung des Arbeitsverhältnisses,
- die festgesetzte Arbeitszeit einzuhalten,
- die Praxiseinrichtung und das Arbeitsmaterial nur zu den übertragenen Arbeiten zu verwenden, keinen Mißbrauch damit zu treiben und sorglich damit umzugehen,
- auf Sauberkeit und Hygiene in den Praxisräumen zu achten,
- alle im Rahmen der ärztlichen Praxis wichtigen Vorkommnisse dem Arbeitgeber unverzüglich mitzuteilen.

§ 4
Eine Nebentätigkeit des Arzthelfers/der Arzthelferin bedarf der Genehmigung des Arbeitgebers.

§ 5
(1) Der Arzthelfer/die Arzthelferin ist verpflichtet, sich vorgeschriebenen und auch weiteren ärztlichen Untersuchungen, die durch die Berufstätigkeit notwendig werden, zu unterziehen.

(2) Die Kosten dafür trägt der Arbeitgeber.

---

*§ 203 StGB im Wortlaut, s. S. 203

§ 6

(1) Die durchschnittliche wöchentliche Arbeitszeit beträgt ausschließlich der Pausen_____Stunden.*/
Es wird eine wöchentliche Teilarbeitszeit von _____
Stunden vereinbart.*

(2) Beginn, Ende und Aufteilung der Arbeitszeit richten sich, unter Berücksichtigung der Sprechstunden und ggf. des Notfalldienstes, nach den jeweiligen Erfordernissen der Praxis. Beginn/Ende der täglichen Arbeitszeit an allen/den folgenden Arbeitstagen_____ist z.Z. auf___/___Uhr festgesetzt*. Eine Änderung der täglichen Arbeitszeitregelung ist mit dem Arbeitnehmer einvernehmlich abzustimmen.

§ 7

(1) Persönliche Angelegenheiten sind außerhalb der Arbeitszeit zu erledigen. Ein Fernbleiben von der Arbeit ist nur nach vorheriger Zustimmung des Arbeitgebers gestattet. Kann diese Zustimmung den Umständen nach vorher nicht eingeholt werden, so ist der Arbeitgeber ohne schuldhaften Verzug über die Gründe des Fernbleibens zu unterrichten.

(2) Bei nicht genehmigtem Fernbleiben besteht insoweit kein Anspruch auf Fortzahlung des Gehaltes.

(3) Arbeitsunfähigkeit ist ohne schuldhaften Verzug anzuzeigen. Spätestens am vierten Kalender-Tag nach Beginn der Arbeitsunfähigkeit ist dem Arbeitgeber eine Bescheinigung über die Arbeitsunfähigkeit und ihre voraussichtliche Dauer vorzulegen.

§ 8

Der Arzthelfer/die Arzthelferin hat bei unverschuldetem Arbeitsversäumnis infolge eines in seiner/ihrer Person liegenden Grundes sowie bei durch Unfall verursachter Arbeitsunfähigkeit Anspruch auf Fortzahlung des Gehaltes bis zum Ende der sechsten Woche.

---

* Nichtzutreffendes bitte streichen:

§ 9
Der Arzthelfer/die Arzthelferin hat in jedem Kalenderjahr Anspruch auf bezahlten Urlaub. Er beträgt derzeit jährlich ____ Arbeitstage.

§ 10
Das Gehalt beträgt monatlich brutto _____ DM.*

§ 11
(1) Das Arbeitsverhältnis kann mit einer Frist von sechs Wochen zum Schluß eines Kalendervierteljahres gekündigt werden, sofern sich nicht aus anderen Vorschriften oder aufgrund einer längeren Beschäftigungsdauer eine längere Frist ergibt.

(2) Innerhalb der Probezeit ist die Kündigung bis zum 15. eines jeden Monats zum Monatsende zulässig.

(3) Die außerordentliche Kündigung aus wichtigem Grund gemäß § 626 BGB[1] bleibt unberührt.

(4) Die Kündigung bedarf der Schriftform.

§ 12
(1) Der Arzthelfer/die Arzthelferin hat nach der Kündigung des Arbeitsverhältnisses Anspruch auf umgehende Aushändigung eines Zeugnisses.

(2) Der Arzthelfer/die Arzthelferin ist berechtigt, während des Arbeitsverhältnisses ein Zwischenzeugnis zu verlangen.

(3) Das Zeugnis muß Auskunft geben über Art und Dauer der Tätigkeit. Es ist auf Wunsch des Arzthelfers/der Arzthelferin auf Leistung und Führung im Dienst zu erstrecken.

§ 13
Der diesem Vertrag beigefügte Personalbogen ist Bestandteil dieses Vertrages.

---

* Sonstige Vereinbarungen (freiwillige Zulagen, Tarifgehalt etc.) ggfs. unter § 14,3.

---

[1]§626 BGB im Wortlaut s. S. 214 f.

§ 14

(1) Soweit in diesem Arbeitsvertrag Regelungen nicht enthalten sind, gelten die Bestimmungen der tariflichen Abschüsse in der jeweils gültigen Fassung, die von der „Arbeitsgemeinschaft zur Regelung der Arbeitsbedingungen der Arzthelferinnen" mit Berufsverbänden und Gewerkschaften vereinbart worden sind.

(2) Änderungen dieses Arbeitsvertrages und zusätzliche Vereinbarungen bedürfen der Schriftform.

(3) Sonstige Vereinbarungen:

_____

_____

_____

_____

_____

Ort _____ Datum _____

———————————————————————————————

(Stempel und Unterschrift des ärztlichen Arbeitgebers)   (Unterschrift des Arzthelfers/ der Arzthelferin)

Personalbogen

I. Vor- und Zuname (ggf. auch Geburtsname) :

II. Anschrift: _____
(Ort, Straße, Hausnummer)

III. geboren am_____ in _____

_____

IV. Staatsangehörigkeit: _____

V. Familienstand: ledig - verheiratet - verwitwet - geschieden
VI. Zahl der Kinder: _____ Geburtsdaten: _____

_____

_____

VII. Anschrift der nächsten Angehörigen: _____

_____

_____

_____

VIII. Durchgemachte Krankheiten: _____

_____

_____

_____

Nachdruck mit freundlicher Genehmigung der Bundesärztekammer

IX. Zur Zeit bestehende Krankheiten, Leiden oder Beeinträchtigungen der Arbeitsfähigkeit, Drogenabhängigkeit u.ä.:

_____

_____

X. Bei Arzthelferinnen: Werdende Mütter sollen dem Arbeitgeber ihre Schwangerschaft und den mutmaßlichen Tag der Entbindung mitteilen, sobald ihnen die Schwangerschaft bekannt ist. Es bestehen nach §§ 3ff* Mutterschutzgesetz Beschäftigungsverbote.

_____

Ich versichere, diese Angaben wahrheitsgemäß gemacht zu haben.

_____

(Ort, Datum)   (Unterschrift des Arzthelfers/der Arzthelferin)

Herr/Frau/Frl. _____ ist über die Verpflichtung zur Einhaltung der gesetzlichen Schweigepflicht unterwiesen worden.

_____

(Unterschrift d. Arztes)   (Unterschrift des Arzthelfers/der Arzthelferin)

---

*§§3 Mutterschutzgesetz im Wortlaut s. S. 228

Anhang G

Wichtige Fristen aus dem Arbeitsrecht

Normale Kündigungsfrist für Angestellte:
6 Wochen zum Schluß des Quartals
(Beachte Einzelabmachung, Tarifvertrag).

Letzter Kündigungstag:
17. Februar (Schaltjahr 18. Februar)
19. Mai
19. August
19. November

Schutzfrist bei Kündigung für ältere Angestellte:
    bei 5 Jahren Beschäftigungsdauer 3 Monate
    bei 8 Jahren Beschäftigungsdauer 4 Monate
    bei 10 Jahren Beschäftigungsdauer 5 Monate
    bei 12 Jahren Beschäftigungsdauer 6 Monate

(Einzelheiten siehe S. 130)

Anfechtung von Arbeitsverträgen:
wegen Täuschung oder Drohung: binnen Jahresfrist nach Kenntnis (§ 124 Abs. 1 BGB)
wegen Irrtums: ohne schuldhaftes Zögern (unverzüglich) (§ 121 Abs. 1 BGB)

Frist zur außerordentlichen Kündigung:
2 Wochen nach Kenntnis des Kündigungsgrundes
(§ 626 Abs. 2 BGB)

Verjährung von Gehaltsforderungen:
Gehalt: 2 Jahre, beginnend mit dem Ende des Jahres, in dem der Anspruch entstanden ist (§§ 196 u. 201 BGB)

Kündigungsfrist für Auszubildende
(nur bei Kündigung durch die Auszubildende) nach Abschluß der Probezeit bei Aufgabe oder Wechsel der Ausbildung: 4 Wochen (§ 15 BBiG Abs. 2).

Klage auf Feststellung nach dem Kündigungsschutzgesetz:
3 Wochen nach Zugang der Kündigung (§ 4 Satz 1 KSchG)

Anhang H

Bundesurlaubsgesetz (BUrlG)

(auszugsweise)

§ 1. (Urlaubsanspruch)
Jeder Arbeitnehmer hat in jedem Kalenderjahr Anspruch auf bezahlten Erholungsurlaub.

§ 3. (Dauer des Urlaubs) [1]
(1) Der Urlaub beträgt jährlich mindestens 18 Werktage.

(2) Als Werktage gelten alle Kalendertage, die nicht Sonn- oder gesetzliche Feiertage sind.

§ 4. (Wartezeit)
Der volle Urlaubsanspruch wird erstmalig nach sechsmonatigem Bestehen des Arbeitsverhältnisses erworben.

§ 5. (Teilurlaub)
(1) Anspruch auf ein Zwölftel des Jahresurlaubs für jeden vollen Monat des Bestehens des Arbeitsverhältnisses hat der Arbeitnehmer
a) für Zeiten eines Kalenderjahres, für die er wegen Nichterfüllung der Wartezeit in diesem Kalenderjahr keinen vollen Urlaubsanspruch erwirbt;
b) wenn er vor erfüllter Wartezeit aus dem Arbeitsverhältnis ausscheidet;
c) wenn er nach erfüllter Wartezeit in der ersten Hälfte eines Kalenderjahres aus dem Arbeitsverhältnis ausscheidet.

(2) Bruchteile von Urlaubstagen, die mindestens einen halben Tag ergeben, sind auf volle Urlaubstage aufzurunden.

(3) Hat der Arbeitnehmer im Falle des Absatzes 1 Buchstabe c bereits Urlaub über den ihm zustehenden Umfang hinaus erhalten, so kann das dafür gezahlte Urlaubsentgelt nicht zurückgefordert werden.

---

[1] Im Gebiet der ehemaligen DDR: Der Urlaub beträgt mindestens 20 Arbeitstage. Dabei ist von 5 Arbeitstagen je Woche auszugehen.

§ 6. (Ausschluß von Doppelansprüchen)

(1) Der Anspruch auf Urlaub besteht nicht, soweit dem Arbeitnehmer für das laufende Kalenderjahr bereits von einem früheren Arbeitgeber Urlaub gewährt worden ist.

(2) Der Arbeitgeber ist verpflichtet, bei Beendigung des Arbeitsverhältnisses dem Arbeitnehmer eine Bescheinigung über den im laufenden Kalenderjahr gewährten oder abgegoltenen Urlaub auszuhändigen.

§ 7. (Zeitpunkt, Übertragbarkeit und Abgeltung des Urlaubs)

(1) Bei der zeitlichen Festlegung des Urlaubs sind die Urlaubswünsche des Arbeitnehmers zu berücksichtigen, es sei denn, daß ihrer Berücksichtigung dringende betriebliche Belange oder Urlaubswünsche anderer Arbeitnehmer, die unter sozialen Gesichtspunkten den Vorrang verdienen, entgegenstehen.

(2) Der Urlaub ist zusammenhängend zu gewähren, es sei denn, daß dringende betriebliche oder in der Person des Arbeitnehmers liegende Gründe eine Teilung des Urlaubs erforderlich machen. Kann der Urlaub aus diesen Gründen nicht zusammenhängend gewährt werden, und hat der Arbeitnehmer Anspruch auf Urlaub von mehr als zwölf Werktagen, so muß einer der Urlaubsteile mindestens zwölf aufeinanderfolgende Werktage umfassen.

(3) Der Urlaub muß im laufenden Kalenderjahr gewährt und genommen werden. Eine Übertragung des Urlaubs auf das nächste Kalenderjahr ist nur statthaft, wenn dringende betriebliche oder in der Person des Arbeitnehmers liegende Gründe dies rechtfertigen. Im Fall der Übertragung muß der Urlaub in den ersten drei Monaten des folgenden Kalenderjahres gewährt und genommen werden. Auf Verlangen des Arbeitnehmers ist ein nach § 5 Abs. 1 Buchstabe a entstehender Teilurlaub jedoch auf das nächste Kalenderjahr zu übertragen.

(4) Kann der Urlaub wegen Beendigung des Arbeitsverhältnisses ganz oder teilweise nicht mehr gewährt werden, so ist er abzugelten.

§ 8. (Erwerbstätigkeit während des Urlaubs)
Während des Urlaubs darf der Arbeitnehmer keine dem Urlaubszweck widersprechende Erwerbstätigkeit leisten.

§ 9. (Erkrankung während des Urlaubs)
Erkrankt ein Arbeitnehmer während des Urlaubs, so werden die durch ärztliches Zeugnis nachgewiesenen Tage der Arbeitsunfähigkeit auf den Jahresurlaub nicht angerechnet.

§ 10. (Kur- und Heilverfahren)
Kuren und Schonungszeiten dürfen nicht auf den Urlaub angerechnet werden, soweit ein Anspruch auf Fortzahlung des Arbeitsentgelts nach den gesetzlichen Vorschriften über die Entgeltfortzahlung im Krankheitsfalle besteht.

Anhang I

Gesetz zum Schutz der erwerbstätigen Mutter (Mutterschutzgesetz - MuSchG)

(auszugsweise)

§ 1. (Geltungsbereich)
1. Für Frauen, die in einem Arbeitsverhältnis stehen, ...

§ 3. (Beschäftigungsverbote für werdende Mütter)
(1) Werdende Mütter dürfen nicht beschäftigt werden, soweit nach ärztlichem Zeugnis Leben oder Gesundheit von Mutter oder Kind bei Fortdauer der Beschäftigung gefährdet ist.

(2) Werdende Mütter dürfen in den letzten sechs Wochen vor der Entbindung nicht beshcäftigt werden, es sei denn, daß sie sich zur Arbeitsleistung ausdrücklich bereit erklären; die Erklärung kann jederzeit widerrufen werden.

§ 4. (Weitere Beschäftigungsverbote)
(1) Werdende Mütter dürfen nicht mit schweren körperlichen Arbeiten und nicht mit Arbeiten beschäftigt werden, bei denen sie schädlichen Einwirkungen von gesundheitgefährdenden Stoffen oder Strahlen, von Staub, Gasen oder Dämpfen, von Hitze, Kälte oder Nässe, von Erschütterungen oder Lärm ausgesetzt sind.

(2) Werdende Mütter dürfen insbesondere nicht beschäftigt werden
1. Mit Arbeiten, bei denen regelmäßig Lasten von mehr als 5 kg Gewicht oder gelegentlich Lasten von mehr als 10 kg Gewicht ohne mechanische Hilfsmittel von Hand gehoben, bewegt oder befördert werden. Sollen größere Lasten mit mechanischen Hilfsmitteln von Hand gehoben, bewegt oder befördert werden, so darf die körperliche Beanspruchung der werdenden Muttern nicht größer sein als bei Arbeiten nach Satz 1. ....

§ 5. (Mitteilungspflicht, ärztliches Zeugnis)
(1) Werdende Mütter sollen dem Arbeitgeber ihre Schwangerschaft und den mutmaßlichen Tag der Entbindung mitteilen, sobald ihnen ihr Zustand bekannt ist. Auf Verlangen des Arbeitgebers sollen sie das Zeugnis eines Arztes oder einer Hebamme vorlegen. Der Arbeitgeber hat die Aufsichtsbehörde unverzüglich von der Mitteilung der werdenden Mutter zu benachrichtigen. Er darf die Mitteilung der werdenden Mutter Dritten nicht unbefugt bekanntgeben.

(2) Für die Berechnung der der in § 3 Abs. 2 bezeichneten Zeiträume vor der Entbindung ist das Zeugnis eines Arztes oder einer Hebamme maßgebend; das Zeugnis soll den mutmaßlichen Tag der Entbindung angeben. Irrt sich der Arzt oder die Hebamme über den Zeitpunkt der Entbindung, so verkürzt oder verlängert sich diese Frist entsprechend.

(3) Die Kosten für die Zeugnisse nach den Absätzen 1 und 2 trägt der Arbeitgeber.

§ 6. (Beschäftigungsverbote nach der Entbindung)
(1) Wöchnerinnen dürfen bis zum Ablauf von acht Wochen nach der Entbindung nicht beschäftigt werden. Für Mütter nach Früh- und Mehrlingsgeburten verlängert sich diese Frist auf zwölf Wochen.

(2) Frauen, die in den ersten Monaten nach der Entbindung nach ärztlichem Zeugnis nicht voll leistungsfähig sind, dürfen nicht zu einer ihre Leistungsfähigkeit übersteigenden Arbeit herangezogen werden.

§ 9. (Kündigungsverbot)
(1) Die Kündigung gegenüber einer Frau während der Schwangerschaft und bis zum Ablauf von vier Monaten nach der Entbindung ist unzulässig, wenn dem Arbeitgeber zur Zeit der Kündigung die Schwangerschaft oder Entbindung bekannt war oder innerhalb zweier Wochen nach Zugang der Kündigung mitgeteilt wird. ....

(2) Kündigt eine schwangere Frau, gilt § 5 Abs 1 Satz 3 entsprechend. ....

§ 10. (Erhaltung von Rechten)

(1) Eine Frau kann während der Schwangerschaft und während der Schutzfrist nach der Entbindung (§ 6 Abs. 1) das Arbeitsverhältnis ohne Einhaltung einer Frist zum Ende der Schutzfrist nach der Entbindung kündigen.

(2) Wird das Arbeitsverhältnis nach Absatz 1 aufgelöst und wird die Frau innerhalb eines Jahres nach der Entbindung in ihrem bisherigen Betrieb wieder eingestellt, so gilt, soweit Rechte aus dem Arbeitsverhältnis von der Dauer der Betriebs- oder Berufszugehörigkeit oder von der Dauer der Beschäftigungs- oder Dienstzeit abhängen, das Arbeitsverhältnis als nicht unterbrochen. Dies gilt nicht, wenn die Frau in der Zeit von der Auflösung des Arbeitsverhältnisses bis zur Wiedereinstellung bei einem anderen Arbeitgeber beschäftigt war.

§ 14. (Zuschuß zum Mutterschaftsgeld)

(1) Frauen, die Anspruch auf Mutterschaftsgeld nach § 200 Abs. 1, Abs. 2 Satz 1 bis 4 und Abs. 3 der Reichsversicherungsordnung, ... erhalten für die Zeit der Schutzfristen des § 3 Abs. 2 und § 6 Abs. 1 sowie für den Entbindungstag von ihrem Arbeitgeber einen Zuschuß in Höhe des Unterschiedsbetrages zwischen 25 Deutsche Mark und dem um die gesetzlichen Abzüge verminderten durchschnittlichen kalendertäglichen Arbeitsentgelt. Das durchschnittliche kalendertägliche Arbeitsentgelt ist aus den letzten drei abgerechneten Kalendermonaten, bei wöchentlicher Abrechnung aus den letzten dreizehn abgerechneten Wochen vor Beginn der Schutzfrist nach § 3 Abs. 2 zu berechnen. ....

§ 18. (Auslage des Gesetzes)

(1) In Betrieben und Verwaltungen, in denen regelmäßig mehr als drei Frauen beschäftigt werden, ist ein Abdruck dieses Gesetzes an geeigneter Stelle zur Einsicht auszulegen oder auszuhängen.

Reichsversicherungsordnung (im Auszug)

§ 200. (Mutterschaftsgeld)
(1) Weibliche Mitglieder, die bei Arbeitsunfähigkeit Anspruch auf Krankengeld haben oder denen wegen der Schutzfristen nach § 3 Abs. 2 und § 6 Abs. 1 des Mutterschutzgesetzes kein Arbeitsentgelt gezahlt wird, erhalten Mutterschaftsgeld, wenn sie vom Beginn des zehnten bis zum Ende des vierten Monats vor der Entbindung mindestens zwölf Wochen Mitglieder waren oder in einem Arbeitsverhältnis standen. ....

Anhang K

Gesetz über die Gewährung von Erziehungsgeld und Erziehungsurlaub (Bundeserziehungsgeldgesetz - BErzGG)

(auszugsweise, dabei ist das Erziehungsgeld, da keine Arbeitgeberleistung, nicht berücksichtigt)

Zweiter Abschnitt. Erziehungsurlaub für Arbeitnehmer

§ 15. (Anspruch auf Erziehungsurlaub)
(1) Arbeitnehmer haben Anspruch auf Erziehungsurlaub bis zur Vollendung des dritten Lebensjahres eines Kindes, das nach dem 31. Dezember 1991 geboren ist, wenn sie
1. mit einem Kind, für das ihnen die Personensorge zusteht, einem Stiefkind, einem Kind, das sie mit dem Ziel der Annahme als Kind in ihre Obhut aufgenommen haben, einem Kind, für das sie ohne Personensorgerecht in einem Härtefall Erziehungsgeld gemäß § 1 Abs. 7 beziehen können, oder als Nichtsorgeberechtigte mit ihrem leiblichen Kind in einem Haushalt leben und
2. dieses Kind selbst betreuen und erziehen. ....

(2) Ein Anspruch auf Erziehungsurlaub besteht nicht, solange
1. die Mutter als Wöchnerin bis zum Ablauf von acht Wochen, bei Früh- und Mehrlingsgeburten von zwölf Wochen, nicht beschäftigt werden darf,
2. der mit dem Arbeitnehmer in einem Haushalt lebende andere Elternteil nicht erwerbstätig ist, es sei denn, dieser ist arbeitslos oder befindet sich in Ausbildung, oder
3. der andere Elternteil Erziehungsurlaub in Anspruch nimmt, es sei denn, die Betreuung und Erziehung des Kindes kann nicht sichergestellt werden. Satz 1 Nr. 1 gilt nicht, wenn das Kind in Adoptionspflege genommen ist oder wegen eines anderen Kindes Erziehungsurlaub in Anspruch genommen wird.

(3) Der Anspruch kann nicht durch Vertrag ausgeschlossen oder beschränkt werden. ....

§ 16. (Inanspruchnahme des Erziehungsurlaubs)

(1) Der Arbeitnehmer muß den Erziehungsurlaub spätestens vier Wochen vor dem Zeitpunkt, von dem ab er ihn in Anspruch nehmen will, vom Arbeitgeber verlangen und gleichzeitig erklären, für welchen Zeitraum oder für welche Zeiträume er Erziehungsurlaub in Anspruch nehmen will. Eine Inanspruchnahme von Erziehungsurlaub oder ein Wechsel unter den Berechtigten ist dreimal zulässig. ....

(3) Der Erziehungsurlaub kann vorzeitig beendet oder im Rahmen des § 15 Abs. 1 verlängert werden, wenn der Arbeitgeber zustimmt. Eine Verlängerung kann verlangt werden, wenn ein vorgesehener Wechsel in der Anspruchsberechtigung aus einem wichtigen Grund nicht erfolgen kann.

(4) Stirbt das Kind während des Erziehungsurlaubs, endet dieser spätestens drei Wochen nach dem Tod des Kindes.

(5) Eine Änderung in der Anspruchsberechtigung hat der Arbeitnehmer dem Arbeitgeber unverzüglich mitzuteilen.

§ 17. (Erholungsurlaub)

(1) Der Arbeitgeber kann den Erholungsurlaub, der dem Arbeitnehmer für das Urlaubsjahr aus dem Arbeitsverhältnis zusteht, für jeden vollen Kalendermonat, für den der Arbeitnehmer Erziehungsurlaub nimmt, um ein Zwölftel kürzen. Satz 1 gilt nicht, wenn der Arbeitnehmer während des Erziehungsurlaubs bei seinem Arbeitgeber Teilzeitarbeit leistet.

(2) Hat der Arbeitnehmer den ihm zustehenden Urlaub vor dem Beginn des Erziehungsurlaubs nicht oder nicht vollständig erhalten, so hat der Arbeitgeber den Resturlaub nach dem Erziehungsurlaub im laufenden oder im nächsten Urlaubsjahr zu gewähren.

(3) Endet das Arbeitsverhältnis während des Erziehungsurlaubs oder setzt der Arbeitnehmer im Anschluß an den Erziehungsurlaub das Arbeitsverhältnis nicht fort, so hat der Arbeitgeber den noch nicht gewährten Urlaub abzugelten.

(4) Hat der Arbeitnehmer vor dem Beginn des Erziehungsurlaubs mehr Urlaub erhalten, als ihm nach Absatz 1 zusteht,

so kann der Arbeitgeber den Urlaub, der dem Arbeitnehmer nach dem Ende des Erziehungsurlaubs zusteht, um die zuviel gewährten Urlaubstage kürzen.

§ 18. (Kündigungsschutz)
(1) Der Arbeitgeber darf das Arbeitsverhältnis ab dem Zeitpunkt, von dem an Erziehungsurlaub verlangt worden ist, höchstens jedoch sechs Wochen vor Beginn des Erziehungsurlaubs, und während des Erziehungsurlaubs nicht kündigen. In besonderen Fällen kann ausnahmsweise eine Kündigung für zulässig erklärt werden. ....

(2) Absatz 1 gilt entsprechend, wenn der Arbeitnehmer
1. während des Erziehungsurlaubs bei seinem Arbeitgeber Teilzeitarbeit leistet oder
2. ohne Erziehungsurlaub in Anspruch zu nehmen, bei seinem Arbeitgeber Teilzeitarbeit leistet und Anspruch auf Erziehungsgeld hat oder nur deshalb nicht hat, weil das Einkommen (§ 6) die Einkommensgrenze (§ 5 Abs. 2) übersteigt. Der Kündigungsschutz nach Nummer 2 besteht nicht, solange kein Anspruch auf Erziehungsurlaub nach § 15 besteht.

§ 19. (Kündigung zum Ende des Erziehungsurlaubs)
Der Arbeitnehmer kann das Arbeitsverhältnis zum Ende des Erziehungsurlaubs nur unter Einhaltung einer Kündigungsfrist von drei Monaten kündigen.

§ 21. (Befristete Arbeitsverträge)
(1) Ein sachlicher Grund, der die Befristung eines Arbeitsverhältnisses rechtfertigt, liegt vor, wenn ein Arbeitnehmer zur Vertretung eines anderen Arbeitnehmers für Zeiten eines Beschäftigungsverbotes nach dem Mutterschutzgesetz, eines Erziehungsurlaubs, einer auf Tarifvertrag, Betriebsvereinbarung oder einzelvertraglicher Vereinbarung beruhenden Arbeitsfreistellung zur Betreuung eines Kindes oder für diese Zeiten zusammen oder für Teile davon eingestellt wird.

(2) Über die Dauer der Vertretung nach Absatz 1 hinaus ist die Befristung für notwendige Zeiten einer Einarbeitung zulässig.

(3) Die Dauer der Befristung des Arbeitsvertrages muß kalendermäßig bestimmt oder bestimmbar sein.

(4) Das befristete Arbeitsverhältnis kann unter Einhaltung einer Frist von drei Wochen gekündigt werden, wenn der Erziehungsurlaub ohne Zustimmung des Arbeitgebers vorzeitig beendet werden kann und der Arbeitnehmer dem Arbeitgeber die vorzeitige Beendigung seines Erziehungsurlaubs mitgeteilt hat; die Kündigung ist frühestens zu dem Zeitpunkt zulässig, zu dem der Erziehungsurlaub endet.

(5) Das Kündigungsschutzgesetz ist im Falle des Absatzes 4 nicht anzuwenden.

(6) Absatz 4 gilt nicht, soweit seine Anwendung vertraglich ausgeschlossen ist.

Anhang L

Kündigungsschutzgesetz (KSchG)
(auszugsweise)

§ 1. (Sozial ungerechtfertigte Kündigungen)
(1) Die Kündigung des Arbeitsverhälnisses gegenüber einem Arbeitnehmer, dessen Arbeitsverhältnis in demselben Betrieb oder Unternehmen ohne Unterbrechung länger als sechs Monate bestanden hat, ist rechtsunwirksam, wenn sie sozial ungerechtfertigt ist.

(2) Sozial ungerechtfertigt ist die Kündigung, wenn sie nicht durch Gründe, die in der Person oder in dem Verhalten des Arbeitnehmers liegen, oder durch dringende betriebliche Erfordernisse, die einer Weiterbeschäftigung des Arbeitnehmers in diesem Betrieb entgegenstehen, bedingt ist. ....

§ 9. (Auflösung des Arbeitsverhältnisses durch Urteil des Gerichts; Abfindung des Arbeitnehmers)
(1) Stellt das Gericht fest, daß das Arbeitsverhältnis durch die Kündigung nicht aufgelöst ist, ist jedoch dem Arbeitnehmer die Fortsetzung des Arbeitsverhältnisses nicht zuzumuten, so hat das Gericht auf Antrag des Arbeitnehmers das Arbeitsverhältnis aufzulösen und den Arbeitgeber zur Zahlung einer angemessenen Abfindung zu verurteilen. Die gleiche Entscheidung hat das Gericht auf Antrag des Arbeitgebers zu treffen, wenn Gründe vorliegen, die eine den Betriebszwecken dienliche weitere Zusammenarbeit zwischen Arbeitgeber und Arbeitnehmer nicht erwarten lassen. Arbeitnehmer und Arbeitgeber können den Antrag auf Auflösung des Arbeitsverhältnisses bis zum Schluß der letzten mündlichen Verhandlung in der Berufungsinstanz stellen.

(2) Das Gericht hat für die Auflösung des Arbeitsverhältnisses den Zeitpunkt festzusetzen, an dem es bei sozial gerechtfertigter Kündigung geendet hätte.

§ 10. (Höhe der Abfindung)

(1) Als Abfindung ist ein Betrag bis zu zwölf Monatsverdiensten festzustezen.

(2) Hat der Arbeitnehmer das fünfzigste Lebensjahr vollendet und hat das Arbeitsverhältnis mindestens fünfzehn Jahre bestanden, so ist ein Betrag bis zu fünfzehn Monatsverdiensten, hat der Arbeitnehmer das fünfundfünfzigste Lebensjahr vollendet und hat das Arbeitsverhältnis mindestens zwanzig Jahre bestanden, so ist ein Betrag bis zu achtzehn Monatsverdiensten festzusetzen. Dies gilt nicht, wenn der Arbeitnehmer in dem Zeitpunkt, den das Gericht nach § 9 Abs. 2 für die Auflösung des Arbeitsverhältnisses festsetzt, das in der Vorschrift des Sechsten Buches Sozialgesetzbuch über die Regelaltersrente bezeichnete Lebensalter erreicht hat.

(3) Als Monatsverdienst gilt, was dem Arbeitnehmer bei der für ihn maßgebenden regelmäßigen Arbeitszeit in dem Monat, in dem das Arbeitsverhältnis endet (§ 9 Abs 2), an Geld und Sachbezügen zusteht.

§ 23. (Geltungsbereich)

(1)
[Satz 2] Die Vorschriften des ersten Abschnittes gelten nicht für Betriebe und Verwaltungen, in denen in der Regel fünf oder weniger Arbeitnehmer ausschließlich der zu ihrer Berufsbildung Beschäftigten beschäftigt werden. Bei der Feststellung der Zahl der beschäftigten Arbeitnehmer nach Satz 2 sind nur Arbeitnehmer zu berücksichtigen, deren regelmäßige Arbeitszeit wöchentlich 10 Stunden oder mantlich 45 Stunden übersteigt.
[Anmerkung: Der erste Abschnitt des KschG umfaßt die §§ 1 - 14.]

Literaturverzeichnis

Nachfolgende Literatur wurde verwendet:

Beck-Texte (1993) ArbG – Arbeitsgesetze, C.H. Beck/DTV München, 44. Aufl.

Beck-Texte (1993) BGB Bürgerliches Gesetzbuch, C.H. Beck/DTV München, 34. Aufl.

Dittrich, H. (1988) Arbeitszeugnisse schreiben und verstehen. Humboldt Taschenbuchverlag, München

Frey, D. - Greif, S. (1987) Sozialpsychologie. Psychologie Verlags Union, München-Weinheim

Frey, D. - Hoyos, C. - Stahlberg, D. (1988) Angewandte Psychologie. Psychologie Verlags Union, München-Weinheim

Götz, H. (1991) Grundzüge des Arbeitsrechts. R. Oldenburg, München, 2. Aufl., Bd. 1

Gumpert, J. -Andritzky, St. (1993) Befristete Arbeitsverträge. Verlag Recht und Wirtschaft, Heidelberg, 9. Aufl.

Heckhausen, H. (1988) Motivation und Handeln. Springer, Berlin Heidelberg New York, 2. Aufl.

Korndörfer, W. (1985) Unternehmensführungslehre. Gabler, 4. Aufl.

Kosanke, B. - Brenner, H. (1987) Die ärztliche Gruppenpraxis. Deutscher Ärzteverlag, Köln

Lang, H.v. (1990) Steuerliche und inhaltliche Aspekte der Praxisführung. Deutscher Ärzteverlag, Köln

Luxemburger, B. (1989) Rechtsfragen beim Verkauf und Erwerb einer ärztlichen Praxis. Deutscher Ärzteverlag, Köln

Marienhagen, R. (1993) Heidelberger Musterverträge. Dauerarbeitsverträge mit Angestellten. Verlag Recht und Witschaft, Heidelberg, 13. Aufl.

Mehrmann, E. - Wirtz, Th. (1992) Personal-Management. Econ Taschenbuchverlag, Düsseldorf und Wien

Pünnel, L. (1991) Was man vom Arbeitsrecht wissen sollte. Luchterhand, Neuwied und Frankfurt/M., 15. Aufl.

Pulte, P. (1993) Kündigung des Arbeitsverhältnisses. Recht und Wirtschaft, Heidelberg, 8. Aufl.

Riegl, G. (1988) Marketing für die Arztpraxis. Verlag Prof. Riegl und Partner, Augsburg, 2. Aufl.

Schaub, G. (1990) Arbeitsrecht von A - Z. C.H. Beck, München

Schaub, G. (1991) Guter Rat im Arbeitsrecht. C.H. Beck, München

Schaub, G. (1992) Handbuch des Arbeitsrechts. C.H. Beck, München, 7. Aufl.

Schönfelder, H. (1993) Deutsche Gesetze. C.H. Beck, München, 80. Aufl.

Schriften des Deutschen Wissenschaftlichen Steuerinstituts der Steuerberater und Steuerbevollmächtigten (1992) Handbuch zur Einkommensteuerveranlagung. C.H. Beck, München

Wolff, G. - Göschel, G. (1989) Mitarbeiterführung in Arztpraxis und Klinik. Springer, Berlin Heidelberg New York

Stichwortverzeichnis

Abfindung 88, 144
  steuerlich und sozialversicherungsrechtlich 145
Abmahnung 121 ff
  Muster einer Abmahnung 123
Annahmeverzug 145 f
Arbeitnehmer ohne Anstellung
  (Leiharbeit) 11 f, 118 f
Arbeitserlaubnis 117
Arbeitsformen
  geringfügige Beschäftigung 37 f, 47
  Teilzeitarbeit 36 f, 57, 150
  Vollzeitkraft 36
Arbeitspapiere 116
Arbeitsrecht
  Allgemeines 107 f
  Rechtsanwalt 108 f
  wichtige Fristen 223 f
Arbeitsverbot (s.a. Beschäftigungsverbot)
  Mutterschutz 157 f
  Urlaub 153f
Arbeitsverhältnis 107 ff, 143
  Auszubildende 27 f
  Aufhebungsvertrag 125
  Beendigung 120 ff
  befristetes 114, 234 f
  privater Partner 49 f
  stillschweigende Verlängerung 116
Arbeitsvertrag (s.a. Tarifverträge) 109
  Anfechtung 117

Auszubildende 117 f
  bei Arbeitsverhältnis auf Probe, Probezeit 112 f
  bei befristetem Arbeitsverhältnis 114 ff
  bei befristetem Probearbeitsverhältnis 113
  Formular 216 ff
  Mindestinhalt 111
  Personalbogen 221 f
  schriftliche Form 110
Arbeitszeit
  Dienstplan 37, 77 ff
  Regelung 76 f
Arzt
  dauernde Arbeitsunfähigkeit/ Tod 91
  Krankheit des Arztes 89 ff
Arzthelferin s. Helferin
Aufhebungsvertrag 125, 137
Aufrechnung 149
außerordentliche Kündigung 135
  Arbeitnehmerin, durch 140
  Fristen 135
  Voraussetzungen 135 ff
Auszubildende 25 ff, 117
  Arbeitsverhältnis 27 f
  Ausbildungsvertrag 117 f
  Berufsbildungsgesetz 183 ff
  Führung von 31 ff
  Grundsätze der Berufsschule 28 ff
  Kündigung und Kündigungsschutz 138 f

Pflichten des Praxisinhabers 30 f
Probezeit 31, 138 f
Zwischenzeugnis der Berufsschule 25 f

Beendigung des Arbeitsverhältnisses (s.a. Kündigung)
　Aufhebungsvertrag 125
　Tod der Arbeitnehmerin 126
Befristetes Arbeitsverhältnis 113, 114 ff, 234 f
Berufsbildungsgesetz 183 ff
Berufsschule 27 ff
Betriebliche Übung 45 f
Beschäftigungsverbot s. Arbeitsverbot
Betriebliche Vorgänge
　Dienstbesprechung 85 f
　Dienstplan 77 ff
　Ersatzteilverwaltung 92
　Hygiene 92 f
Betriebsrat 146 f
Bewerbung 13
　Ablehnung 23 f
　Anforderungsprofil 4 f
　Anhaltspunkte f. Einstellung 15
　Annahme 24
　Auskunft über Bewerberin 21
　Entscheidung 22 f
　Frageliste am Telefon 8
　Fragen an die Bewerberin 17 ff
　Grundleistungen einer Helferin 20
　Mehrfachbewerbungen 17
　ohne Anstellungswunsch 19
　vor dem Vorstellungsgespräch 13 f
　Zeitpunkt d. Arbeitsantritts 23
Bundesurlaubsgesetz 225 ff

Darlehen s. Gehalt
Datenschutz 42, 87 f, 98, 100
Datenverarbeitung 74

Dienstplan 77 ff

Einstellung s. Bewerbung
Erziehungsurlaub 158 f, 232 ff

Ferienterminplanung (s.a. Urlaub) 80 f
Fristlose Kündigung s. außerordentliche Kündigung

Gehalt 39 f
　Abschlagszahlung 43
　Aufrechnung 149
　bei geringfügiger Beschäftigung 47
　Darlehen 44
　Einstufungsgrundsätze 40 ff
　Lohnabtretung 147 f
　Lohnabzüge 44
　Lohnkonten 44, 49
　Lohnpfändung 148 f
　Rückzahlungsklauseln 45
　steuerfreie Zahlungen 48 f
　übertarifliche Zahlungen 46 f
　Überzahlung 45
　Verjährung v. Gehaltsforderungen 45
　Vorschuß 43
　Zurückbehaltungsrecht 149
Gehaltstarifvertrag 53 f, 201 ff
Gemeinschaftspraxis 59 ff
　Verhalten von Ärzten in 61
Geringfügige Beschäftigung 37 f, 47
Gesetzestexte (auszugsweise)
　Berufsbildungsgesetz, 183 ff
　Bürgerliches Gesetzbuch 212 ff
　Bundesurlaubsgesetz 228 ff
　Gesetz über Erziehungsurlaub und Erziehungsgeld 232 ff
　Kündigungsschutzgesetz 236 f
　Schweigepflicht 209 ff

Gleichbehandlungsgrundsatz 42, 46
Gütetermin 142 f

Helferin 81 ff
  Arbeitsfeld 3 ff
  Einrichtung für die Helferin 93 f
  Forderungen an den Dienstplan 78 f
  gekündigte Helferin, häufige Erkrankung 105 f
  Helferin, die gekündigt hat 102 f
  Kostenfaktor 95 f
  Leitende 61 f
  Mangelnde Motivation 106
  Praxisarbeit, in der 66
  privater Partner als Helferin 49 f
  Rückfragen 84 f
  Schulung 81 ff
  Team 63 f
  tadellose Helferin 104 f
  Tätigkeiten der Helferin 62 ff
  Überqualifizierte 102
  Uninteressierte 103 f
  Wiedereinsteigerin 101 f

Jugendarbeitsschutzgesetz 159 f

Kündigung 126 f
  Abmahnung s. dort
  Art und Weise der ordentlichen Kündigung 129
  außerordentliche Kündigung s. dort
  betriebbedingt 133
  durch Arbeitgeber 132 f
  durch Arbeitnehmerin 132
  Fristen bei Kündigung durch Arbeitgeber 130
  Fristen bei Kündigung durch Arbeitnehmerin 129
  ordentliche Kündigung 128 f
  personenbezogen 133
  Regelung der Fristen durch Einzelvertrag 130 f
  Rücknahme 140 f
  Umdeutung einer 134
  vor Dienstantritt 131
  Zugang der Kündigung 126 f
Kündigung und Kündigungsschutz bei Auszubildenden 138 f
Kündigungsschutzgesetz 236 f
Kündigungschutzklage 141 f
  Abfindung 144
  Annahmeverzug 145 f
  Gütetermin 142 f
  nach dem Kündigungsschutzprozeß 143 f
  Struktur der Arbeitsgerichte 142

Leiharbeit 11 f, 118 f
  Besonderheiten 12
Lohnabtretung 147 f
Lohnabzüge 44
Lohnpfändung 148 f

Manteltarifvertrag 51, 112, 126, 186 ff
Mutterschutz 12, 115, 155 ff
  Beschäftigungsverbot 157 f
  Besonderheiten d. Beschäftigung 157
  Erziehungsurlaub 115, 158 f
  finanzielle Regelungen 158

Ordentliche Kündigung s. Kündigung

Personal (s.a. Helferin)
  Altersstruktur 56
  Einzelpraxis, in der 57
  Gemeinschaftspraxis 59 ff
  Leitende Helferin 61
  Personalumfang 55
  Personelle Engpässe 86 ff
  Reinigungskraft 64, 96, 110

Stichwortverzeichnis

Personalführung 1 f, 31 ff, 66, 83
Personalsuche (s.a. Bewerbung) 6 ff
  Anzeigenbeispiele 9
  Arbeitsmarkt 10 f
  Frageliste am Telefon 8
  Leiharbeit 11 f
Praxiskonto 42
privater Partner, Arbeitsverhältnis mit 49 f
Probezeit 26, 112 f, 138 f, 183 ff

Rechtsanwalt 108 f
Reinigungskraft 64, 96, 110
Rücknahme einer Kündigung 140 f
Rückzahlungsklauseln 45

Schulung der Helferinnen 81 ff
Schwangerschaft s. Mutterschutz
Schweigepflicht 96 ff
  Gesetzestexte (auszugsweise) 209 ff
  Verpflichtungserklärung (Formular) 99

Tarifverträge 40, 50 ff
  Gehaltstarifvertrag 53, 201 ff
  Manteltarifvertrag 51 ff, 112, 186 ff
Team 22, 31, 50, 57, 63 f, 101 ff
Teilurlaub 151 f
Teilzeitarbeit 36 f, 150
Telefongespräch 66 ff
Tod des Praxisinhabers 91
Tod der Arbeitnehmerin 126

Übergabe der Praxis 94
Übertarifliche Zahlungen 46 f

Überzahlung 45
Umdeutung einer Kündigung 134
Urlaub (s.a. Ferienterminplanung) 150 ff
  Abgeltung 154
  Anrechnung von Erkrankung 153
  Arbeitsverbot 153 f
  Jugendliche 150
  Teilurlaub 151 f
  unentgeltlicher Urlaub 153

Verjährung von Gehaltsforderungen 45
Verschwiegenheit s. Schweigepflicht
Vollzeitkraft 36
Vorschuß 43
Vorstellung s. Bewerbung

Wartezeiten 70 f

Zeugnis
  einfaches Zeugnis 163
  Einzelelemente 167 f
  formale Bedingungen 163
  Formulierungen der Wirtschaft 175 ff
  Funktion des Zeugnisses 169 f
  Kontroversen über Inhalt 168 f
  Leser 170
  Probleme der Beurteilung 174
  qualifiziertes Zeugnis 164 ff
  rechtliche Voraussetzungen 161
  Schema 162
  Zeugnisbeispiele 171 ff
  Zwischenzeugnis 166 f
Zurückbehaltungsrecht 149

MIX
Papier aus verantwortungsvollen Quellen
Paper from responsible sources
FSC® C105338

If you have any concerns about our products,
you can contact us on
ProductSafety@springernature.com

In case Publisher is established outside the EU,
the EU authorized representative is:
**Springer Nature Customer Service Center GmbH
Europaplatz 3, 69115 Heidelberg, Germany**

Printed by Libri Plureos GmbH
in Hamburg, Germany